AF329595

BIBLIOTHÈQUE

DE

THÉRAPEUTIQUE MÉDICALE

ET CHIRURGICALE

PUBLIÉE SOUS LA DIRECTION DE MM.

DUJARDIN-BEAUMETZ
Membre de l'Académie de Médecine
Médecin de l'Hôpital Cochin
etc.

O. TERRILLON
Professeur agrégé à la Faculté de
Médecine de Paris
Chirurgien de la Salpêtrière

PARTIE MÉDICALE

Art de formuler. 1 volume, par DUJARDIN-BEAUMETZ.

Thérapeutique des maladies du cœur et de l'aorte. 1 volume, par E. BARIÉ, médecin de l'hôpital Tenon.

Thérapeutique des maladies des organes respiratoires. 1 volume, par H. BARTH, médecin de l'hôpital Broussais.

Thérapeutique de la tuberculose. 1 volume, par H. BARTH, médecin de l'hôpital Broussais.

Thérapeutique des maladies de l'estomac. 1 volume, 2e *édition*, par A. MATHIEU, médecin des hôpitaux.

Thérapeutique des maladies de l'intestin, 1 volume, 2e *édition*, par A. MATHIEU.

Thérapeutique des maladies du foie. 1 volume, par L. GALLIARD, médecin des hôpitaux.

Thérapeutique des maladies de la peau. 2 volumes, par G. THIBIERGE, médecin des hôpitaux.

Thérapeutique des maladies du rein. 1 volume, par E. GAUCHER, médecin de l'hôpital Saint-Antoine, agrégé à la Faculté.

Thérapeutique de la diphtérie. 1 volume, par E. GAUCHER, médecin de l'hôpital Saint-Antoine, agrégé à la Faculté.

Thérapeutique du rhumatisme et de la goutte. 1 volume, par W. Oettinger, médecin des hôpitaux.

Thérapeutique de la fièvre typhoïde. 1 vol., par P. Le Gendre, médecin des hôpitaux.

Thérapeutique des maladies vénériennes. 1 volume, par F. Balzer, médecin de l'hôpital du Midi.

Thérapeutique du diabète. 1 volume, par L. Dreyfus-Brisac, médecin de l'hôpital Tenon.

Thérapeutique des névroses. 1 volume, par P. Oulmont, médecin de l'hôpital Laënnec.

Thérapeutique infantile. 1 volume, par A. Josias, médecin des hôpitaux.

Prophylaxie des maladies infectieuses. 2 volumes, par A. Chantemesse, médecin des hôpitaux, agrégé à la Faculté, et M. Besançon.

Thérapeutique des maladies infectieuses. 1 volume, par A. Chantemesse, médecin des hôpitaux, agrégé à la Faculté, et M. Besançon.

Thérapeutique des maladies du nez, des sinus et du pharynx nasal, 1 volume, par M. Lermoyez, médecin des hôpitaux.

Thérapeutique des maladies du pharynx et du larynx, 1 volume, par M. Lermoyez.

Thérapeutique des maladies de l'oreille, par M. Lermoyez, 1 vol.

PARTIE CHIRURGICALE

Asepsie et Antisepsie chirurgicales. 1 volume, par O. Terrillon et H. Chaput, chirurgien des hôpitaux.

Thérapeutique chirurgicale des maladies du crâne, 1 volume, par P. Sebileau, agrégé à la Faculté de Paris.

Thérapeutique chirurgicale des maladies du rachis. 1 volume, par P. Sebileau, agrégé à la Faculté de Paris.

Thérapeutique oculaire. 1 vol., par F. Brun, agrégé à la Faculté, chirurgien de Bicêtre.

Thérapeutique chirurgicale des maladies de la poitrine. 1 volume, par Ch. Walther, chirurgien des hôpitaux.

Thérapeutique chirurgicale des maladies de l'estomac et du foie. 1 volume, par H. Chaput, chirurgien des hôpitaux.

Thérapeutique chirurgicale de l'intestin et du rectum. 1 volume, par H. Chaput, chirurgien des hôpitaux.

Thérapeutique chirurgicale de l'urètre et de la prostate. 1 volume, par J. Albarran, agrégé à la Faculté de Paris.

Thérapeutique chirurgicale de la vessie et du rein. 1 volume, par J. Albarran, agrégé à la Faculté de Paris.

Thérapeutique obstétricale. 1 volume, par A. Auvard, accoucheur des hôpitaux.

Thérapeutique gynécologique. 1 volume, par Ch. Picqué, chirurgien des hôpitaux.

Thérapeutique chirurgicale des maladies des articulations et des membres, 2 volumes, par Ch. Picqué, chirurgien des hôpitaux.

Thérapeutique des maladies osseuses. 1 volume, par O. Terrillon et P. Thiéry, chef de clinique chirurgicale.

LA COLLECTION SERA COMPLÈTE EN 37 VOLUMES

Tous les volumes sont publiés dans le format in-18 jésus;
ils sont reliés en peau pleine et comportent chacun de 200 à 400 pages
avec figures.

Prix de chaque volume indistinctement : 4 fr.
Ils se vendent tous séparément.

VOLUMES PARUS LE 1er DÉCEMBRE 1894 :

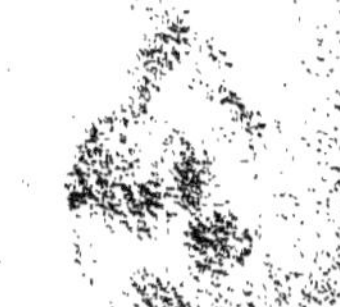

THÉRAPEUTIQUE

DES

MALADIES DE LA PEAU

THÉRAPEUTIQUE

DES

MALADIES DE LA PEAU

PAR LE Dr Georges THIBIERGE

Médecin des Hôpitaux de Paris

TOME PREMIER

PARIS

OCTAVE DOIN, ÉDITEUR

8, PLACE DE L'ODÉON, 8

1895

AVANT-PROPOS

La dermatologie n'est qu'une branche de la pathologie, et la thérapeutique dermatologique doit s'inspirer des principes généraux de la thérapeutique médicale. Mais la multiplicité des formes et des aspects revêtus par les affections cutanées, la variabilité et la complexité de leurs causes rendent leur traitement complexe et compliqué. D'autre part, il est peu d'affections dont la guérison dépende plus réellement du soin apporté dans le choix et dans le mode d'emploi des agents thérapeutiques, et qui demandent plus d'attention aux petits détails dans l'exécution des prescriptions.

Nous avons cherché, pour répondre à l'esprit pratique de la *Bibliothèque de thérapeutique*, à exposer aussi clairement et aussi minutieusement que possible le traitement des affections cutanées.

Pour donner au lecteur des points de repère,

nous avons dû rappeler les caractères cliniques des dermatoses avant d'étudier leur traitement. Notre intention n'étant pas d'écrire, à propos de la thérapeutique des affections cutanées, un traité de dermatologie, nous avons résumé aussi brièvement que possible les descriptions symptomatiques, en insistant plus spécialement sur l'étiologie; celle-ci, en dermatologie comme dans les autres parties de la médecine, est en effet la base de la thérapeutique et, quelque rudimentaires que soient actuellement pour beaucoup de dermatoses les données étiologiques précises, c'est encore de ce côté que l'on doit chercher les indications d'un traitement rationnel et efficace.

De ces résumés cliniques et étiologiques, nous avons banni les discussions théoriques qui n'avaient pas un intérêt pratique immédiat.

La thérapeutique cutanée est encore plus encombrée peut-être que la thérapeutique médicale proprement dite de médicaments et de formules de toutes sortes. Nous avons pensé qu'il valait mieux, à propos de chaque maladie, indiquer un petit nombre de médicaments, dont nous avons journellement constaté l'efficacité, que d'énumérer une foule de substances dont l'utilité ne nous paraît pas démontrée, et d'obliger le lecteur à faire parmi celles-ci un choix dont nous n'aurions pu, faute de place, lui indiquer toutes les raisons.

Une classification vraiment scientifique des dermatoses est encore à trouver.

Les données étiologiques aujourd'hui précisées permettent cependant de réunir ces affections en quelques groupes relativement homogènes, dans chacun desquels les procédés thérapeutiques à employer présentent plus d'un point commun. Aussi avons-nous décrit successivement les difformités cutanées, les dermatoses parasitaires, les dermatoses artificielles, les dermatoses liées à des troubles viscéraux, les dermatoses de causes complexes, variables ou indéterminées, que nous avons rangées suivant leurs caractères anatomiques; enfin, les affections des organes différenciés de l'épiderme. Nous ne nous faisons aucune illusion sur la valeur de ce groupement, qui nous a servi à mettre quelque ordre dans l'exposé de notre sujet, mais dont nous n'avons pas la prétention de faire une classification. Il nous a cependant paru préférable à l'emploi de l'ordre alphabétique, très en honneur actuellement, qui réunit les unes à la suite des autres les affections les plus disparates; la table générale, placée à la fin du deuxième volume, permettra d'ailleurs au lecteur de se reporter au chapitre qui l'intéresse aussi facilement, sinon plus facilement que si nous avions suivi l'ordre alphabétique.

Après avoir étudié le traitement de chaque

dermatose en particulier, nous avons réuni dans une deuxième partie ce qui a trait au mode d'emploi des agents thérapeutiques usités contre les dermatoses : résumé sommaire des propriétés des médicaments, formules des préparations pharmaceutiques, manuel opératoire des opérations dermatologiques, etc.

En écrivant ces deux volumes, nous nous sommes inspiré bien souvent de l'enseignement à la fois si élevé et si pratique, et des publications du chef respecté de la dermatologie française contemporaine, M. Ernest Besnier. C'est ce maître éminent qui nous a initié aux études dermatologiques ; c'est à lui que nous devons le meilleur de nos connaissances dans cette partie de la médecine.

Il n'est donc que juste que nous inscrivions ici son nom, en témoignage de notre profonde gratitude.

THÉRAPEUTIQUE

DES

MALADIES DE LA PEAU

CONSIDÉRATIONS GÉNÉRALES SUR LA THÉRAPEUTIQUE DES AFFECTIONS CUTANÉES

Comme les revêtements muqueux et plus qu'eux encore, le revêtement cutané est un organe complexe dans sa structure, dans ses fonctions, soumis, de la part des agents extérieurs, à des influences très diverses et, de la part des organes internes, à des influences non moins diverses.

Aussi les conditions qui influent sur son état d'intégrité sont-elles des plus multiples. Sauf les difformités cutanées et quelques affections parasitaires de cause externe, il n'y a pour ainsi dire pas de maladies propres à la peau; la plupart même des dermatoses parasitaires subissent l'influence du milieu intérieur et se ressentent des modifications imprimées au tégument externe, comme aux autres parties de l'organisme, par les altérations des humeurs et les lésions des divers systèmes. Elles-mêmes peuvent retentir sur l'économie entière, modifiant son chimisme par les obstacles qu'elles apportent au fonctionnement de la peau, ou influençant le système nerveux par l'intermédiaire de l'action qu'elles exercent sur ses terminaisons cutanées.

Malgré leur apparence de lésions locales, apparence exagérée par leur siège extérieur et l'objectivité de leurs caractères, les dermatoses ne sont donc le plus souvent que la traduction, sur la peau, d'un état pathologique de l'organisme tout entier ou de quelqu'un de ses organes.

De plus, des causes multiples s'associent souvent pour produire une dermatose : la lésion humorale, les désordres viscéraux affaiblissent la résistance de la peau ; celle-ci réagit de façon variable suivant la prédisposition héréditaire du sujet, suivant les lésions dont elle a été précédemment le siège, suivant l'état de ses vaisseaux propres ; les causes extérieures, en particulier les agents pathogènes auxquels le tégument sert de support normalement ou accidentellement, interviennent encore pour modifier la lésion cutanée primitive.

La thérapeutique rationnelle et vraiment médicale des dermatoses doit tenir compte de tous ces éléments complexes et associés, sous peine de rester stérile ou même de les aggraver par une intervention incomplète et systématiquement limitée à un seul des éléments étiologiques.

L'étude complète du malade, la recherche de ses antécédents personnels et héréditaires, l'examen de ses différents viscères, l'analyse de ses sécrétions les plus importantes, la constatation de son genre de vie, de ses habitudes hygiéniques, etc., sont donc de rigueur pour établir en toute connaissance de cause le traitement qui convient à l'affection cutanée dont il est porteur.

Nous ne pouvons, dans cet ouvrage, exposer en détail tous les moyens que le médecin aura à mettre en œuvre pour arriver à ce but : ce serait passer en revue toute la thérapeutique des maladies générales et des maladies des organes internes. Nous indiquerons, à propos des diverses causes de dermatoses, le traitement qui convient spécialement à celles provoquées par les lésions viscérales, et, à l'occasion de chaque dermatose en particulier, nous rappellerons sommairement les indications auxquelles le médecin aura plus spécialement à obéir.

Dans ce chapitre d'entrée en matière, nous voulons seulement insister sur quelques points d'intérêt général.

Nécessité de traiter les affections cutanées.

On a parfois prétendu que les affections cutanées, ou du moins certaines affections cutanées, ne devaient pas être traitées.

Cette assertion, reliquat de l'humorisme ancien, est encore émise par quelques médecins, plus souvent par des personnes étrangères à la médecine.

Nous n'hésitons pas à nous inscrire en faux contre elle, à déclarer que toutes les dermatoses doivent être traitées. Reste à savoir comment, et s'il est indifférent d'arriver rapidement à les guérir. Sur ce point, il y a lieu de faire quelques réserves.

Les partisans de l'abstention font observer que la peau est un émonctoire naturel ; de même que, chez certains sujets, la santé générale ne se conserve intacte que s'ils ont quotidiennement des évacuations intestinales abondantes et diarrhéiques, de même la suppression des sécrétions d'une dermatose peut entraîner des troubles graves des différents viscères : cerveau, poumons, cœur, etc. L'alternance des manifestations cutanées et viscérales dans certains états diathésiques est encore invoquée pour justifier cette expectation.

Il y a, dans cette doctrine, une petite part de vérité et une très grande part d'erreur.

Il est incontestable que, chez certains sujets, la disparition rapide d'une dermatose, surtout d'une dermatose ancienne et étendue, est suivie à bref délai de manifestations viscérales parfois graves ; mais encore faut-il se demander si, en pareil cas, les troubles viscéraux sont la répercussion de la lésion cutanée, si la disparition de celle-ci n'est pas la conséquence du développement même de la lésion viscérale, si l'intervention thérapeutique doit supporter le poids à la fois de l'honneur d'avoir guéri la dermatose et de l'accusation d'avoir provoqué les désordres internes. Bien souvent elle ne mérite ni l'une ni l'autre ; la marche naturelle de la maladie générale, ou une cause accidentelle (coup de froid, écart de régime ou autre) a produit simultanément les deux effets : de même que les « gouttes remontées » ne sont souvent que des gouttes mal traitées (non localement, mais par des agents qui irritent les voies digestives) ou compliquées, de même les « dermatoses rentrées » ne sont presque jamais que des dermatoses au cours desquelles survient quelque incident étranger à la thérapeutique locale.

Les faits, extrêmement rares, de répercussion ou de métastase viscérale ne doivent donc pas imposer l'abstention systématique dans les dermatoses, même dans les dermatoses étendues et rebelles, et le médecin ne doit pas y trouver prétexte à négliger ou à interdire systématiquement toute intervention thérapeutique.

Il doit seulement, comme le disent très justement MM. Besnier et Doyon (1), « examiner la situation spéciale du patient et se comporter suivant les circonstances, et non selon une formule absolue ».

S'il s'agit d'un sujet prédisposé aux congestions pulmonaires, aux troubles psychiques, aux désordres intestinaux, si surtout des accidents de ce genre se sont déjà produits ou ont déjà paru se produire après la disparition, spontanée ou thérapeutique, d'une dermatose antérieure, — et cette règle est principalement applicable chez les enfants et les vieillards, — si la dermatose à forme eczémateuse (c'est en effet presque uniquement dans les eczémas que ces répercussions viscérales ont été observées) est étendue, très suintante, qu'elle évolue suivant le mode aigu ou suivant le mode chronique, le médecin doit agir avec prudence et modération, observer soigneusement les effets de sa médication sur la lésion cutanée et sur les viscères. Il convient en pareil cas de ne pas recourir aux agents de traitement rapide de la dermatose, ou de ne les appliquer que sur des surfaces restreintes; on suspendra leur emploi, au besoin même on exercera une révulsion suffisante sur les parties saines du tégument (ou même, en cas de danger imminent, sur les régions qui viennent d'être guéries), si des troubles viscéraux succèdent à l'amendement des lésions cutanées.

(1) KAPOSI. *Pathologie et traitement des maladies de la peau.* 2⁰ édition française. Paris, 1891, T. I, p. 109.

Dans tous les cas, l'état général sera l'objet des préoccupations du médecin, qui y trouvera des indications lui permettant de prévenir les troubles viscéraux.

Dans les dermatoses d'origine diathésique, le traitement interne, associé au traitement local, permettra presque toujours, en agissant sur la cause commune de la dermatose et des manifestations viscérales, de guérir la première sans laisser aux secondes l'occasion de se produire.

Mais, sous bénéfice des remarques précédentes, nous pensons qu'aucune dermatose ne doit être abandonnée à elle-même, et rester sans traitement.

La théorie de l'abstention, étendue comme elle l'a été par quelques-uns, aux dermatoses suppuratives, aux manifestations cutanées de la tuberculose, a produit les plus déplorables résultats : l'infection générale de l'économie, des lésions viscérales graves et parfois mortelles en ont été les conséquences ; le traitement local les aurait évitées, alors que les partisans de l'abstention croyaient voir dans les lésions cutanées un mode de dépuration de l'organisme !

Même dans les affections qui ne sont pas primitivement d'origine microbienne, l'infection de surface et plus tard l'infection sanguine peuvent survenir lorsque la dermatose n'est pas convenablement traitée : il y a donc toujours nécessité, quand on n'est pas autorisé à agir énergiquement et à tenter une médication curative, d'instituer une médication palliative, prophylactique des infections secondaires.

Aussi résumerons-nous cette discussion en disant que, si *quelquefois* les affections cutanées ne doivent *pas* être *guéries*, ou tout au moins ne doivent pas être guéries rapidement, elles doivent *toujours* être *traitées*.

Cette règle ne souffre d'exceptions que pour quelques dermatoses qui ne s'accompagnent pas d'effraction épidermique et qui, n'offrant aucun danger de généralisation ou de retentissement sur les viscères, sont plutôt des infirmités que des maladies.

Rôle du traitement interne dans les dermatoses.

Ce qui précède suffit à montrer que nous accordons une part importante aux médications internes dans le traitement des dermatoses et en cela, contrairement à l'école de Vienne, nous sommes d'accord avec tous les dermatologistes français.

La disposition constitutionnelle, qu'on lui donne le nom de diathèse avec Bazin, ou qu'on la regarde comme une anomalie de la nutrition avec M. Bouchard, intervient dans la production de la plupart des affections cutanées; si elle peut rarement être regardée comme la seule cause de celles-ci, elle se traduit par la facilité avec laquelle les causes extérieures ou les désordres des divers viscères les provoquent. Elle doit donc être combattue toutes les fois qu'on la rencontre, toutes les fois qu'elle peut, avec quelque apparence de raison, être accusée d'être la cause du développement ou de la persistance d'une dermatose.

Le lymphatisme fournit à ce point de vue des indications précieuses dans nombre de dermatoses infantiles et dans un certain nombre de dermatoses des adultes : les négliger expose à voir s'éterniser et récidiver sans cesse ces dermatoses.

L'arthritisme est plus souvent encore en cause dans les dermatoses rebelles et étendues : la médication alcaline et diurétique doit alors être associée aux traitements dirigés contre la dermatose elle-même et contre les localisations viscérales de la diathèse qui, elles aussi, contribuent au développement et à la persistance de l'affection cutanée.

L'herpétisme, tel que le comprenait Bazin, a disparu de la nosographie. Il n'est plus guère resté de cette partie de la doctrine du grand maître de la dermatologie française que l'emploi de l'arsenic dans certaines dermatoses, emploi systématique et souvent irraisonné contre lequel nous ne saurions assez protester.

Loin de nous l'idée de nier l'importance réelle des préparations arsenicales dans certaines dermatoses; on verra dans le cours de ce livre que nous les préconisons fréquemment. Mais, de l'utilité de ces préparations dans des cas bien déterminés, il ne faut pas induire que l'arsenic est le spécifique de ces dermatoses, qu'il agit contre elles comme le mercure contre les lésions syphilitiques.

La doctrine des médicaments ou des médications spécifiques n'est actuellement applicable, en dehors des manifestations de la syphilis, à aucune dermatose; il n'est pas un médicament qui, employé seul et dans tous les cas d'une dermatose donnée, amène constamment sa guérison : c'est là un fait d'observation dont il faut être bien pénétré lorsqu'on aborde l'étude de la thérapeutique dermatologique.

L'arsenic n'y apporte pas d'exception : il est utile dans un grand nombre de cas d'affections cutanées, il aide à leur guérison, non pas — même dans les dermatoses squameuses pour lesquelles il jouit d'une réputation quelque peu usurpée — par une action élective sur les lésions cutanées, mais par les modifications qu'il apporte dans la nutrition générale : c'est un reconstituant de premier ordre dans la plupart des états dyscrasiques ; ses indications résultent non d'une formule constitutionnelle et permanente méritant ou non la dénomination d'herpétisme, mais d'un affaiblissement général de l'organisme produit par des causes diverses, souvent accidentelles. Fréquemment il est indiqué chez des arthritiques débilités par une maladie intercurrente, par des fatigues excessives, etc.

C'est donc dans l'examen complet du malade bien plus que dans la forme d'une dermatose ou même dans les tendances constitutionnelles du sujet qu'on trouvera les raisons de recourir à la médication arsenicale.

Ce que nous venons de dire de l'arsenic s'applique à tous les médicaments prescrits à titre de reconstituants ou de dépuratifs. C'est au médecin à reconnaître ceux qui s'appliquent à chaque cas particulier, et, à propos de chacune des dermatoses, nous ne rappellerons qu'à titre d'indications ceux qui lui sont plus particulièrement applicables (1).

---

(1) Nous devons à ce propos faire remarquer que quelques formes de dermatoses constituent des contre-indications à l'emploi de certains médicaments : dans les affections bulleuses, on se gardera de prescrire les iodures; ceux-ci et les bromures ne doivent être employés qu'avec grandes précautions chez les acnéiques; l'arsenic ne doit jamais être donné au moment de poussées inflammatoires intenses et d'exacerbations des [dermatoses.

Les idiosyncrasies jouent également un rôle dans l'action de quelques médicaments : le sulfate de quinine, l'antipyrine, l'acide phénique, qui rendent de grands services dans [certaines formes d'urticaire et de prurits, provoquent par contre l'apparition de ces dermatoses chez quelques sujets; on ne devra donc jamais prescrire les médicaments susceptibles de déterminer une éruption sans s'être assuré, par l'interrogatoire du malade, qu'ils n'ont jamais été la cause de ces accidents et, même en l'absence d'an-

Dans les dermatoses à marche rapide, à caractère inflammatoire, et dans les poussées aiguës des dermatoses chroniques, le traitement interne acquiert une importance particulière. Les antiphlogistiques, les purgatifs, les divers agents susceptibles de modérer l'afflux du sang vers la peau, et en particulier les médicaments vaso-moteurs comme la quinine, la belladone, l'ergotine, jouent dans leur thérapeutique un rôle au moins aussi important que dans celle des inflammations viscérales. L'antisepsie intestinale, en modérant les fermentations, les diurétiques, en facilitant l'élimination des produits toxiques de toute origine, contribuent à la guérison de nombreuses lésions cutanées.

Les affections prurigineuses sont considérablement amendées par certains médicaments internes.

Le traitement interne des dermatoses comprend non seulement les médicaments propres à combattre les tendances constitutionnelles du malade, les troubles généraux de la nutrition, et à agir sur la lésion cutanée par l'intermédiaire du système nerveux ou du système circulatoire, mais encore le traitement des lésions viscérales qui engendrent, accompagnent ou compliquent la dermatose et les prescriptions hygiéniques corrélatives, principalement au point de vue du régime. Nous reviendrons avec détails sur ces points dans les chapitres consacrés aux dermatoses d'origine viscérale.

On voit par ces considérations que la thérapeutique médicale proprement dite ne doit pas être négligée dans les affections cutanées : ses indications

técédents de ce genre, on devra en surveiller les effets, pour ne pas s'exposer à attribuer à la marche naturelle de la maladie les conséquences du traitement.

sont multiples et demandent toutes à être remplies. Les méconnaître est faire œuvre incomplète, indigne d'un médecin.

Rôle du traitement externe dans les affections cutanées.

Les anciens dermatologistes ne recouraient guère qu'au traitement interne, négligeant à peu près complètement les applications locales.

Hebra a entrepris, contre ces tendances, une réaction, qui, comme presque toutes les réactions, a dépassé le but, laissant presque absolument de côté la thérapeutique interne et le traitement des causes générales ou viscérales qui influent sur les dermatoses.

L'équilibre, qui n'a jamais été complètement rompu en France entre ces deux manières de faire, tend à s'établir de plus en plus au profit d'une thérapeutique rationnelle, utilisant, suivant les besoins de chaque cas, les moyens de traitement internes et externes.

L'exemple des manifestations syphilitiques suffirait, s'il en était besoin, à prouver que les topiques sont souvent nécessaires à la guérison des affections sur lesquelles le traitement général a le plus de prise : il est, en effet, de pratique commune, et de bonne pratique, d'agir localement sur certaines syphilides de la peau ou des muqueuses que le traitement spécifique à lui seul modifie peu ou modifie lentement et qui ne sont rapidement guéries que par l'adjonction des cautérisations ou des lavages.

En ce qui concerne les dermatoses proprement dites, il en est peu que le traitement interne guérisse à lui seul; presque toutes les affections cutanées, même celles qui relèvent d'une cause générale ou interne, sont modifiées, aggravées ou déformées par des agents extérieurs et, seules, les applications locales peuvent, en agissant sur le terrain cutané lui-même et en éloignant les agents modificateurs, faire disparaître les lésions externes.

Certaines d'entre elles, dues uniquement à des causes locales dont l'action est indépendante des troubles de la santé générale ou dans lesquelles ceux-ci n'interviennent que pour en modifier la réaction et les caractères cliniques, ne sauraient guérir sans un traitement local. Dans quelques cas, celui-ci doit être seul mis en œuvre, le traitement général étant impuissant à agir en quoi que ce soit sur la lésion cutanée d'ordre uniquement externe.

Nous n'avons pas à indiquer ici les différents modes d'emploi des topiques, qui seront décrits à propos de chacune des dermatoses et étudiés plus spéciale-ment à la fin de cet ouvrage.

Signalons seulement, d'une façon générale, les indications du traitement externe.

Les dermatoses inflammatoires requièrent, presque toujours, un traitement émollient ou résolutif à leur début, ou au cours de leurs poussées aiguës : c'est seulement lorsque les phénomènes inflammatoires se sont calmés, lorsque la lésion cutanée est parvenue à sa période d'état ou de déclin, lorsqu'elle tend à s'établir d'une manière chronique, qu'on peut tenter l'emploi des médications substitutives.

La mise en œuvre de ces deux ordres de médica-tions demande une très grande attention : le choix des émollients (cataplasmes, enveloppements, corps gras, bains, poudres inertes, etc.) est particulièrement embarrassant, en raison de la variabilité des réactions de la peau vis-à-vis d'un même agent, suivant les susceptibilités individuelles et suivant les dermatoses; tel agent, anodin en apparence, devient irritant pour certains sujets et occasionne des poussées inflammatoires intenses qui forcent à suspendre son emploi et qui ne se reproduiront peut-être plus, si on vient à l'utiliser à une période plus avancée de la maladie. Il n'y a, sur ce point, aucune règle générale à formuler, l'observation des effets de la médication dans chaque cas peut seule guider le médecin : la prudence et la surveillance assidue doivent lui être conseillées dans l'emploi de ces traitements.

La médication substitutive, dont les agents sont des plus variés, ne réclame pas moins d'attention, dans le choix de ses agents d'abord, dans le moment de leur emploi en second lieu.

En dehors des dermatoses chroniques et peu irritables, dans lesquelles il faut, pour obtenir un effet thérapeutique, provoquer un degré un peu accusé de réaction inflammatoire, cette médication ne doit être utilisée qu'avec modération, sous bénéfice de la constatation répétée de ses effets. Toujours, d'ailleurs, l'emploi des agents substitutifs sera suivi de celui des résolutifs, pour calmer l'irritation thérapeutiquement produite.

Dans les dermatoses aiguës ou irritatives, la médication substitutive ne doit être instituée que lorsque les poussées aiguës sont calmées par les émollients et les résolutifs, et qu'il n'y a plus à craindre de voir survenir une inflammation trop considérable : là est précisément la difficulté d'interprétation et de pratique. A notre avis, le médecin ne saurait être trop prudent dans ces cas; chercher à obtenir par les préparations de goudron, ou même par les préparations soufrées fortes, comme on le fait trop souvent, la guérison d'une dermatose inflammatoire dont l'irritation n'est pas suffisamment calmée, expose à provoquer une dermite intense et étendue, souvent difficile à guérir, dont l'emploi des émollients et des résolutifs aurait mis à l'abri.

Les tâtonnements sont souvent nécessaires pour déterminer le moment où ceux-ci doivent être abandonnés et remplacés par les substitutifs : c'est à dose faible qu'on doit tout d'abord prescrire ces derniers, quitte à augmenter les doses si l'effet obtenu est insuffisant et si la peau paraît s'accoutumer au médicament.

Le prurit, qui constitue l'un des phénomènes les plus pénibles pour les sujets atteints de dermatoses, réclame souvent une intervention locale; de nombreux agents, que nous signalerons à propos du prurigo et de l'urticaire, permettent de le modérer et peuvent être associés aux agents des autres médications.

Les caustiques chimiques ou thermiques, les procédés chirurgicaux (exérèse, grattage, scarifications, électrolyse) sont seuls applicables à certaines dermatoses que les topiques simples ne peuvent guérir, et rendent des services inappréciables.

Dans les affections parasitaires, les parasiticides sont seuls susceptibles de détruire l'agent de la maladie. Ils en seraient l'unique base de traitement s'ils atteignaient sûrement et toujours le parasite et si celui-ci ne déterminait pas des réactions cutanées diverses. Mais, ainsi que nous le verrons à propos des dermatomycoses, ces subtances détruisent souvent les tissus cutanés avant d'être arrivées à doses suffi-

santes au contact du parasite. Dans les affections parasitaires d'origine animale, les phénomènes inflammatoires provoqués par la présence du parasite
obligent parfois à faire précéder l'emploi des parasiticides d'un traitement émollient ou résolutif, et les
agents parasiticides eux-mêmes déterminent souvent
des lésions cutanées secondaires qui doivent être
traitées ultérieurement.

L'antisepsie occupe une place importante dans la
thérapeutique des affections cutanées et devrait y
occuper une place plus importante encore. Le siège
de ces maladies, qui les rapproche des maladies dites
chirurgicales, leur infection possible par les parasites habitant normalement la peau ou provenant de
l'extérieur, le rôle primordial des parasites dans la
production de certaines d'entre elles, tout indique
qu'elles doivent être traitées par les procédés qui
font l'honneur et la sécurité de la chirurgie moderne.
Et cependant, il a été fait peu de progrès dans cette
voie, où est pour nous l'avenir de la thérapeutique
dermatologique.

Il est vrai que l'occlusion par les emplâtres, que
les lavages avec les solutions antiseptiques faibles,
que les applications de pommades renfermant des
substances principalement ou accessoirement antiseptiques réalisent déjà en partie cette indication;
mais à côté de ces procédés incomplètement et parfois inconsciemment antiseptiques, que de fautes
contre l'antisepsie et l'asepsie on commet journellement dans la pratique!

Les liquides employés au lavage des surfaces
malades ne sont pas stérilisés; les pommades pré-
parées sans la moindre précaution sont conservées
avec moins de soins encore, souillées par les pous-

sières extérieures, appliquées par des aides qui n'ont même pas pris la précaution de se laver les mains; les emplâtres restent exposés au contact de l'air et de tous les microorganismes qu'il contient; les linges qui servent aux pansements ne sont pas désinfectés, souvent même pas lavés avant d'être réappliqués sur des surfaces suintantes; celles-ci restent sans pansement pendant un temps plus ou moins long.

Le médecin doit réagir contre toutes ces imperfections et donner lui-même l'exemple de l'antisepsie et de l'asepsie scrupuleuses, non seulement avant, pendant et après les petites opérations dermatologiques, mais encore pour les pansements les plus simples en apparence. Il évitera de la sorte plus d'une complication attribuée à la maladie cutanée elle-même, et qui n'est autre que le résultat de l'infection par les agents extérieurs ubiquitaires ou par ceux auxquels servent de support les objets de pansement et les mains des panseurs. Sur ce point, notre conviction est absolue : une dermatose, pour peu qu'elle s'accompagne d'effraction épidermique, doit être pansée avec autant de soin qu'une plaie chirurgicale.

En dehors de ces principes généraux de propreté antiseptique et aseptique, que nous n'aurions pas rappelés si nous ne les voyions si fréquemment méconnus, l'antisepsie cutanée joue un rôle curatif important dans nombre de dermatoses : les emplâtres occlusifs, les collodions simples ou médicamenteux, les pommades à base de substances antiseptiques et surtout les enveloppements humides avec des linges imbibés de liquides antiseptiques en sont les principaux moyens d'action. Ces derniers sont particulièrement utiles dans les dermatoses suppuratives ou simplement suintantes; ils associent à l'action émolliente et résolutive de l'enveloppement les propriétés antiseptiques du liquide employé, et, surtout au début du traitement, servent à combattre les infections locales surajoutées à la dermatose. Il convient seulement de remarquer que leur emploi doit être surveillé de près, la plupart des substances antiseptiques, et entre autres la plus efficace de toutes, le sublimé, pouvant déterminer des irritations cutanées intenses chez certains sujets.

Les antiseptiques pulvérulents peuvent également ment servir au traitement d'un certain nombre de dermatoses, infectieuses ou infectées.

L'antisepsie dans les maladies de la peau est surtout une antisepsie de surface; ses agents ne peuvent servir à détruire les microorganismes contenus dans les tissus : contre ceux-ci les caustiques chimiques ou thermiques, les irritants qui gênent leur développement en modifiant la vitalité des tissus sont seuls à employer.

L'hydrothérapie est d'usage courant contre les dermatoses. Elle peut être employée sous forme de douches froides ou chaudes, qui agissent plutôt sur l'état général que sur la lésion locale, ou sous forme de bains qui, à l'action locale, émolliente, résolutive, antiseptique, joignent une action générale sur l'économie.

Les eaux minérales les plus diverses peuvent être employées dans certaines dermatoses : quelques-unes jouissent à ce sujet d'une réputation méritée. Leur action topique, réelle dans quelques affections cutanées, cède cependant presque toujours le pas à l'action générale sur l'économie : leurs indications sont donc fournies, moins par les caractères spéciaux de la lésion cutanée que par l'état constitutionnel du sujet. Il convient d'ajouter que le traitement hydrique proprement dit n'est qu'un des éléments de la production des effets très remarquables obtenus par le séjour dans les stations thermales : le changement dans les conditions d'existence, le séjour à l'air. l'exercice, le régime alimentaire auquel les malades doivent s'astreindre, le repos intellectuel y prennent, de l'avis de tous, une part importante. Nous ne saurions, ici, entrer dans de plus grands détails sur les indications des eaux minérales dans les dermatoses : elles relèvent à la fois de la médecine générale et des ressources propres à chaque station ; nous indiquerons à propos de chacune des formes d'affections cutanées les stations qui lui conviennent plus particulièrement.

Comme l'hydrothérapie, le massage et l'électrisation sont plus souvent des moyens propres à modifier la nutrition générale ou les fonctions des divers organes que des procédés de traitement local des dermatoses.

PREMIÈRE PARTIE

TRAITEMENT
DES DERMATOSES EN PARTICULIER

CHAPITRE PREMIER

DIFFORMITÉS CUTANÉES

Nous rangeons dans ce groupe les *difformités cutanées congénitales* circonscrites (nævi avec leurs diverses variétés, sillons congénitaux) ou généralisées (ichthyose vulgaire, ichthyose fœtale, xérodermie pilaire, xeroderma pigmentosum, épidermolyse bulleuse héréditaire de Köbner, pemphigus infantile à kystes épidermiques) et les *difformités cutanées acquises*, qui sont constituées par le reliquat de lésions anciennes et éteintes, ne se modifiant plus pendant toute l'existence du sujet (cicatrices, vergetures, tatouages).

NÆVI

On donne le nom générique de nævus à toute altération congénitale et circonscrite de la structure de la peau.

Le groupe des nævi est très étendu et comprend

des altérations portant sur la vascularisation des téguments, sur leur coloration, sur l'épiderme et ses glandes annexes, sur les éléments constitutifs du derme.

Nævi vasculaires sanguins.

Exposé clinique. — Les nævi vasculaires sanguins peuvent être constitués par des taches planes, de forme, d'étendue et de coloration variables, disparaissant plus ou moins complètement par la pression, s'accusant pendant les efforts et les cris, ou par des saillies rouges ou violacées, parfois irrégulières à leur surface. Ils ont reçu, suivant leur aspect, les noms vulgaires de taches de vin, de fraises, etc., et ceux plus corrects de nævi télangiectasiques, érythémateux, plans, tubéreux, etc.

Les nævi vasculaires peuvent, surtout lorsqu'ils font un relief accusé au-dessus des téguments, former des masses mollasses sous-cutanées, constituées par une sorte de tissu caverneux; ils peuvent se transformer en tumeurs érectiles et en anévrysmes cirsoïdes, complication fréquente lorsqu'ils occupent les parties supérieures de la face et le cuir chevelu.

Traitement. — Les nævi vasculaires de petites dimensions, occupant les régions couvertes, ne réclament aucun traitement.

Les nævi peu étendus de la face préoccupent souvent les sujets qui en sont porteurs ou leur entourage, et il y a intérêt à les faire disparaître. Cette indication est plus impérieuse lorsque le nævus occupe les portions supérieures de la face ou le cuir chevelu, lorsqu'il s'accompagne de dilatations vasculaires sous-cutanées et risque de devenir l'origine d'un anévrysme cirsoïde.

Les nævi très peu étendus, constitués par une tache servant de centre à des dilatations vasculaires rappelant l'aspect de la tête de méduse (nævi télangiectasiques stellaires), disparaissent après une ou deux cautérisations avec une pointe fine de galvanocautère, et la cicatrice est trop peu étendue pour défigurer le sujet.

Contre les nævi vasculaires en nappe, d'apparence érythémateuse, on peut tenter les scarifications linéaires quadrillées et serrées qui atténuent parfois leur coloration ; mais ce traitement demande toujours un nombre considérable de séances opératoires et souvent les lésions lui résistent.

Contre les nævi plus colorés, nettement circonscrits, ne dépassant pas les dimensions d'une pièce de 2 ou de 5 francs, on peut, chez les jeunes enfants, pratiquer la vaccination au niveau de la tumeur : la pustule vaccinale produit dans celle-ci une inflammation intense aboutissant à sa rétraction cicatricielle et, si on a eu soin de multiplier suffisamment les inoculations par piqûre superficielle ou mieux en séton, on obtient la disparition complète du nævus. Ce procédé, classique depuis Legendre, nécessite, bien entendu, l'emploi d'un vaccin pur et de minutieuses précautions aseptiques pendant l'opération et ses suites. Il a l'inconvénient de laisser des cicatrices très apparentes et doit être réservé aux nævi des parties couvertes ou du cuir chevelu.

Les caustiques chimiques (acides forts, pâtes alcalines et autres, collodion au sublimé, etc.) doivent être proscrits à cause de leur insuffisance, des hémorrhagies possibles à la chute des eschares et des cicatrices vicieuses consécutives. Les injections interstitielles de liquides coagulants (perchlorure de fer, etc.) ne méritent aucune confiance et provoquent parfois des accidents graves.

L'ablation au bistouri, toutes les fois qu'elle est applicable sans déformation des parties et sans délabrement trop considérable, est préférable à tous les procédés moins brutaux.

Les cautérisations ignées ponctuées peuvent encore rendre des services dans les nævi vasculaires étendus : on aura soin de ne porter la pointe du thermo-cautère ou du galvano-cautère qu'au rouge sombre pour éviter les hémorrhagies; celles-ci se produisent cependant parfois abondantes malgré cette précaution, et doivent être arrêtées par des cautérisations au nitrate d'argent ou des applications de solution d'antipyrine.

La méthode qui paraît à l'heure actuelle la plus généralement applicable au traitement des nævi vasculaires est l'électrolyse. Certains auteurs, M. Brocq entre autres, conseillent d'introduire dans les nævi des aiguilles reliées au pôle négatif et de faire passer un courant de 4 à 5 milliampères jusqu'à ce que la tumeur ait pris une coloration bleu pâle. Ce procédé détruirait plus sûrement les tissus et exposerait moins aux hémorrhagies immédiates.

Nous préférons pour notre part l'introduction d'aiguilles reliées au pôle positif. Ce procédé ne tend pas à détruire les vaisseaux, mais à produire dans leur intérieur des coagulations plus denses et plus rétractiles que celles provoquées par le pôle négatif. M. Redard, qui a étudié très minutieusement (1) le traitement des nævi par l'électrolyse, con-

____

(1) Voir la thèse de son élève F. Heins. Thèse de Paris. 30 mars 1892.

seille d'introduire dans les nævi saillants (tumeurs érectiles) des aiguilles longues espacées de 3 à 4 millimètres les unes des autres, en ayant soin qu'elles ne se touchent pas par la pointe, d'employer un courant de 25 à 30 milliampères et de le faire passer pendant une à deux minutes ; pour éviter la production d'eschares, le pôle négatif est relié à une électrode large en étain, garnie de peau de chamois imbibée d'eau salée ; cette électrode, de forme circulaire, est appliqué au pourtour de la lésion. Lorsque le courant a passé pendant le temps indiqué, on le renverse en ramenant l'aiguille du commutateur au 0 et en faisant passer un courant de 4 à 5 milliampères ; cette dernière manœuvre a pour effet de diminuer l'adhérence du caillot à l'extrémité de l'aiguille et de permettre l'extraction de celle-ci sans la moindre hémorrhagie.

Pour les taches simples, M. Redard conseille de faire, au moyen de l'aiguille positive, un grand nombre de piqûres rapides, durant quelques secondes seulement, et réparties sur toute la surface de la tache.

Nous adoptons pleinement ce mode opératoire, à l'exception des intensités électriques : un courant de 10 à 12 milliampères est déjà très difficilement supporté par la généralité des sujets, et nous avons presque toujours été obligé de nous contenter de 5 à 7 milliampères. Cette méthode de traitement a l'inconvénient d'agir lentement, de demander des séances multiples pour peu que le nævus soit étendu et volumineux ; les progrès sont surtout très peu marqués au début et ne s'accusent qu'après plusieurs interventions ; mais on voit alors la tumeur se réduire, la coloration diminuer et cela sans le moindre accident, pourvu qu'on observe les précautions aseptiques d'usage : nettoyage de la peau, aseptisation des aiguilles. Elle seule permet de venir à bout de tumeurs étendues et surtout de tumeurs volumineuses, saillantes, à prolongements sous-cutanés. Lorsque la tumeur, très volumineuse, est inopérable au début, l'électrolyse permet souvent de réduire ses dimensions et de préparer une intervention au bistouri qui peut alors se faire avec un minimum de délabrement.

Nævi vasculaires lymphatiques.

Exposé clinique. — Une des nombreuses lésions décrites — souvent à tort — sous le nom de lymphangiome, celle à laquelle on donne le nom de *lymphangiome circonscrit* (M. Morris), semble être une affection d'origine congénitale, par conséquent un nævus.

Cette maladie, très rare, est caractérisée par la présence de petites vésicules incolores ou rosées, disposées en groupes irréguliers, laissant écouler à la piqûre un liquide qui offre tous les caractères de la lymphe ; ces vésicules reposent sur une base infiltrée à contours diffus formée de vaisseaux lymphatiques anastomosés.

Le **traitement** consiste dans la destruction par le galvano-cautère, ou mieux dans l'emploi de l'électrolyse.

Nævi pigmentaires.

Exposé clinique. — Les nævi pigmentaires (taches de café, grains de beauté, etc.) sont constitués par des taches de coloration variant du jaune paille au brun noirâtre ou au noir bleuâtre, de dimensions et de formes très variées, toujours multiples chez un même sujet. Elles peuvent être de niveau avec la peau adjacente, ou plus ou moins saillantes et irrégulières de surface ; elles sont souvent recouvertes de poils plus ou moins nombreux, parfois durs et très longs, de coloration variable.

Les nævi pigmentaires ne constituent pas seulement une difformité souvent disgracieuse ; ils peuvent, sous l'influence d'irritations répétées, devenir le point de départ de tumeurs mélaniques dont on connaît l'extrême gravité.

Traitement. — Ces deux raisons peuvent obliger à intervenir pour les faire disparaître.

L'extirpation par le bistouri est le procédé de choix lorsqu'elle est possible sans délabrement trop considérable ; à la face, elle peut nécessiter une opération plastique secondaire quand le nævus est étendu. Elle est indiquée surtout pour les nævi pigmentaires exposés par leur siège à des contusions fréquentes et pour ceux dont la coloration très foncée doit particulièrement faire redouter la transformation en tumeurs mélaniques.

La destruction par les caustiques est très souvent insuffisante et dangereuse, en raison de l'irritation qu'elle provoque dans une lésion qui, chez les sujets d'un certain âge, est un *noli me tangere* ; de plus elle expose à des cicatrices vicieuses.

La destruction par le feu est de beaucoup préférable, parce qu'elle a plus de chance d'être radicale. Elle s'applique aux nævi de petites dimensions. Dans les nævi étendus et simplement maculeux, la cautérisation ignée superficielle peut, à la condition d'être répétée un grand nombre de fois, atténuer la coloration des nævi, sans laisser de cicatrice vicieuse; mais, pour les raisons précédemment exposées, on ne recourra à cette intervention que chez les très jeunes sujets.

L'électrolyse, qu'on a proposée comme un procédé de destruction des nævi pigmentaires, n'agit pas sensiblement sur leur coloration; par contre, elle est très utile pour détruire les poils qui les recouvrent. (Voir pour les détails de son application, T. II, p. 242.) Encore ne doit-on, par prudence, pas y avoir recours chez les sujets que leur âge expose au développement de tumeurs mélaniques.

On a essayé, pour les nævi pigmentaires plans (nævi maculeux), de décolorer leur surface au moyen de divers procédés analogues à ceux employés dans le traitement des hyperchromies. (Voir T. II, p. 53.) Les résultats en sont absolument insuffisants, et ces procédés ne méritent pas d'être recommandés.

Nævi verruqueux.

Exposé clinique. — Les nævi pigmentaires ont souvent une surface irrégulière et verruqueuse. En outre, certains nævi sont caractérisés principalement par un état analogue : de coloration jaunâtre et mamelonnés ou de coloration grisâtre due surtout aux poussières qui s'incrustent à leur niveau et recouverts de saillies papillaires allongées et minces, ils peuvent être disposés en plaques irrégulières ou en traînées parallèles à l'axe des membres; on a voulu voir à tort dans cette disposition la preuve de leur origine nerveuse.

Les nævi verruqueux ont moins de tendance que

les nævi vasculaires ou pigmentaires simples à se compliquer de lésions malignes.

Traitement. — Lorsqu'ils constituent une difformité disgracieuse, les nævi verruqueux peuvent exiger une intervention active : ablation au bistouri, laquelle est surtout indiquée dans les nævi linéaires, ou destruction par le galvano-cautère. Les applications d'emplâtres salicylés forts amènent parfois la chute des productions verruqueuses, mais celles-ci ne tardent pas à se reproduire.

Nævi kératodermiques.

Certaines formes de kératodermie des extrémités (paume des mains et plante des pieds), congénitales et familiales ou héréditaires, constituent de véritables nævi épidermiques (Voir *Kératodermie*, t. II, p. 43).

Nævi molluscoïdes.

Exposé clinique. — Les lésions décrites sous le nom de *fibroma molluscum* ou de *molluscum pendulum* sont en réalité des nævi : à preuve leur origine congénitale.

Ces tumeurs sont tantôt uniques, volumineuses, arrondies ou plus souvent pédiculées, de consistance mollasse ou dure, susceptibles de subir la dégénérescence sarcomateuse, tantôt multiples (molluscum généralisé).

Dans la forme généralisée, les tumeurs sont extrêmement nombreuses, souvent au nombre de plusieurs centaines : les unes, arrondies, sont sessiles ; les autres, pédiculées, de volume variable, de consistance mollasse ; elles coexistent avec des nævi pigmentaires plans, de coloration café au lait clair, de forme irrégulière et extrêmement nombreux, entre-mêlés de touffes de poils reposant sur des tumeurs sessiles. Ces tumeurs sont considérées par Reckling-hausen comme des névromes.

Il est fréquent de voir un petit nombre d'entre elles acquérir des dimensions plus considérables et rappeler l'aspect des tumeurs de la forme précé-dente.

Traitement. — L'ablation des tumeurs gênantes par leur volume ou par leur siège, leur excision lorsqu'elles sont pédiculées, sont les seuls traite-ments applicables à cette affection.

Nævi adénomateux.

Exposé clinique. — Certaines lésions rares des glandes cutanées rentrent dans la classe des nævi, en raison de leur origine congénitale. Ce sont :

1° Les hidradénomes, encore désignés sous les noms de syringo-cystadénomes, d'épithéliomes kys-tiques bénins, de cystadénomes épithéliaux bénins, caractérisés par la présence de petites tumeurs mul-tiples, indolentes, arrondies ou ovalaires, du volume d'une tête d'épingle à celui d'un pois, occupant la partie antéro-supérieure du thorax;

2° Les adénomes sébacés congénitaux de Pringle (nævi vasculaires verruqueux de Darier), constitués par une saillie du volume d'une tête d'épingle à celui d'un noyau de cerise, rappelant l'aspect d'un grain de sagou, de coloration jaune blanchâtre ou rouge vif, occupant les parties latérales du nez, la région moyenne du front, le pourtour de la bouche.

Le **traitement** de ces lésions, lorsqu'il est réclamé

par le malade, consiste uniquement dans leur destruction par les cautérisations ignées ponctuées.

SILLONS CONGÉNITAUX

Exposé clinique. — Les sillons congénitaux sont constitués par une dépression circulaire, plus ou moins profonde, occupant tantôt les extrémités, tantôt la continuité des membres; la peau, à leur niveau, est indurée, scléreuse; les tissus sous-jacents sont également intéressés lorsque le sillon est profond.

Cette lésion est la première phase des amputations congénitales et coïncide souvent avec celles-ci.

Rapportée par quelques auteurs à un trouble trophique d'origine nerveuse, elle est due en réalité à l'enroulement autour du membre d'une bride amniotique, comme le prouve dans quelques cas la disposition héliçoïdale du sillon.

Traitement. — Lorsque le sillon est peu profond et ne gêne pas la nutrition du membre, il ne réclame aucune intervention. Lorsqu'il est plus profond, il peut être excisé sur toute son étendue, ou libéré par des incisions perpendiculaires à sa direction.

ICHTHYOSE

Exposé clinique. — L'ichthyose est une malformation cutanée, congénitale, héréditaire ou tout au moins familiale, occupant la presque totalité du tégument externe et caractérisée par la sécheresse de la peau et la production de squames d'aspect variable.

Ces squames sont tantôt minces, adhérentes, formant à la surface de la peau une sorte de vernis craquelé irrégulier (ichthyose nacrée) se détachant sur une étendue variable, tantôt épaisses, de coloration grise ou brunâtre, souvent craquelées et constituant des écailles polygonales analogues à celles des serpents (ichthyose serpentine), parfois acuminées et papilliformes (ichthyose hystrix). Les lésions sont peu marquées à la face et surtout au niveau des plis articulaires.

L'affection, inappréciable ou peu apparente pendant les premiers mois de la vie, s'accuse vers l'âge de dix-huit mois ou deux ans, pour persister pendant toute l'existence en s'atténuant cependant souvent à un âge avancé. La chute des squames est bientôt suivie de leur reproduction.

Traitement. — Les médications internes ont peu d'effet sur les lésions de l'ichththyose. Il y a cependant avantage, en raison de l'atrophie de l'appareil sébacé et sudoripare, à user des aliments gras et surtout de l'huile de foie de morue. L'arsenic peut également être utilisé à doses faibles et prolongées, en vertu de l'action qu'on lui attribue contre les affections squameuses en général. On a aussi proposé l'usage du jaborandi et de la pilocarpine, dont les résultats sont passagers et douteux.

Mais c'est surtout aux médications externes qu'on devra s'adresser pour amender l'état du tégument.

Lailler en a précisé les indications et fait voir le rôle des bains et des applications de corps gras (1).

____

(1) *Annales de dermatologie*, 1869, p, 82.

Les bains répétés tous les jours ou tous les deux jours, aidés de frictions énergiques avec du savon, au moyen de la main ou mieux d'une brosse à ongles rude, permettent de faire tomber les squames dans tous les cas légers et moyens et de décaper rapidement la surface. Lorsque les squames sont très épaisses, il peut être utile de les ramollir au moyen d'applications humides (pansements continus avec une solution de phéno-salyl à 1 pour 500, ou avec une infusion de camomille ou de fleurs de sureau, ou même cataplasmes de fécule de pommes de terre) ou d'aider leur chute dans le bain par des frictions avec un mélange de savon noir et de pierre ponce pulvérisée.

Au sortir du bain, le malade, après s'être essuyé, doit faire sur tout le corps une onction avec un corps gras, afin d'empêcher la dessication de la peau et de lui maintenir sa souplesse. Le choix du corps gras n'est pas indifférent, et sans aucun doute c'est, comme l'a montré Lailler, la glycérine qui doit être préférée : elle a l'avantage de ne pas rancir, de ne pas irriter la peau lorsqu'elle est neutre et d'absorber l'humidité atmosphérique. Elle peut être employée pure, ou sous forme de glycérolé d'amidon du Codex additionné d'un dixième d'eau de laurier-cerise (Lailler) pour masquer l'odeur un peu fade de la glycérine et calmer les démangeaisons. La quantité de glycérine doit être suffisante pour couvrir le tégument et le rendre onctueux, mais on ne doit jamais en appliquer une couche épaisse, collante à la main, qui graisserait inutilement les vêtements.

Les onctions sont faites non seulement au sortir du bain, mais répétées matin et soir.

En une semaine ou deux, suivant l'intensité de la

desquamation, la peau a repris son apparence normale et son élasticité.

On peut alors espacer les bains, ne plus faire qu'une onction glycérinée tous les jours ou tous les deux jours, puis les éloigner encore; mais le malade doit être prévenu qu'il n'est pas guéri : il est seulement « blanchi »; s'il cesse les bains et les onctions glycérinées ou s'il les espace trop, les lésions épidermiques reparaîtront et il devra revenir à un traitement plus rigoureux.

Il est peu de lésions dont l'amélioration soit aussi subordonnée à la persévérance dans l'emploi des moyens curatifs.

Ce traitement, tout palliatif qu'il est, suffit, en l'aidant par un exercice musculaire un peu actif, par la gymnastique, au besoin par des massages ou les bains de vapeur, à rendre cette infirmité très supportable : il n'entrave d'ailleurs en rien l'existence du sujet.

Les autres corps gras, huile, axonge, vaseline, lanoline, etc., sont de beaucoup inférieurs comme résultats à la glycérine. Les applications de pommades au soufre, à l'ichthyol, à l'acide salicylique, à la résorcine, au naphthol, peuvent être utiles dans les points où les productions épidermiques ont un développement plus considérable; mais leur effet n'est pas sensiblement plus actif que celui du traitement de Lailler.

ICHTHYOSE INTRA-UTÉRINE OU FŒTALE

(Ichthyose congénitale des auteurs, Kératome malin congénital).

Exposé clinique. — Cette difformité, extrêmement rare, dont les rapports avec l'ichthyose vulgaire ne sont pas complètement élucidés, se traduit par un épaississement considérable de l'épiderme qui forme un enduit dur et résistant, sillonné de fissures profondes. Le visage de l'enfant est particulièrement hideux : la bouche est largement ouverte, immobile, entourée de sillons souvent saignants, le nez est perdu dans la masse épidermique, les yeux remplacés par des bourgeons rouges, mollasses, d'apparence charnue.

L'enfant succombe en général rapidement après sa naissance, n'ayant pu prendre aucune nourriture, épuisé par les douleurs que lui causent les fissures de ses téguments, par l'insomnie qui en résulte et par la suppuration abondante dont ces fissures deviennent le siège. On a cité cependant quelques cas où les enfants avaient survécu à des lésions présentant les caractères de l'ichthyose fœtale.

Traitement. — La seule intervention possible consiste dans des bains tièdes répétés, additionnés d'acide borique et des onctions à la glycérine, au glycérolé d'amidon ou à la vaseline boriquée. De plus, en raison de l'immobilité des lèvres, l'enfant doit être nourri à la cuiller, de préférence avec du lait d'ânesse.

XÉRODERMIE PILAIRE

Exposé clinique. — La xérodermie pilaire (*Lichen pilaire* de Hardy, *kératose pilaire* de Brocq, *ulérythème ophryogène* de Unna) est une altération cutanée très voisine de l'ichthyose, si même elle ne se confond pas avec elle.

Elle est constituée par la présence de productions cornées correspondant à l'orifice des glandes pilosébacées, sous forme de squames minces et résistantes ou de saillies miliaires du volume d'une petite épingle ; en raison de leur multiplicité dans une même région, ces productions donnent au toucher la sensation d'une râpe.

Ces lésions peuvent s'accompagner d'une rougeur circumpilaire plus ou moins accusée, masquant parfois la présence des productions cornées. Les poils correspondant aux glandes ainsi altérées sont atrophiés, contournés sur eux-mêmes, parfois moniliformes et finissent par disparaître dans les formes ntenses de la lésion.

Les localisations habituelles de la xérodermie pilaire sont la partie postéro-externe du bras et de l'avant-bras, la partie antéro-externe de la cuisse et de la jambe, où elles sont particulièrement fréquentes et développées chez les sujets à tendance lymphatique.

Elles sont plus rares sur la face, où l'élément érythémateux circumpilaire atteint son plus grand développement, les lésions hyperkératosiques étant relativement peu accusées ; l'atrophie des poils, la chute des sourcils en sont la conséquence. Au cuir chevelu, elles provoquent des alopécies sur lesquelles nous aurons à revenir à propos des affections du système pilaire (Voir T. II, p. 163).

La xérodermie pilaire se manifeste généralement sur les membres à l'âge de 2 à 5 ans, plus tardivement sur la face. Une fois développée, elle persiste pendant fort longtemps, atrophiant peu à peu le follicule pileux, puis finit par s'atténuer et par disparaître, laissant à sa place une minime dépression cicatricielle, au niveau de laquelle le poil a disparu. L'évolution de la maladie est donc très lente, tellement lente que l'affection mérite plutôt le nom de difformité que celui de maladie véritable : c'est une dystrophie, à laquelle viennent s'ajouter, sous l'influence de l'irritation prolongée du follicule pilaire par l'hyperkératose, des troubles vasculaires qui précipitent son atrophie.

Cette affection est, comme l'ichthyose, une maladie familiale et héréditaire.

Traitement. — Le traitement général de la xérodermie est le même que celui de l'ichthyose : huile de foie de morue, arsenic, en y ajoutant les préparations iodurées (sirop d'iodure fer, sirop antiscorbutique, etc.) dont l'emploi est indiqué fréquemment par la tendance lymphatique des sujets ; dans les localisations faciales, il est nécessaire de veiller sur l'état de l'estomac, dont les troubles exagèrent la congestion périfolliculaire, et d'assurer l'antisepsie gastro-intestinale, de traiter également pour la même raison les troubles menstruels et utérins.

Localement, dans la xérodermie des membres, on prescrira les bains répétés, aidés de frictions avec du savon mou de potasse ou du savon mélangé de pierre ponce pulvérisée, du savon au soufre, à l'ichthyol ou au naphthol, et suivis d'onctions avec un corps gras, de préférence les préparations de glycérine indiquées à propos du traitement de l'ichthyose.

Les pommades soufrées, les pommades à l'ichthyol au dixième, à la résorcine à 5 0/0, à l'acide salicylique à 2 0/0 peuvent encore être utilisées dans les formes intenses, à la condition d'en cesser l'emploi dès que surviennent des phénomènes irritatifs, et lorsque les parties malades ont été décapées par l'emploi de ces topiques ; on maintient la souplesse de la peau au moyen des onctions glycérinées.

Le massage, la gymnastique, les exercices musculaires, les bains de vapeur, en exagérant le fonctionnement des glandes cutanées, sont des adjuvants utiles de ces traitements locaux, dont l'emploi doit être longtemps prolongé sous peine de voir reparaître les lésions primitives.

Dans la xérodermie dépilante de la face, on aura recours aux traitements employés contre l'acné : applications de pommade soufrée à 10 0/0, de lotions soufrées, de pommades à la résorcine à 5 0/0, à l'ichthyol à 5 0/0, badigeonnages avec une solution alcoolique d'ichthyol à 10 ou 20 0/0, applications de savon noir ; mais on aura soin de modérer ces applications, de ne laisser le soufre, l'ichthyol ou le savon noir en contact avec la peau que pendant 1 ou 2 heures par jour, de faire suivre leur emploi d'applications de poudre d'amidon ou de pommade à l'oxyde de zinc et, s'il survient une irritation tégumentaire, on les suspendra immédiatement, quitte à les reprendre lorsque cette irritation sera calmée.

Si l'élément vasculaire atteint une grande intensité, on pourra recourir aux scarifications linéaires.

Nous renvoyons pour le traitement de la xérodermie dépilante du cuir chevelu au chapitre des *Alopécies* (T. II p. 163).

XERODERMA PIGMENTOSUM

Exposé clinique. — L'affection, rare puisqu'on n'en connaît guère qu'une soixantaine d'observations, décrite sous ce nom par Kaposi, a encore reçu les dénominations de *mélanose lenticulaire progressive* (Pick), *d'atrophodermie pigmentaire* (Crocker), d'*épithé-*

liomatose pigmentaire (Besnier), de *liodermie essentielle avec télangiectasie et mélanose* (Neisser).

Débutant dans le jeune âge, elle se caractérise initialement par des taches rouges occupant les parties découvertes (face, cou, mains, avant-bras), auxquelles succèdent ou s'ajoutent des taches de coloration jaune fauve ou brunâtres, ressemblant aux taches de lentigo, mais plus irrégulières de forme ; puis la peau devient lisse ou rugueuse, sèche, et s'atrophie ; des télangiectasies en forme d'arborisations se développent dans les points atrophiés et ultérieurement apparaissent de petites tumeurs épithéliales, d'abord à peine saillantes, verruciformes, plus tard volumineuses, pouvant disparaître spontanément par exfoliation et laisser des cicatrices sèches et lisses ou évoluer suivant le type des épithéliomas cutanés, devenir fongueuses et végétantes ou ulcéreuses et destructives ; les malades succombent aux progrès de la cachexie épithéliale, le plus souvent avant d'avoir atteint l'âge de 25 ans.

Cette affection, d'origine congénitale, atteignant plusieurs enfants d'une même famille, rentre donc dans la classe des difformités congénitales, malgré sa marche progressive et son évolution naturelle vers la transformation épithéliomateuse. Cette évolution est favorisée par les irritations extérieures et particulièrement par l'exposition au soleil et à l'air vif.

Traitement. — Les médications internes semblent sans effet sur la marche progressive du xeroderma pigmentosum : l'arsenic, le chlorate de potasse, le chlorate de soude, l'iodure de potassium ont été essayés sans résultat. L'huile de foie de morue, une alimentation abondante et saine doivent cependant être prescrites pour augmenter le plus possible la résistance organique et activer les fonctions de l'appareil sébacé, qui sont profondément troublées.

Les causes de congestion faciale doivent être écartées ; dans ce but les fonctions digestives seront particulièrement surveillées et surtout les régions atteintes seront soustraites aux irritations atmosphériques : le visage sera protégé par un voile convenable, le séjour à l'air vif et surtout à l'air de la mer, les longues stations au soleil seront interdits, en même temps que les soins de propreté les plus rigoureux seront observés.

Contre les lésions pré-épithéliomateuses on peut recourir aux lotions mercurielles avec une solution de sublimé au millième, aux emplâtres de Vigo et de Vidal (Brocq), aux pommades soufrées, aux badigeonnages à l'ichthyol en solution alcoolique à 10 ou 15 0/0, aux applications de résorcine (pommade à 3 ou 5 0/0, solution à 1 0/0), d'acide pyrogallique (Unna), mais à la condition de les surveiller de très près et d'en suspendre l'emploi s'il survient des phénomènes irritatifs accusés.

Les conjonctivites, très fréquentes, seront traitées par les lavages à l'eau boriquée ou à l'eau de camomille chaude, les applications de pommades au précipité jaune à 1/40.

Les tumeurs épithéliales doivent être traitées dès leur apparition : lorsqu'elles sont peu volumineuses, on peut en déterminer l'exfoliation au moyen des emplâtres salicylés ou des emplâtres au savon noir, pourvu qu'ils soient supportés par le tégument ; mais il est préférable de les détruire par le raclage suivi de pansements au chlorate de potasse ou à l'iodoforme et mieux encore par la cautérisation ignée.

Les tumeurs plus étendues doivent être extirpées largement pour éviter les récidives.

ÉPIDERMOLYSE BULLEUSE HÉRÉDITAIRE

Köbner a décrit sous ce nom une affection encore appelée parfois à tort *pemphigus héréditaire*, caractérisée par la tendance à la production de bulles de dimensions variables, sous l'influence des pressions et des frottements les plus légers.

Cette affection, extrêmement rare, s'observe en général simultanément chez plusieurs sujets d'une même famille, ce qui justifie son étude parmi les affections congénitales.

Traitement. — Les toniques généraux, l'huile de foie de morue et les phosphates en particulier semblent indiqués dans cette dermatose.

Les bains toniques, salés ou tanniques, peuvent également diminuer la tendance à la formation de bulles ; lorsque celles-ci se sont développées, il suffit de les panser à la vaseline boriquée.

PEMPHIGUS INFANTILE A KYSTES ÉPIDERMIQUES

Nous rapprocherons de l'épidermolyse bulleuse héréditaire, en raison de son apparition dès le jeune âge, de sa coïncidence avec l'ichthyose ou la xérodermie, de l'absence de toute cause apparente, une dermatose plus rare encore, très peu connue, caractérisée par le développement spontané de bulles occupant surtout les parties découvertes, auxquelles succèdent de petites productions épidermiques blanches ayant l'aspect de perles disséminées sur des surfaces érythémateuses.

Traitement. — Le traitement général de cette curieuse dermatose se confond avec celui de l'ichthyose, à laquelle elle s'associe le plus souvent, et ne diffère pas de celui de l'épidermolyse bulleuse héréditaire. Les kystes épidermiques pourraient être détruits par la cautérisation ignée.

CICATRICES

Exposé clinique. — Les cicatrices, quelle que soit leur cause, sont des lésions indélébiles. Elles peuvent, au bout d'un temps long, devenir moins apparentes : elles perdent la coloration rouge de leur début ; la pigmentation qui, surtout aux membres inférieurs, les entourait s'atténue. Elles n'en restent pas moins, lorsqu'elles occupent les parties découvertes, une lésion disgracieuse que leur porteur demande souvent de faire disparaître.

En outre, les cicatrices peuvent rester indéfiniment le siège d'une vascularisation qui les rend plus apparentes, ou être entourées d'une zone infiltrée, saillante, d'apparence, sinon de nature chéloïdienne.

Elles réclament ainsi dans certains cas une intervention thérapeutique.

Traitement. — Sans parler ici des interventions chirurgicales destinées à remédier aux attitudes vicieuses provoquées par les cicatrices, nous devons donc indiquer les moyens d'atténuer ou de faire disparaître les cicatrices difformes.

Les scarifications linéaires constituent, lorsqu'elles sont faites avec soin et avec toutes les précautions antiseptiques de rigueur, un merveilleux moyen de régularisation des cicatrices : en quelques séances, on fait disparaître les saillies et les dépressions de leur surface et on les rend méconnaissables; parfois même, si elles ne sont pas trop prononcées, on parvient à en effacer la trace.

Contre la pigmentation de voisinage, l'intervention thérapeutique est moins efficace; cependant les onctions avec les pommades mercurielles (pommade au calomel au 50e par exemple) l'atténuent; on a encore proposé les badigeonnages avec un mélange de bioxyde d'hydrogène et d'éther (pyrozone), dont l'efficacité est douteuse; lorsque ces cicatrices pigmentées occupent les membres inférieurs, on devra en outre s'assurer que la circulation veineuse du membre est normale et au besoin combattre l'état variqueux.

La vascularisation des cicatrices peut être diminuée au moyen des scarifications ou de l'électrolyse.

Les cicatrices chéloïdiennes réclament le même traitement que les chéloïdes proprement dites. Il faut bien savoir cependant que les saillies d'apparence chéloïdienne de certaines cicatrices, plus particulièrement celles de la scrofulo-tuberculose dermique et hypodermique, tendent à disparaître spontanément au bout d'un certain temps : avant de recourir à un traitement actif, on devra donc laisser s'écouler une période suffisante pendant laquelle on aidera la résorption de l'infiltrat par des applications d'emplâtres hydrargyriques ou de topiques iodurés.

VERGETURES

Les vergetures sont constituées par des taches légèrement déprimées, parfois saillantes, de coloration rosée à leur début, plus tard blanches et nacrées. Elles succèdent à la distension de la peau par le fait du développement rapide des tissus sous-jacents (grossesse, ascite, adipose sous-cutanée, etc.) ou de l'allongement rapide des membres (croissance exagérée, convalescence de fièvre typhoïde, etc.). Elles sont dues à la rupture des fibres élastiques du derme.

Leur cause anatomique suffit à montrer qu'il est impossible de les faire disparaître. Tout au plus pourrait-on, par le massage et par des applications grasses qui rendraient la peau plus souple, les empêcher de se produire chez les sujets exposés à leur développement.

TATOUAGES

Les sujets qui, dans des circonstances diverses, se sont fait exécuter des tatouages à la surface de la peau, demandent parfois qu'on en fasse disparaître les traces.

Traitement. — Les particules d'encre de Chine et de vermillon, qui constituent la base de presque tous les tatouages, sont tellement incrustées dans la peau que leur ablation ne peut se faire qu'en détruisant les tissus qui les renferment.

La cautérisation ignée ponctuée suffisamment pro-

fonde permet d'arriver à ce but; mais elle laisse
après elle une cicatrice dont les contours sont exactement ceux du tatouage : celui-ci se trouve ainsi
reproduit en blanc et l'avantage est médiocre, d'autant que les scarifications ne parviennent pas à
effacer cette cicatrice.

Les irritants chimiques superficiels ne pénètrent
pas assez loin pour enlever les particules colorées.

Il faut donc s'adresser aux caustiques maniés avec
précaution : on parviendrait, d'après Variot, à un
résultat satisfaisant au moyen de piqûres faites suivant le contour des lignes de tatouage avec des aiguilles fines semblables à celles qui servent pour le
tatouage lui-même et plongées dans une solution de
tanin; en badigeonnant ensuite au nitrate d'argent
on produit une eschare superficielle dont la chute
laisse une cicatrice peu apparente qui se décolore
assez rapidement. On a encore proposé de piquer les
lignes de tatouage avec des aiguilles imprégnées de
bioxalate de potasse (1). Ces méthodes demandent
encore à être perfectionnées.

(1) M. Bailliot. Thèse de Paris, 8 mars 1894.

CHAPITRE II

DERMATOSES PARASITAIRES

Nous étudierons successivement dans ce chapitre les dermatoses produites par les parasites animaux (dermatozoonoses), les dermatoses produites par les parasites végétaux (dermatophyties) et les dermatoses produites par des agents microbiens, démontrés ou supposés.

I. Dermatoses produites par des parasites animaux (*Dermatozoonoses*).

Le traitement de ces affections repose surtout sur l'emploi des parasiticides. Le siège des parasites qui tantôt vivent à la surface de l'épiderme (épizoaires), tantôt habitent des cavités creusées dans le revêtement épidermique, plus rarement s'introduisent dans le derme (dermatozoaires), modifie le mode d'emploi de ces parasiticides.

Les lésions consécutives à la présence des parasites, lésions produites directement par ceux-ci ou provoquées par des infections secondaires et souvent modifiées par l'état constitutionnel du sujet, demandent souvent un traitement particulier, dont les parasiticides ne peuvent faire les frais; aussi le traitement des dermatozoonoses est-il en réalité plus complexe que la simplicité de leur cause initiale ne le ferait supposer à première vue.

PHTHIRIASES

On désigne sous le nom de phthiriase ou de pédiculose les lésions produites par les poux.

Trois espèces de poux peuvent vivre en parasites sur l'homme : le pou de tête, le pou de corps ou mieux pou des vêtements, le pou du pubis.

Nous ne décrirons pas leurs caractères zoologiques, renvoyant sur ce sujet aux traités d'histoire naturelle ; nous indiquerons seulement de façon sommaire leurs habitudes et les symptômes auxquels ils donnent lieu.

Phthiriase du cuir chevelu.

Exposé clinique et étiologique. — Le pou de tête révèle sa présence par des démangeaisons et par le développement de pustules d'apparence ecthymateuse ou impétigineuse ; la sécrétion de ces pustules, mélangée à des squames, s'intrique avec les cheveux et revêt souvent la forme de petites boules sèches et grisâtres (impetigo granulata) ; au milieu de ces lésions d'aspect sordide, on voit grouiller le parasite et on rencontre les lentes disposées en séries le long des cheveux.

Les lésions impétigineuses, résultat des piqûres produites par l'animal et des excoriations de grattage infectées par les micro-organismes pyogènes banaux du cuir chevelu, se réinoculent sur les parties adjacentes, front, nuque, région rétro-auriculaire, et peuvent devenir le point de départ d'une éruption plus ou moins étendue d'impétigo; elles s'accompagnent de gonflement et parfois de suppuration des ganglions lymphatiques du cou et de la nuque.

La phthiriase du cuir chevelu n'est pas seulement l'attribut des miséreux; elle atteint fréquemment des enfants chez lesquels une affection du cuir chevelu a fait interrompre les soins élémentaires de la toilette, ou les sujets atteints de maladies graves dont la chevelure a été négligée et infectée par des gardes-malades.

Traitement. — Lorsque les poux sont peu nombreux, qu'il n'y a pas encore de lésions du cuir chevelu (comme il arrive souvent aux médecins après avoir approché de trop près un sujet atteint de phthiriase), il suffit de l'emploi énergique et répété du peigne fin, aidé de lotions savonneuses et de lotions avec une solution de sublimé au 1/500, pour s'en débarrasser rapidement.

Lorsque, au contraire, il existe déjà des lésions cutanées dont les sécrétions agglomèrent les cheveux, le traitement de l'affection est plus laborieux.

Toutes les fois que cela est possible, les cheveux seront coupés ras : chez l'homme et chez les jeunes sujets des deux sexes, cette règle ne souffre aucune exception; chez la femme, il est barbare de l'appliquer; cependant, chez les femmes dénuées de toute idée de propreté qui constituent une grande partie des phthiriasiques de la clientèle hospitalière, nous n'hésitons pas, si les lésions sont intenses, à faire tomber la chevelure, afin d'activer un traitement qui, sans cette mesure, demande des heures de soins.

Les croûtes qui existent sur le cuir chevelu doivent être ramollies au moyen d'onctions huileuses, ou de cataplasmes de fécule de pommes de terre appliqués pendant quelques heures, puis enlevées avec une spatule, ou encore ramollies par les pulvérisations tièdes pendant lesquelles les croûtes peuvent être détachées au moyen d'un peigne fin. Les pulvérisations avec une solution de sublimé au 1/1000 additionnée d'un 1/10 de vinaigre (Besnier) permettent de tuer le parasite tout en facilitant l'enlèvement des croûtes.

Une fois les croûtes tombées, il ne reste plus qu'à détruire les parasites et à enlever les lentes adhérentes aux poils.

La poudre de staphysaigre est classique comme parasiticide du pou ; les lotions savonneuses, les lotions avec une solution de sublimé à 1 pour 500 dans de l'eau alcoolisée ou mieux vinaigrée nous semblent préférables dans la généralité des cas. Le pétrole, mélangé d'un tiers d'huile d'olive et d'un quart de baume du Pérou, préparation très employée en Allemagne, demande trop de précautions pour être manié sans dangers et ne présente pas d'avantages manifestes. Les frictions d'onguent napolitain doivent être proscrites en raison des accidents possibles d'intoxication.

L'extirpation des lentes se fait facilement avec un peigne fin trempé dans du vinaigre chaud qui dissout la chitine.

Lorsque le cuir chevelu sera débarrassé des poux, des lentes et des croûtes, on complètera son nettoyage par des lavages au savon répétés matin et soir pendant deux ou trois jours, et on traitera par des moyens appropriés (applications de vaseline boriquée, naphtholée ou soufrée suivant les cas) les lésions persistantes du cuir chevelu.

Phthiriase des vêtements.

Exposé clinique et étiologique. — Le pou des vêtements, encore appelé improprement pou de corps, dépose ses lentes sur les fils des tissus (linge, drap, etc.), et se réfugie dans les plis des vêtements. Il n'habite pas la peau ou ses annexes et ne vient sur les téguments que pour y puiser sa nourriture par succion.

Sa présence se traduit par un prurit souvent intense, par l'existence d'excoriations consécutives aux plaies qu'il fait à la peau ou au grattage provoqué par le prurit, excoriations reposant souvent sur une papule (papule de prurigo) ou sur une saillie urticarienne ; en raison de la malpropreté habituelle aux phthiriasiques, ces excoriations, punctiformes et arrondies ou disposées en traînées linéaires, s'infectent, se transforment en pustules d'ecthyma, en furoncles, souvent accompagnés de lésions d'apparence eczémateuse et compliqués de lymphangites et d'abcès.

Lorsque les lésions sont anciennes, la peau s'épaissit, se pigmente au voisinage des excoriations, et il se produit une mélanodermie parfois très étendue, quelquefois même avec pigmentations métastatiques de la muqueuse buccale.

Les lésions phthiriasiques occupent surtout les régions sus-et interscapulaires, la ceinture, puis les membres, surtout les membres inférieurs.

Elles se rencontrent presque toujours chez des sujets misérables — d'où le nom de maladie des vagabonds donné à leurs formes extrêmes, — ou tout au moins malpropres.

Traitement. — En raison du siège du parasite, la partie la plus essentielle du traitement consiste dans le changement de linge, fréquemment répété et dans la désinfection, par l'étuve sèche ou humide ou par le soufrage, des vêtements contaminés.

Les parasites qui peuvent accidentellement persister à la surface de la peau ne résistent pas à l'emploi des bains savonneux et surtout sulfureux ; les fumigations de cinabre, couramment employées, doivent donc être rejetées (Besnier), en raison des accidents possibles d'intoxication mercurielle.

Lorsque le prurit persiste après l'emploi des bains sulfureux, on le calme avec des applications de pâte de zinc phéniquée ou mentholée à 2 0/0, d'huile phéniquée à 2 0/0, de pommade naphtholée à 10 0/0.

Si les téguments sont irrités, on combat leur irritation par des bains d'amidon et des applications de pâte de zinc.

L'ecthyma provoqué par la phthiriase est traité par les pansements humides au sublimé ou l'occlusion au moyen des emplâtres.

La pigmentation consécutive à la phthiriase ne réclame aucun traitement actif ; elle disparaît lentement sous la simple influence des soins de propreté et des bains sulfureux répétés.

Phthiriase du pubis.

Exposé clinique et étiologique. — Le phthirius inguinalis n'habite pas seulement les poils de la région génitale, mais toutes les régions du corps couvertes de poils à l'exception du cuir chevelu ; c'est ainsi qu'on le rencontre sur les poils de la paroi abdominale et thoracique antérieure, de l'aisselle, plus rarement dans la barbe, sur les sourcils et les cils.

Sa présence se traduit par un prurit parfois intense, par le développement de papules de prurigo et par une lésion caractéristique, la tache bleue ou ombrée, macule légèrement déprimée qu'on a longtemps considérée comme un signe de fièvre typhoïde et de diverses autres affections, et que les recherches de M. Duguet ont rapportée à sa véritable cause, l'introduction sous la peau du produit de sécrétion des glandes salivaires du phthirius.

La phthiriase du pubis, contrairement aux deux variétés précédentes de phthiriase, est plus fréquente chez les sujets bien tenus, voire même dans les classes élevées de la société, que chez les malheureux.

Traitement. — Les onctions avec la pommade mercurielle constituent le traitement populaire de la phthiriase du pubis : elles doivent être abandonnées à cause des accidents locaux (hydrargyrie cutanée) et généraux qu'elles produisent souvent, plus encore qu'à cause de leur malpropreté.

Les lavages à l'eau chaude savonneuse, suivis de lotions avec une solution alcoolique de sublimé (sublimé 50 centigrammes, eau de Cologne et eau distillée $\bar{a}\bar{a}$ 125 grammes), constituent certainement le meilleur traitement de cette affection. Ces applications doivent être répétées 4 à 5 jours de suite sur toutes les régions atteintes.

Lorsque les poux sont nombreux et ont envahi une grande étendue des régions pileuses, on peut administrer des bains de sublimé (10 grammes par bain) après savonnage de tout le corps, à la condition qu'il n'y ait pas trop d'excoriations par lesquelles pourrait se faire l'absorption du sel mercuriel.

Lorsqu'on a lieu de redouter particulièrement les accidents auxquels exposent les préparations mercurielles, c'est-à-dire chez les sujets à peau irritable ou porteurs de lésions gingivales, on peut les remplacer par des onctions avec l'huile naphtholée à 10 0/0, répétées deux fois par jour pendant une semaine et précédées d'un savonnage à l'eau chaude.

Les poux et leurs œufs étant détruits par ces applications, on enlèvera les lentes au moyen d'un peigne fin trempé dans du vinaigre chaud ou on coupera tous les poils sur lesquels ils se trouvent.

La phthiriase des paupières peut être combattue par les mêmes procédés ou par les applications de pommade à l'oxyde jaune de mercure au 1/30. Lorsque les lentes sont peu nombreuses, on peut se contenter, comme le recommande M. Jullien (1), de les extirper au moyen d'une pince à griffes.

La désinfection des vêtements est de rigueur pour empêcher la repullulation ultérieure des parasites qui peuvent y avoir émigré pendant le traitement.

PUNAISES

Les punaises provoquent, par leurs piqûres, des lésions urticariennes au centre desquelles on constate la présence d'une petite vésicule ou d'une piqûre; ces lésions urticariennes, parfois étendues et persistantes, rappelant l'aspect de l'érythème polymorphe, occupent les parties découvertes (face, cou, mains, avant-bras), où elles sont souvent disposées en traînées; elles s'accompagnent de prurit et laissent à

(1) *Bulletin de la Société française de Dermat.*, 1891, p. 457.

leur suite des papules de prurigo et des excoriations de grattage.

Traitement. — Les lotions alcoolisées (eau de Cologne ou alcool de menthe étendus de 3/4 d'eau), vinaigrées, phéniquées (eau phéniquée à 1 pour 200), calment les démangeaisons, et les lésions cutanées ne tardent pas à s'effacer.

La poudre de pyrèthre ou de staphysaigre, les lotions à l'eau phéniquée, éloignent les punaises qui doivent être détruites par le passage à l'étuve de la literie, le lavage ou le soufrage des bois et fers de lit.

PUCES

Les puces peuvent ne traduire leur présence que par de petites hémorrhagies punctiformes, entourées d'une étroite zone érythémateuse, accompagnées d'un prurit modéré; chez certains sujets, elles provoquent des éruptions urticariennes très étendues et très prurigineuses.

Traitement. — Mêmes lotions que pour les punaises. Bains répétés, changement de linge, et, au besoin, désinfection des vêtements.

COUSINS, MOUSTIQUES

La piqûre des cousins et des moustiques provoque, sur les parties découvertes, des démangeaisons souvent violentes et persistantes, des tuméfactions urticariennes parfois très étendues, au centre desquelles on retrouve la trace de la piqûre.

Traitement. — Ces phénomènes peuvent être calmés par les lotions déjà signalées à propos des punaises, par les larges applications de poudre d'amidon. Si les lésions cutanées sont intenses, on peut faire des lotions avec des infusions de plantes aromatiques : menthe, mélilot, camomille, ou astringentes : feuilles de noyer, rose de Provins.

Les lotions phéniquées et camphrées éloignent ces parasites, de même que la combustion de plantes aromatiques ; mais les meilleurs moyens de s'en préserver sont l'usage de moustiquaires en bon état et l'habitude de ne jamais ouvrir les fenêtres des pièces éclairées.

GUÊPES, ABEILLES, FRELONS

Les symptômes dus à la piqûre de ces animaux sont analogues à ceux produits par les moustiques, mais plus intenses ; des phénomènes inflammatoires graves peuvent leur succéder.

Le **traitement** consiste surtout dans les lotions avec des solutions phéniquées ou ammoniacales très étendues.

CHENILLES PROCESSIONNAIRES

Leur passage à la surface de la peau provoque le développement d'une éruption polymorphe, le plus souvent papuleuse, parfois simplement érythémateuse ou urticarienne, prurigineuse, occupant les parties découvertes : face, cou, mains, avant-bras, et surtout les jambes malgré la présence des bas.

Traitement. — Mêmes lotions que contre les

piqûres de punaises; bains d'amidon,, onctions grasses.

GALE

Exposé clinique et étiologique. — Produite par la présence sur le tégument de l'*acarus scabiei*, la gale se traduit par un prurit souvent intense, à prédominance nocturne, et par des lésions cutanées polymorphes.

Outre le sillon, lésion pathognomonique constituée par une ligne grisâtre ou noirâtre, parsemée de petits points plus foncés, de forme irrégulière, de 1 millimètre à 1 ou 2 centimètres de longueur, à l'une des extrémités de laquelle on aperçoit l'acare sous forme d'un point blanc, celui-ci donne lieu à la formation de petites vésicules transparentes et cristallines. A ces lésions sont associés des papules rouges, excoriées à leur partie centrale et recouvertes d'une petite croûte brunâtre (papules de prurigo consécutives aux grattages) parfois des éléments urticariens dus à la même cause, des lésions d'apparence eczémateuse encore dues en grande partie aux traumatismes exercés par les ongles du malade, enfin des lésions suppuratives.

Ces dernières, représentées par des pustules de dimensions variées, par des croûtes d'impétigo, par des furoncles, parfois même des abcès accompagnés de lymphangite et d'adénite, sont le résultat de l'infection des lésions primitivement acariennes ou des lésions de grattage par les microorganismes pyogènes qui existent normalement ou accidentellement à la surface de la peau. Ces lésions para-acariennes, dont la topographie est la même que celle des lésions provoquées directement par l'acare, jouent un rôle important dans la symptomatologie de la gale et réclament parfois un traitement spécial.

Les lésions de la gale peuvent occuper presque toute la surface cutanée (l'extrémité céphalique exceptée), mais ont des sièges de prédilection : mains et en particulier espaces interdigitaux, partie antérieure des poignets, partie postérieure des coudes, paroi antérieure de l'aisselle, seins chez la femme, région de la ceinture, fesses, organes génitaux de l'homme, creux poplités, pieds surtout chez l'enfant. C'est dans ces diverses régions qu'il faut rechercher les lésions caractéristiques ; mais, alors même que l'affection semble localisée à quelqu'une de ces régions, les parasites l'ont déjà dépassée et le traitement local réduit aux points lésés serait insuffisant pour guérir la maladie.

L'acare se déplace surtout pendant la nuit, sous l'influence de la chaleur, d'où la transmission habituellement nocturne de la gale. Pendant ses déplacements, il peut quitter la surface de la peau, errer sur les vêtements, sur les draps du lit, et la maladie peut ainsi se transmettre indirectement.

Les espèces d'acares propres aux animaux peuvent émigrer chez l'homme : le plus souvent elles y meurent vite, et les gales d'origine animale guérissent rapidement et presque spontanément. Quelques-unes cependant sont tenaces et particulièrement intenses : telles sont : la gale du loup (Mégnin), qui provoque chez les sujets cachectiques des lésions pustuleuses et croûteuses considérables connues sous le nom de gale norvégienne, et la gale du cheval, qui dans certains cas (Besnier) détermine des lésions généralisées avec érythrodermie et éruptions vésiculeuses miliaires.

Prophylaxie. — Quoique la gale ne se transmette habituellement que dans les contacts nocturnes, les personnes qui se trouvent en relation avec les galeux devront prendre des soins de propreté minutieux.

Les vêtements et le linge de lit des galeux doivent être désinfectés soit par le passage à l'étuve (l'étuve sèche suffit en pareil cas), ou au soufroir, soit par la lessive. Cette précaution doit toujours être prise au moment même où le malade est soumis au traitement, afin d'éviter les récidives ultérieures provoquées par la persistance des acares dans les vêtements.

Dans le même but prophylactique, tous les membres d'une même famille doivent se traiter simultanément, pour ne pas devenir l'origine de nouvelles contaminations successives.

Traitement. — Le traitement local est seul applicable à la gale. Il doit se proposer de détruire le parasite et de guérir les lésions cutanées provoquées par lui directement ou indirectement.

Le traitement classique de la gale est le traitement par les préparations soufrées : il a été formulé par Bazin, perfectionné par Hardy ; c'est lui qui est appliqué journellement à l'hôpital Saint-Louis, où il est désigné sous le nom vulgaire de *frotte*.

Il consiste en trois opérations successives :

1° Friction énergique pendant 20 minutes avec du savon noir, au moyen des mains, en commençant par les parties inférieures du corps, remontant successivement sur toute la surface cutanée et insistant surtout sur les régions qui sont le siège de prédilection des lésions. A la frotte publique, la friction est faite par le patient lui-même sur les extrémités et la face antérieure du corps, par un autre malade sur la région dorsale. Au traitement payant, elle est exécutée par un infirmier.

2° Bain tiède de 3/4 d'heure, pendant lequel le malade doit se frictionner encore énergiquement.

3° Friction sur tout le corps, exécutée, pendant vingt minutes comme la friction au savon, avec la pommade d'Helmerich modifiée par Hardy :

Soufre sublimé et lavé..................... 50 gr.
Sous-carbonate de potasse.................. 25
Axonge.................................... 300

Le malade, tout en conservant la pommade, revêt ses vêtements qui ont été passés à l'étuve pendant la durée du traitement et prend un bain tiède le lendemain.

Les diverses phases du traitement sont faciles à comprendre : la friction avec le savon noir ramollit l'épiderme, facilite l'ouverture des sillons, des lésions vésiculeuses et pustuleuses ; le bain continue son effet, enlève le savon : l'acare et ses œufs sont ainsi mis à nu et cessent d'être protégés contre le parasiticide, qui les atteint sûrement pendant un contact prolongé de plusieurs heures.

Ce traitement rapide permet de ne pas hospitaliser les galeux et guérit 90 à 95 0/0 d'entre eux (Besnier). Il est applicable à la grande majorité de ces malades. Il conviendrait seulement de ne pas prolonger, autant que le veut la coutume, le contact de la pommade soufrée : chez les sujets à peau irritable ou irritée, cette pratique provoque souvent des lésions cutanées trop intenses (Besnier).

Celles-ci sont d'ailleurs assez fréquentes pour que la plupart des médecins de l'hôpital Saint-Louis prescrivent une série de bains amidonnés à prendre pendant les jours qui suivent le traitement de la gale.

Le traitement précédent peut être appliqué en dehors de l'hôpital avec quelques modifications, et M. Besnier le formule de la façon suivante :

1° Frictions pendant dix minutes de toute la surface du corps, et spécialement des régions de prédilection de la gale, à l'aide d'une brosse à main un peu large, avec de l'eau chaude et du savon à volonté.

2° Bain tiède de vingt minutes pendant lequel le malade continue à se frictionner et à la sortie duquel il s'essuie avec une serviette un peu rude.

3° Friction sur tout le corps, également à l'aide d'une brosse à main, avec la pommade suivante :

Soufre précipité......................	40 gr.
Carbonate de potasse.................	10
Menthol.............................	0,25 à 1
Lanoline.............................	} aa 100 gr.
Vaseline ou axonge...................	

4° Au bout d'une heure, pendant laquelle le malade se couvre entièrement le corps, y compris les mains, lavage dans le bain ou avec une éponge, de l'eau chaude et du savon, puis application de pommade de zinc, de vaseline ou de cold-cream, et poudrage à l'amidon.

Si les sillons étaient nombreux, si le médecin constate le lendemain la persistance de sillons intacts et si la peau n'est pas trop irritée, renouveler le traitement.

Ces traitements rapides, pour lesquels on peut d'ailleurs modifier les formules de pommade soufrée suivant l'état des téguments (on peut également modifier l'excipient, en remplaçant les graisses par la glycérine comme dans la pommade de Bourguignon ou se servir de la solution de Vleminckx : soufre précipité 125 grammes, chaux vive 75 grammes, eau 125 grammes; réduire par ébullition à 750 grammes), font de la gale une des dermatoses les plus facilement et les plus rapidement curables.

Il ne faudrait cependant pas croire qu'ils doivent ou peuvent être prescrits indistinctement à tous les galeux.

Les lésions cutanées les contre-indiquent souvent, soit qu'elles revêtent le type eczémateux, auquel les applications soufrées donneraient une poussée énergique, remplaçant par des lésions irritatives considérables une dermatose relativement bénigne, — soit qu'elles se traduisent par des pustules dont la rupture rendrait très douloureux l'emploi de la pommade soufrée et qui risqueraient de devenir l'occasion d'inoculations multiples dans tous les points mis à nu par les frictions.

Dans ces cas, on peut, avant de recourir à un traitement actif, soigner les complications eczémateuses par les émollients (bains d'amidon, cataplasmes de fécule de pommes de terre, enveloppements humides, pommade à l'oxyde de zinc additionnée de menthol ou d'acide phénique), faire disparaître les lésions pustuleuses au moyen des pansements antiseptiques humides indiqués pour le traitement de l'ecthyma, et, lorsque les lésions secondaires auront disparu, recourir au traitement de la gale. Il est préférable encore d'employer des substances qui, tout en détruisant le parasite, n'irritent pas le tégument et même calment son irritation.

Le naphthol β, préconisé par Kaposi, rend en pareil cas de grands services : on l'emploie en pommade à 10 ou 15 0/0, additionnée de menthol ou d'acide phénique ; cette pommade est appliquée plu-

sieurs jours de suite, pendant lesquels le malade
prend chaque jour un bain simple ou savonneux;
il faut reconnaître que ce mode de traitement, s'il
vient parfois assez rapidement à bout de la gale,
échoue souvent; mais il peut toujours servir à atténuer les symptômes de la gale jusqu'à ce que les
complications inflammatoires aient disparu, et qu'il
soit possible alors de faire subir au malade le
traitement rapide.

Le baume styrax et le baume du Pérou, incorporés
à la vaseline ou à l'huile dans la proportion de
5 à 25 0/0, avec addition de 0,25 à 1 0/0 de menthol
(Besnier), constituent encore des agents antipsoriques
fort utiles dans ces cas.

Les onctions d'huile simple ou mentholée, suivies
d'un saupoudrage au soufre précipité (Sherwell),
répétées 5 ou 6 soirs de suite, permettent de guérir la
gale sans trop irriter les téguments.

Ces traitements conviennent encore chez les sujets
auxquels un état pathologique des viscères (cœur,
poumons) ne permet pas d'administrer les bains
suivant la formule classique de l'hôpital Saint-Louis,
chez ceux qui sont atteints d'albuminurie antérieure
à la gale ou provoquée par celle-ci et dont les téguments doivent être ménagés, chez les femmes
enceintes, auxquelles les bains répétés et les vives
excitations cutanées doivent être épargnés. Dans ces
divers cas, les bains ne doivent être administrés que
dans la mesure raisonnable, et l'enduit laissé par les
pommades serait de préférence enlevé au moyen de
lavages à l'eau savonneuse chaude.

Chez les jeunes enfants, l'irritabilité du tégument
ne permet pas non plus l'emploi du traitement rapide
de la gale, et on devra se contenter des pommades au

naphthol, au baume styrax et au baume du Pérou et des onctions huileuses avec applications de soufre précipité. Ces traitements peuvent même, lorsqu'on en fait porter l'application sur la totalité du corps, provoquer des accidents graves, imputables soit à une intoxication, soit à la perturbation des fonctions cutanées ; il sera donc prudent, chez les très jeunes sujets, de ne pas faire les onctions sur toute l'étendue des téguments (Besnier), mais de traiter successivement des territoires restreints, deux membres à la fois par exemple : la durée du traitement sera ainsi allongée, mais il sera inoffensif ; les bains répétés qu'on peut administrer sans crainte aux enfants contribueront d'ailleurs à l'abréger.

Les divers traitements de la gale, et surtout les traitements actifs, provoquent fréquemment une albuminurie passagère, dont il faut connaître la possibilité, mais dont on aura rarement à se préoccuper.

Ils provoquent également des poussées inflammatoires du tégument ; bien des malades, croyant que le traitement devait les débarrasser immédiatement de toute lésion cutanée, s'imaginent qu'il a échoué parce qu'ils éprouvent encore les jours suivants des démangeaisons, parfois même plus intenses qu'auparavant, et que leur peau est excoriée, souvent irritée. Des bains d'amidon répétés, des applications de pommade de zinc lorsque les bains sont mal supportés ou que les lésions ont quelque intensité, en viennent à bout rapidement si l'on a soin d'y adjoindre une hygiène alimentaire supprimant toute cause gastro-intestinale d'irritation cutanée.

Mais, à côté de ces faits où le prurit et les irritations cutanées sont pour ainsi dire normaux, rentrent dans le plan habituel des phénomènes consécutifs au trai-

tement de la gale, il en est d'autres où ces phénomènes sont anormaux par leur prolongation et par
leur intensité.

Trois cas peuvent alors se présenter.

Ou bien il s'agit d'une rechute de la gale : tantôt
le traitement a été incomplet, quelques sillons ont
résisté aux frictions, et les acares qu'ils renfermaient
n'ont pas tardé à proliférer ; tantôt la désinfection
des vêtements n'a pas été complète et le malade
s'est réinfecté. On constate alors, au bout de
quelques jours ou de quelques semaines, des
lésions récentes, des sillons entiers qui ne peuvent
laisser de doute sur l'existence actuelle de la gale.
Il faut alors prescrire un nouveau traitement, en
insistant tout particulièrement sur la désinfection
des vêtements et des linges de corps du malade.

Ou bien, il s'agit d'un sujet à peau prédisposée,
chez lequel l'irritation acarienne ou thérapeutique a
provoqué le développement de lésions eczémateuses
persistantes, comme l'aurait fait toute autre irritation
tégumentaire. Il faut alors, après avoir constaté
l'absence de toute lésion de gale, traiter le malade en
eczémateux qu'il est.

Ou bien encore le malade, le plus souvent un nerveux, à antécédents névropathiques plus ou moins
manifestes, éprouvant un prurit quelconque, ou
simplement suggestionné par sa maladie antérieure,
se croit de nouveau atteint de gale : il en raconte
complaisamment les symptômes, insistant sur l'intensité du prurit, sur ses ressemblances plus ou
moins éloignées avec le prurit acarien. Le caractère
du prurit, moins nettement nocturne que dans la
gale, les localisations des lésions qui ne correspondent pas à celles de la gale, l'absence de toute lésion

propre à celle-ci, permettent de reconnaître qu'on a affaire à un acarophobe et non à un acarophore. Reste à en convaincre le malade, à lui faire accepter le traitement régulier de l'affection dont il est atteint, les médicaments nervins et les douches tempérées qui calmeraient son excitabilité nerveuse. Parfois, à bout de ressources, le médecin est forcé de conseiller, à titre expérimental si le sujet est de ceux qui se laissent convaincre par ce procédé, à titre suggestif en cas contraire, un nouveau traitement de la gale, qu'il aura soin de mitiger autant que possible, en s'adressant de préférence aux applications de naphthol ou aux pommades soufrées faibles.

DERMANYSSES

Ces acariens, parasites des gallinacés, provoquent, chez les éleveurs de volailles et chez les sujets qui les plument, une éruption de papules accompagnée de prurit, occupant les mains et les avant-bras.

Le **traitement** de cette éruption peu rebelle consiste dans des applications de pommade soufrée au 20ᵉ, l'emploi des bains sulfureux, ou des lotions à l'eau vinaigrée ou phéniquée à 1 0/0.

DEMODEX FOLLICULORUM

Voir *Acné* (T. II, p. 131).

ROUGET

Ce parasite, larve d'un acarien, provoque, chez les sujets qui se sont couchés sous des arbres dont il habite l'écorce, des papules, parfois des vésicules et des pustules situées à la base des poils des membres et très prurigineuses, dans lesquelles on constate sa présence.

Le **traitement** consiste dans des lotions avec une solution phéniquée à 1 0/0 ou une solution de sublimé à 1 p. 1000, et des applications de pommade soufrée à 5 0/0.

CHIQUE OU PUCE DES SABLES

La femelle fécondée de cet animal, qui habite les bois et les cases malpropres sur la côte occidentale d'Afrique et dans l'Amérique intertropicale, s'attaque aux pieds des sujets qui marchent sans chaussures et pénètre le plus souvent au niveau des plis articulaires des orteils, ou au niveau des sillons sous-unguéaux ; elle provoque une douleur locale et la formation d'une tumeur, du volume d'un pois chiche, dont la rupture peut déterminer des lésions inflammatoires et des ulcérations pénétrant jusqu'aux os.

Le **traitement** consiste dans l'ablation du kyste avec une aiguille, un bistouri ou des ciseaux fins, en ayant soin de ne pas le rompre et, s'il est rompu, dans la cautérisation avec le nitrate d'argent suivie de pansements antiseptiques.

IXODES OU TIQUES

La femelle fécondée de cet animal, parasite fréquent des chiens courants, enfonce sa tête dans le tégument pour aspirer le sang, tandis que son corps reste à la surface de la peau, formant une tumeur arrondie et violacée. On l'observe surtout au cou et au cuir chevelu chez les chasseurs et les éleveurs de chiens.

Le **traitement** se réduit à des onctions avec de l'huile simple ou phéniquée ou de l'essence de térébenthine : l'animal retire son proboscide et tombe spontanément. Il faut se garder d'exercer des tractions qui rompraient la tête : celle-ci resterait dans la peau et provoquerait des phénomènes inflammatoires.

LARVES DE DIPTÈRES

Un certain nombre de larves de diptères peuvent pénétrer sous la peau des régions découvertes ou provenir de l'éclosion d'œufs déposés à la surface de plaies; elles donnent lieu à des tumeurs d'apparence furonculeuse dans lesquelles on voit parfois la larve se mouvoir. Pour certaines d'entre elles, les lésions ne se limitent pas aux téguments : les larves, pénétrant sous les muqueuses, provoquent des accidents graves connus sous le nom de *myiasis;* telles sont surtout les larves de la *lucilia hominivorax*, qui s'observe dans l'Amérique centrale.

Il faut encore citer, parmi celles dont les ravages se limitent à la peau, le ver macaque, larve de la *dermatobia noxialis*, observé dans l'Amérique centrale, le ver du Cayor (Sénégal), larve de l'*ochromya anthropophaga*.

Le **traitement** des lésions causées par ces parasites consiste dans l'extraction du ver faite avec ménagement pour éviter sa rupture, s'il est renfermé dans une tumeur furonculoïde; dans le lavage des plaies au moyen de solutions antiseptiques, phéniquées ou créosotées de préférence, et dans leur pansement avec les mêmes solutions, avec l'alcool camphré, le baume styrax, etc.

FILAIRE DE MÉDINE, OU DRAGONNEAU, OU VER DE GUINÉE

Ce parasite, hôte de petits crustacés d'eau douce, pénètre dans le corps humain par le tube digestif suivant certains auteurs, par le tégument externe suivant d'autres, qui basent leur opinion sur son siège au niveau des parties découvertes (pieds et jambes surtout). Il s'observe sur la côte occidentale d'Afrique, en Arabie, sur le littoral du golfe Persique, sur les bords du Gange, surtout dans les endroits humides et marécageux.

Le ver, qui peut atteindre de 50 centimètres à 3 mètres de longueur, est renfermé dans une petite tumeur ovale, de consistance médiocre; à la partie centrale de celle-ci, on voit apparaître une petite phlyctène par laquelle une des extrémités du parasite fait issue au dehors.

Le **traitement** consiste dans l'extraction du ver, que l'on enroule avec précaution autour d'une baguette, en évitant de le rompre; cette opération demande plusieurs heures. Si le ver se rompait, il faudrait, pour éviter les accidents inflammatoires et les suppurations provoquées par l'issue de ses embryons, injecter de la teinture d'iode dans le kyste.

Forbes (1) a proposé l'administration du soufre à l'intérieur, à la dose de 6 grammes pendant 10 jours,

(I) *Lancet*, 24 février 1894.

puis de 50 centigrammes par jour, et aurait obtenu ainsi la mort du ver.

Pour éviter cette affection, on a préconisé l'usage exclusif de l'eau bouillie et filtrée, additionnée d'une petite quantité d'acide citrique.

CYSTICERQUES DU TISSU CELLULAIRE SOUS-CUTANÉ

La *ladrerie*, rare chez l'homme, se traduit par la présence de tumeurs rondes ou ovalaires du volume d'une cerise à celui d'une olive, ordinairement multiples et quelquefois extrêmement nombreuses, dures, non adhérentes à la peau, renfermant chacune un cysticerque.

Le traitement consiste dans l'extirpation des kystes, ou mieux dans leur ponction avec une seringue de Pravaz suivie ou non d'injection de teinture d'iode dans leur cavité.

PAPULOSE FILARIENNE

Cette affection, très rare, observée sur la côte occidentale d'Afrique, où elle est connue sous le nom de *craw-craw*, au Brésil et en France (Nielly), est due à la pénétration directe des œufs de certaines filaires dont l'embryon se développe dans la peau et atteint au plus 1 millimètre de long. Elle se traduit par le développement de petites papules rouges, centrées par une vésiculo-pustule, occupant les avant-bras, les mains, les coudes, les fesses, les cuisses (1).

(1) On trouvera à l'article *Eléphantiasis* (T. II p. 56) le traitement des lésions cutanées provoquées par les filaires occupant les voies lymphatiques.

Le **traitement** consiste dans l'emploi des parasiticides faibles : lotions de sublimé, lotions phéniquées, pommade soufrée.

II. Affections parasitaires de la peau produites par des champignons (*Dermatomycoses*).

Les champignons parasites sont la cause de dermatoses nombreuses, presque toutes rebelles.

Celles de ces dermatoses qui occupent les poils
sont plus spécialement désignées sous le nom de
teignes.

Sans vouloir nous livrer ici à des considérations
générales hors de propos sur les dermatomycoses,
nous rappellerons, pour ne pas avoir à y revenir à
l'occasion de chacune d'elles, les principes qui doivent présider à leur traitement.

La nature parasitaire de ces affections a conduit à
rechercher des méthodes parasiticides qui, pour
beaucoup de médecins, sont encore l'idéal dont il
faut tendre à se rapprocher. Ces médications seraient,
en effet, parfaites, si on pouvait obtenir la destruction du parasite sans nuire à la vitalité des tissus
qui lui servent de support.

Malheureusement il est loin d'en être ainsi. Tous
les essais qui ont été tentés dans ce sens, par les
procédés les plus divers, n'ont jamais pu détruire
les parasites — à supposer même qu'ils les détruisent tous dans un cas donné, ce que les récidives ultérieures ne permettent pas d'admettre — sans altérer
profondément les tissus cutanés, sans y causer des
désordres autrement plus graves que ceux résultant
de l'action du parasite lui-même.

M. Besnier, qui a développé ces considérations avec une très grande largeur de vues (1), fait remarquer que le parasite isolé sur le porte-objet d'un microscope ne peut être comparé au parasite habitant un tissu vivant : le parasiticide qui détruit le premier ne peut atteindre le second qu'en intéressant simultanément les cellules qui l'avoisinent. Or la résistance des cellules vivantes aux propriétés chimiques du parasiticide est de beaucoup moindre que celle du parasite aux propriétés parasiticides de ce même agent. Les cellules épidermiques ou les poils sont détruits ou enflammés en même temps que le parasite est tué, et plus souvent avant qu'il ne soit tué.

En réalité, les médications dites parasiticides ne sont que des procédés d'avulsion du parasite par irritation épidermique. Il importe d'être bien fixé sur ce point.

L'avulsion du parasite est, en fait, le but auquel il faut tendre dans le traitement des dermatophyties. L'obstacle, comme le dit M. Besnier, est la difficulté de parvenir à avulser tous les poils et toutes les cellules épidermiques infectées.

Suivant le siège du parasite, on aura pour arriver à ce but l'extirpation du poil par des procédés mécaniques ou la desquamation de l'épiderme par les irritations chimiques.

Nous décrirons, dans le chapitre des dermatomycoses, le favus, la trichophytie, la pelade, la piédra, le pityriasis versicolore, le pityriasis circiné et marginé de Vidal, l'érythrasma, l'actinomycose et le pied de Madura ou mycétome.

---

(1) *Académie de médecine*, 8 janvier 1884.

Pour la plupart de ces affections, la preuve est faite de leur nature parasitaire et du caractère mycotique de ce parasite.

Pour le pityriasis circiné de Vidal, des recherches nouvelles seraient nécessaires; mais, en l'état actuel de la question, cette affection ne saurait être placée ailleurs que dans le cadre des dermatophyties.

Pour la pelade, nous ne nous dissimulons pas que son admission au nombre des dermatophyties est des plus discutables. Si la nature parasitaire d'un certain nombre des faits désignés actuellement sous le nom de pelade est absolument certaine, rien ne prouve que le parasite soit un champignon, et les insuccès auxquels ont abouti toutes les recherches tendraient plutôt à faire croire qu'il est de nature bactérienne. Cependant, en raison des analogies de cette affection avec la trichophytie et le favus, analogies qui font désigner leurs localisations au cuir chevelu sous le nom commun de teignes, nous n'avons pas cru devoir rejeter la pelade dans un autre chapitre, où elle aurait été d'ailleurs tout aussi artificiellement introduite. D'ailleurs l'illogisme qui consiste à ranger la pelade contagieuse dans le groupe des dermatophyties n'est pas plus flagrant que celui qui conduit tous les auteurs à désigner sous le même nom de pelade une affection parasitaire et des alopécies d'origine manifestement nerveuse.

FAVUS

Exposé clinique et étiologique. — Le favus résulte de la présence et de la prolifération dans la peau et les organes pilaires d'un parasite végétal connu sous le nom d'*achorion Schönleinii* ou mieux (Quincke, Unna, Sabrazès, Bodin) de plusieurs parasites végétaux dont l'étude est encore loin d'être terminée, et (Bodin) qui donnent tous lieu à des caractères cliniques identiques.

Il se traduit ordinairement par le développement d'une lésion spéciale, qui a reçu le nom de godet favique et se montre sous la forme d'une saillie arrondie, aplatie, déprimée à sa partie centrale (d'où son nom), de coloration jaune soufre; ces godets, qui prennent naissance au niveau d'un organe pilaire, se réunissent par confluence en masses jaunâtres plus ou moins étendues, à contour plus ou moins nettement polycyclique, à surface inégale. Les poils envahis par le parasite sont étouffés par lui; leur papille, également envahie, est détruite, de sorte que les parties atteintes de favus sont le siège d'une alopécie cicatricielle irrémédiable, plus ou moins étendue suivant l'ancienneté des lésions.

Le siège de prédilection du favus est le cuir chevelu, où il peut se développer dans tous les points de sa surface, avec cette restriction seulement qu'il en respecte constamment la bordure.

Dans quelques cas rares de favus du cuir chevelu, les godets font défaut et la maladie se caractérise uniquement par l'aspect terne et la décoloration des poils envahis par le parasite.

Le favus peut se développer également sur les parties glabres de la peau, où il affecte la forme de godets analogues à ceux du cuir chevelu ou celle de taches squameuses offrant quelque ressemblance avec les lésions épidermiques dues aux trichophytons (favus squameux, favus circiné, favus herpétique).

On peut encore le rencontrer dans les ongles, où il se traduit par la présence de taches blanc jaunâtre ou jaunes, par l'exfoliation et l'irrégularité de la surface de l'ongle.

Le favus s'observe presque exclusivement dans les classes pauvres et chez les sujets habitant les campagnes ; il se transmet par contagion d'homme à homme, plus difficilement que la trichophytie. Les animaux domestiques : les chats, les poules, ainsi que les souris, peuvent être l'origine de la transmission à l'homme du favus dont ils sont atteints. De plus le parasite, qui a vraisemblablement une existence saprophytique (Bodin), paraît être transmis parfois par des corps inanimés.

Le favus débute toujours dans l'enfance, mais en raison de sa durée illimitée lorsqu'il n'a pas été soumis à un traitement convenable, s'observe également chez l'adulte qui en a été atteint dans son jeune âge.

Traitement du favus du cuir chevelu.—Comme dans toutes les affections parasitaires du cuir chevelu, il est nécessaire de commencer le traitement par la coupe des cheveux, et ici le sacrifice de la chevelure est plus que partout ailleurs indispensable pour mettre à nu toutes les lésions, souvent très disséminées, et demandant toutes une surveillance attentive, pour faciliter des applications locales toujours minutieuses et qui doivent être longtemps prolongées. Il ne sera fait aucune exception à cette règle, même chez les sujets du sexe féminin ; d'ailleurs les faviques sont généralement jeunes et appartiennent presque tous, sinon tous, à des classes sociales pour lesquelles la coquetterie est un médiocre souci.

Les cheveux doivent donc être coupés courts, ou

mieux ras, mais toujours aux ciseaux (Besnier) et maintenus ainsi pendant toute la durée du traitement. La première coupe des cheveux sera parfois rendue difficile par la présence des productions faviques et des lésions irritatives qui les accompagnent ; elle sera complétée et régularisée dès que le cuir chevelu sera débarrassé de tous ces produits étrangers.

L'ablation de toute la matière favique constitue la première phase, ou phase préparatoire du traitement du favus. Il est, en effet, tout indiqué d'enlever par des moyens mécaniques la plus forte partie possible des parasites qui encombrent le cuir chevelu.

Les applications de cataplasmes de fécule de pommes de terre pourraient servir à ramollir les godets et à en faciliter l'avulsion, soit avec la main, soit au moyen du bord d'un coupe-papier, d'une spatule ou d'une curette non tranchante.

Il vaut mieux, suivant le conseil de M. Besnier, employer dans ce but le savon noir additionné d'axonge en proportions égales : le mélange est laissé en place pendant deux ou trois heures, puis toute la surface du cuir chevelu est lavée à l'eau chaude, frictionnée vigoureusement avec la main ; l'usage d'une petite douche en pluie, ou des pulvérisations avec un petit pulvérisateur à vapeur, facilite la chute des godets. L'enveloppement du cuir chevelu pendant la nuit, avec des compresses trempées dans une solution boriquée faible ou simplement dans l'eau bouillie et recouvertes d'une toile imperméable (taffetas gommé, toile caoutchoutée) ou d'un bonnet de caoutchouc, complète le ramollissement de l'enduit favique, qui peut être enlevé en totalité le jour suivant au moyen de lavages savonneux, en s'aidant au besoin du grattage avec un corps mousse.

Les applications de glycérine ou d'huile additionnée ou non d'antiseptiques légers peuvent remplir le même but, lorsque les productions faviques sont peu épaisses.

Après nettoyage des surfaces malades par les moyens précédents, et lavage avec une solution boriquée, le cuir chevelu sera recouvert de compresses de tarlatane ou de lin, trempées dans de l'eau boriquée faible, dans de l'infusion de camomille, dans une solution de phénosalyl à 1 pour 500, ou encore dans la solution de salicylate de soude (25 pour 1000) et de bicarbonate de soude (10 pour 1000) préconisée par M. Besnier, et recouvert d'un bonnet de caoutchouc : de la sorte on calme l'irritation provoquée par le traitement mécanique précédent, on facilite la réparation des excoriations laissées par la chute des godets, tout en rendant plus complète la chute des tissus envahis par le parasite.

Ces applications humides sont continuées pendant deux ou trois jours, puis on procède à l'ablation des poils.

L'épilation est adoptée actuellement par la grande majorité des auteurs dans le traitement du favus. Elle permet d'enlever rapidement tous les poils dans lesquels le parasite existe et se dérobe aux agents parasiticides, et complète utilement le traitement mécanique préparatoire.

M. Besnier l'a réglée de la façon suivante, qui permet de l'exécuter facilement et utilement, sans douleurs excessives. Dans un premier temps, on enlève tous les poils qui viennent facilement à la pince, et dont un grand nombre se rompent à peu de distance de la racine, quelque soin que l'on mette à l'épilation.

Dans un second temps, on avulse dans une étendue de un centimètre au moins tous les poils qui entourent les plaques malades ; dans cette zone, on rencontre encore en grand nombre des poils peu adhérents ou cassant sous la pince ou entourés près de leur racine d'une gaine blanche ; il convient, lorsqu'on constate l'existence de tels poils, de circonscrire leur lieu d'implantation par une zone nouvelle d'épilation périphérique et de ne s'arrêter que lorsque l'on ne rencontre plus que des poils d'apparence absolument normale. Cette zone de surveillance et de protection, qui doit d'ailleurs être établie dans toutes les affections parasitaires du cuir chevelu, permet de limiter très efficacement l'envahissement de la maladie.

Il est évident que, pour peu que les surfaces envahies par le favus aient quelque étendue, l'épilation ne peut être pratiquée en une seule séance : la durée de chaque séance sera variable suivant l'habileté de l'épileur et le nervosisme du sujet ; les applications de substances anesthésiques (huile phéniquée, solution de cocaïne) permettront quelquefois de les prolonger davantage, sans toutefois supprimer complètement la douleur provoquée ; le principal est de mener l'épilation assez activement pour arrêter de suite la marche de la maladie et permettre la mise en œuvre des traitements véritables.

L'irritation que produit l'épilation sera calmée par les applications humides précédemment indiquées.

L'épilation ne doit pas seulement être pratiquée au début de la mise en traitement; elle sera renouvelée dès que les poils repousseront sur les plaques malades, tant qu'il restera sur celles-ci de la rougeur et des poils cassants ou renfermant des parasites

constatés au microscope. Il suffira, comme le dit
M. Besnier, d'une courte séance hebdomadaire pour
tenir les plaques en parfait état. La bordure de protection sera également maintenue pendant tout ce
temps.

La pratique de l'épilation demande une certaine
habitude et une surveillance médicale. Aussi peut-on
rencontrer, en dehors des grands centres, quelque
difficulté à la faire exécuter. On peut alors, mais à
titre de mesure exceptionnelle de simplification et
sans jamais espérer remplacer complètement l'épilation, pratiquer l'avulsion des poils au moyen d'emplâtres agglutinatifs. Nous ne prétendons pas qu'il
faille renouveler la pratique de la trop fameuse ca-
lotte de poix qu'on appliquait autrefois — et qu'on
applique encore actuellement dans certains pays— sur
le cuir chevelu des teigneux et qu'on détachait brus-
quement au bout de quelques jours pour enlever les
poils, provoquant ainsi une douleur atroce, véritable
supplice digne d'un autre âge. Il y avait cependant
dans cette pratique une ressource que l'on peut utiliser, ainsi que le pratiquent les médecins de l'Anti-
quaille de Lyon, Bertarelli (de Milan) et quelques
autres dermatologistes, avec beaucoup moins de
cruauté, en appliquant sur les plaques malades des
bandelettes étroites de toile recouvertes d'emplâtre
de poix et imbriquées les unes sur les autres à la manière des bandelettes de diachylon employées dans
le traitement des ulcères de jambe ; en raison de
leurs dimensions, la douleur provoquée par leur enlèvement est modérée et elles amènent avec elles
tous les poils malades et cassants qui leur sont plus
adhérents qu'au cuir chevelu. Leur application peut
être renouvelée jusqu'à ce que les cheveux malades

aient disparu des plaques, et répétée ultérieurement à intervalles suffisants pour débarrasser celles-ci des cheveux qui repoussent envahis par le parasite. Il vaut évidemment mieux recourir à ce procédé de traitement que de laisser indéfiniment des poils malades sur la tête d'un favique ; mais ce n'est qu'un pis-aller, dont le grand défaut est de ne pas enlever autour des parties malades les poils sains, dont l'ablation établit une zone de protection contre l'envahissement du parasite.

L'épilation ne constitue qu'une partie du traitement du favus. Il faut encore, une fois le cuir chevelu nettoyé par elle, recourir à des applications qui fassent disparaître les derniers vestiges du parasite ou s'opposent à sa pullulation.

Théoriquement, les parasiticides sont tout indiqués et c'est à ce titre qu'ont été préconisées les différentes méthodes employées dans le traitement du favus. Pratiquement, la destruction du parasite n'est guère qu'une utopie. M. Besnier insiste particulièrement sur ce point que nous avons assez longuement développé plus haut (Voir p. 68) pour n'avoir pas y revenir.

Les parasiticides les plus divers ont été employés contre le favus, avec des résultats divers, toujours insuffisants lorsqu'on les examine de près, et il serait sans intérêt de les énumérer ici.

Nous nous contenterons de recommander les badigeonnages de teinture d'iode, moins efficaces cependant dans le favus du cuir chevelu que dans la trichophytie, et d'indiquer le traitement que M. Besnier emploie contre cette affection, traitement destiné surtout à entretenir la propreté du cuir chevelu et à empêcher la persistance à son niveau de squames renfermant le parasite, tout en excitant le tégument pour activer la repousse des poils non compromis par le parasite.

Ce traitement consiste dans les frictions répétées chaque soir sur tout le cuir avec une pommade soufrée telle que la suivante :

Baume du Pérou, huile de cade ou huile de bouleau blanc......................	2 à 5 gr.
Acide salicylique........................	} ãa 1 à 5
Résorcine................................	
Soufre précipité.........................	5 à 15
Lanoline.................................	} ãa 30
Vaseline.................................	
Axonge	

et dans le lavage chaque matin à l'eau chaude avec un savon au goudron, au naphthol, à l'ichthyol, etc., suivi d'une friction sur toutes les surfaces faviques avec un liniment antiparasitaire, tel que :

Alcool à 90°.....	100 gr.
Acide acétique cristallisable	0 gr. 25 à 1
Acide borique.........................	2
Chloroforme...........................	5

puis dans l'application sur toutes les surfaces faviques d'une rondelle d'emplâtre de Vigo.

Si ce dernier emplâtre provoque de l'irritation du tégument, on peut le remplacer par l'emplâtre rouge de Vidal ou par un emplâtre boriqué.

Ce traitement doit être poursuivi avec persévérance et régularité, en ayant soin de recourir à l'épilation dès que les poils repoussent, d'avulser les godets faviques qui peuvent reparaître en un point quelconque du cuir chevelu. Il serait suspendu temporairement et remplacé par des applications de compresses imbibées de solutions antiseptiques faibles, s'il survenait des phénomènes inflammatoires intenses.

C'est par mois que se chiffre sa durée : rarement inférieure à 2 ou 3 mois lorsque les lésions sont limitées, elle est souvent de 5, 6 et 8 mois, et toute négligence dans les soins l'augmente.

Le traitement ne doit être interrompu que lorsque la guérison est avérée, c'est-à-dire non seulement lorsqu'il ne reste plus ni godets faviques ni rougeur à la base des poils, mais encore lorsqu'on ne trouve plus en aucun point du cuir chevelu de poils décolorés cassants ou engainés, tout poil suspect devant être, ainsi que toute squame, soumis à l'examen microscopique pour s'assurer de l'absence du parasite. Les succès en apparence rapides de certains traitements ne sont dus qu'à une observation incomplète, à un examen insuffisant du cuir chevelu : la reproduction de godets vient bientôt montrer que le cuir chevelu était simplement blanchi, et que le parasite persistait en quelque point.

Aussi, avant d'affirmer et de certifier la guérison d'un favique, devra-t-on toujours, comme pour les trichophyties, exiger une observation de quatre ou six semaines au moins après la guérison la plus complète en apparence et la cessation de tout traitement actif.

Traitement du favus des parties glabres. — Coïncidant ou non avec des lésions similaires du cuir chevelu, le favus des parties glabres sera soumis à un traitement analogue.

En premier lieu, les godets seront avulsés avec une curette non tranchante ou au moyen d'une lame de bois ou de métal ; s'ils sont nombreux ou volumineux, ils seront d'abord ramollis au moyen de cataplasmes ou d'applications de savon.

Puis leur base d'implantation sera soumise à des badigeonnages énergiques à la teinture d'iode, répétés deux ou trois fois à quatre ou cinq jours d'intervalle. Les pommades soufrées, les pommades à l'acide chrysophanique ou les badigeonnages avec une solution d'acide chrysophanique dans le chloroforme, suivies de l'application d'une couche de traumaticine, pourront également être employés comme parasiticides et comme exfoliants.

Le même traitement sera appliqué sur tous les points où une desquamation épidermique fera présumer la présence du parasite. Il sera renouvelé dès qu'apparaîtront des lésions suspectes : le favus des parties glabres récidive en effet avec une facilité désespérante alors même que, depuis un certain temps, les godets ont disparu.

Traitement du favus des ongles. — Cette localisation du favus est particulièrement rebelle au traitement, en même temps qu'elle constitue un danger permanent de reproduction de la lésion sur le cuir chevelu ou sur les parties glabres.

Le seul procédé radical est l'ablation de l'ongle, suivie d'enveloppements avec des compresses imbibées de solution de sublimé au 500me ou même au 200me.

Lorsque le sujet est pusillanime, on peut tenter d'enlever tous les points infectés au moyen de la curette, ou de les mettre à nu en usant les lames superficielles avec une lime ou un morceau de verre, puis les soumettre aux applications de sublimé, de teinture d'iode ou de perchlorure de fer (Vidal). La mise à nu de ces points est facilitée par le ramollissement préalable de la couche superficielle de l'ongle au moyen d'emplâtres (emplâtre de Vigo, emplâtre diachylon, etc.), ou du port permanent d'un doigtier de caoutchouc; mais ces moyens sont souvent insuffisants ou trop lents.

Prophylaxie du favus. — La mise en traitement des sujets atteints de favus, l'attaque de toutes les lésions dont ils peuvent être porteurs sur le cuir chevelu, les portions glabres du tégument et les ongles, constituent la plus utile des mesures prophylactiques, mais non la seule.

L'isolement de ces sujets est indispensable dans nombre de cas, toutes les fois qu'ils ne peuvent recevoir chez eux les soins nécessaires; leur éloignement des écoles est plus nécessaire que pour la trichophytie et la pelade, en raison du faible développement intellectuel de la plupart d'entre eux, dont il est difficile d'obtenir le moindre soin de propreté et la moindre précaution.

La fréquence du favus chez les animaux, domestiques ou non, la multiplicité des espèces animales susceptibles d'en être atteintes devront faire porter l'attention sur les hôtes animaux des maisons occupées par des faviques.

Deux causes, sur lesquelles M. Feulard (1) a justement attiré l'attention à plusieurs reprises, contribuent pour une large part à expliquer la persistance et la fréquence du favus en France, où il est beaucoup plus répandu que dans presque toutes les autres nations d'Europe. Ce sont d'une part les prescriptions des règlements militaires qui exemptent du service les sujets atteints de favus et d'alopécies post-faviques étendues, d'autre part le défaut dans presque tous les départements d'établissements affectés au

(1) Thèse de Paris, 1886. — *Annales de Dermatologie*, 1892, p. 1120.

traitement des faviques ; malheureusement le médecin est désarmé contre elles.

TRICHOPHYTIES

Le groupe des affections trichophytiques, naguère
encore considéré comme homogène et produit par un
parasite toujours identique à lui-même, le *trichophyton tonsurans* de Malmsten, a subi dans ces derniers temps des transformations considérables. Le
dogme de l'unicité du trichophyton ne peut plus être
admis : les recherches de M. Sabouraud ont montré
que les variétés cliniques nombreuses des trichophyties, attribuées jadis à des conditions topogra-
phiques différentes ou à des réactions différentes de
l'organisme vis-à-vis du parasite, étaient dues à la
multiplicité des espèces trichophytiques, chacune
d'elles déterminant des lésions spéciales chez les
divers sujets et dans les diverses régions.

Il y a donc lieu de décrire un nombre déjà considérable, que l'avenir augmentera sans doute encore,
de trichophyties étiologiquement et cliniquement
distinctes. Bien plus, les affections jusqu'ici appelées
trichophytiques ne relèvent pas toutes de la germi-
nation d'un parasite du genre trichophyton : l'une
d'elles — la plus grave, par sa longue durée, de celles
qui se développent sur le cuir chevelu — est due à un
parasite qui doit recevoir le nom botanique de microsporon Audouini et devrait être appelée *trichomicrosporie* et non trichophytie.

Nous ne pouvons entrer ici dans le détail de la description clinique et de la parasitologie de ces affections : elles nous entraîneraient hors du cadre essentiellement pratique de cet ouvrage, et nous renvoyons

sur ces points le lecteur à la très remarquable thèse de M. Sabouraud (1), où il trouvera également tous les renseignements sur la recherche clinique des trichophytons. Nous indiquerons seulement chemin faisant quelques particularités propres aux différentes formes de trichophytie. D'ailleurs, ces recherches toutes récentes n'ont pas encore amené de modifications dans le traitement des trichophyties, qui doit seul nous préoccuper : nous n'en voulons nullement inférer qu'elles ne conduiront pas quelque jour à une pratique plus rationnelle dans la thérapeutique de quelques-unes au moins de ces affections; mais c'est à peine si actuellement on peut le soupçonner.

Les affections trichophytiques peuvent occuper le cuir chevelu, les autres régions velues, les parties glabres du tégument et les ongles. Leurs symptômes et leur traitement doivent être exposés séparément suivant ces diverses localisations.

Les trichophytons diffèrent non seulement par les formes cliniques que revêtent leurs lésions, mais encore par les espèces animales sur lesquelles ils vivent. Un grand nombre d'entre eux ne sont pas propres à l'homme, mais lui sont transmis directement ou indirectement par les animaux qui en sont porteurs; réciproquement ils peuvent être transportés de l'homme aux animaux qui sont susceptibles d'en être atteints. Cette notion est très importante au point de vue prophylactique. Les animaux qui peuvent être l'origine des trichophyties humaines sont: le cheval, d'où provient le champignon des trichophyties à forme folliculaire, le bœuf, le mouton, la chèvre, le chat, la poule, etc.

(1) Thèse de Paris, 1894.

Les trichophytons d'origine animale sont le plus souvent en cause dans les affections occupant les parties glabres ou la barbe ; ils peuvent aussi se développer sur le cuir chevelu ; mais en raison de leur siège en dehors du poil (*trichophytons ectothrix* de M. Sabouraud) ils causent des lésions moins graves que les trichophytons propres à l'espèce humaine qui se développent dans le poil lui-même (*trichophytons endothrix*), et surtout que le microsporon.

Trichophyties du cuir chevelu.

Exposé clinique. — Les affections trichophytiques du cuir chevelu peuvent se présenter sous des aspects très différents. Les auteurs classiques en distinguent deux formes : la trichophytie tonsurante et la trichophytie folliculaire ou kerion Celsi.

La première de ces deux formes, qui ne s'observe que chez l'enfant ou l'adolescent, jamais chez l'adulte, est constituée par des plaques alopéciques arrondies de dimensions variables, uniques ou multiples, au niveau desquelles les cheveux sont cassés à des niveaux variables, rappelant l'aspect d'une barbe mal rasée, et mélangés à des squames épidermiques minces plus ou moins abondantes. Ces tronçons de cheveux sont fragiles, viennent par fragments lorsqu'on cherche à les extirper à la pince.

M. Sabouraud a montré que la trichophytie tonsurante ou teigne tondante des auteurs renfermait des affections très différentes, à la fois par le parasite qui les produit et par leurs caractères cliniques :

Les unes, véritablement trichophytiques (trichophytons à grosses spores, lesquels renferment également plusieurs variétés distinctes cliniquement et microscopiquement), dans lesquelles les lésions sont caractérisées cliniquement par la présence de poils gros, fortement colorés, cassés tantôt au ras du cuir chevelu, tantôt à une distance de 2 à 3 millimètres, courbés dans des sens différents, non recouverts d'une gaine épidermique dans leur partie profonde, par l'existence d'une large plaque initiale et d'un petit nombre de plaques secondaires; le parasite, presque toujours situé à l'intérieur du poil, est formé de chaînettes très nettes; ces formes de teigne tondante guérissent relativement vite.

L'autre, due à un parasite différent du trichophyton, le microsporon Audouini, et pour laquelle nous nous proposons le nom de trichomicrosporie, débute par le poil et est caractérisée par la présence de poils cassés assez longs (6 à 7 millimètres au-dessus du cuir chevelu) très nombreux, recouverts d'une gaine blanchâtre très apparente; les plaques sont souvent nombreuses; le parasite, formé de spores moins volumineuses que dans la forme précédente, n'est pas disposé en séries linéaires, en chaînettes; il est situé en dehors du poil et constitue la gaine blanchâtre pseudo-épidermique qui le recouvre; sa durée est plus longue que celle de la trichophytie vraie, n'est jamais moindre de 8 à 10 mois et peut être de plusieurs années.

La trichophytie folliculaire, ou kerion Celsi, qui est plus rare que les affections précédentes et peut, contrairement à celles-ci, s'observer chez l'adulte, est due à la pullulation d'un trichophyton d'origine équine; elle est caractérisée par des plaques généralement arrondies, plus souvent uniques que multiples, d'étendue variable, saillantes, mamelonnées, de coloration rouge vineux, parsemées de pustules acuminées dont quelques-unes sont centrées par un cheveu, tandis que le reste de la plaque est dépourvu de poils. Cette forme de trichophytie est beaucoup moins rebelle que les deux affections précédentes et guérit en 2 à 3 mois, laissant souvent à sa place une alopécie plus ou moins complète.

Traitement. — Le traitement des affections trichophytiques du cuir chevelu est essentiellement local : l'état général de l'enfant peut cependant exiger une médication tonique et reconstituante, huile de foie de morue, préparations de fer, d'iode, etc. Il n'y a là rien qui leur soit spécial et il est peut-être exagéré d'attribuer, avec quelques auteurs, une influence considérable à l'état de lymphatisme dans la persistance de la trichophytie. Ce qui est certain, c'est que, comme dans toutes les autres affections parasitaires, l'organisme se défend mieux lorsqu'il est maintenu en parfait état de santé que lorsqu'il est déprimé pour une raison quelconque.

Le traitement local est très loin d'être satisfaisant et, avec nombre de dermatologistes, on peut se demander si les méthodes jusqu'ici connues de traitement des trichophyties du cuir chevelu guérissent véritablement la maladie, si le médecin n'assiste pas en spectateur à l'évolution naturelle de la maladie, et s'il fait autrement que surveiller sa disparition, laquelle se produit lorsque le terrain est devenu impropre à la pullulation du parasite par suite des progrès de l'âge ou de l'épuisement de ses propriétés nutritives.

Cette sorte d'aveu d'impuissance résulte de la constatation des échecs de toutes les méthodes dites actives de traitement de la trichophytie, échecs avoués par leurs auteurs, constatés par l'examen de leurs assertions et de leurs statistiques, ou démontrés par les recherches de contrôle les plus rigoureuses et les plus attentives. A ce propos, nous devons remarquer que tous les travaux relatant une nouvelle méthode de traitement de la teigne tondante doivent être tenus en suspicion, lorsqu'il n'y est pas fait mention d'examens du cuir chevelu répétés plusieurs semaines après la cessation du traitement, la guérison ne pouvant être certifiée qu'après une période d'observation consécutive suffisante.

La destruction du trichophyton dans les poils, sans altération du poil lui-même, n'a pu être réalisée par aucun des procédés expérimentés jusqu'ici : il est même douteux qu'elle le soit jamais, étant donné que le parasite est situé au milieu de cellules vivantes dont la vitalité serait atteinte en même temps que la sienne, sinon avant elle.

Aussi les parasiticides, uniquement et réellement parasiticides, sont-ils jusqu'à plus ample informé jusqu'à présent incapables de guérir la trichophytie du cuir chevelu. (Voir plus haut, p. 68, les considérations générales sur le traitement des dermatophyties.)

Les indications du traitement de cette affection se réduisent actuellement à débarrasser autant que possible le cuir chevelu des fragments de poils et des squames épidermiques qui servent de support au parasite et à empêcher l'envahissement des poils intacts par les parasites qu'on n'a pu éloigner.

Les moyens à employer pour répondre à ces indications doivent en outre ne pas produire une inflammation trop intense des follicules pileux, qui amènerait leur destruction et substituerait une alopécie définitive à une maladie qui, sauf dans la forme folliculaire, est suivie de la repousse de tous les poils malades. L'huile de croton, qui a joui et jouit encore auprès de quelques médecins d'une certaine réputation pour le traitement de la trichophytie, doit être, en particulier, sévèrement proscrite. Tout au plus peut-elle être, comme on l'a proposé récemment, utilisée pour terminer la guérison, lorsqu'il ne reste plus qu'un très petit nombre de poils malades et que la folliculite qu'elle provoque ne peut plus déterminer que la disparition de quelques bulbes pileux.

La première mesure à prendre dans un cas de trichophytie est la coupe des cheveux, qui doivent pendant tout le cours du traitement être tenus ras. Cette règle ne souffre aucune exception et le médecin ne peut être arrêté par aucune considération : la gravité de la maladie, la facilité de repullulation et la difficulté d'observation que cause le port des cheveux l'exigent, même chez les jeunes filles. Les ciseaux (E. Besnier) et non le rasoir doivent être employés pour cette opération, en raison des inoculations consécutives à l'emploi de ce dernier instrument.

Une fois le cuir chevelu mis ainsi en état de traitement, il faut débarrasser les plaques des fragments de cheveux et des squames.

Le seul procédé recommandable pour l'enlèvement des fragments de cheveux est l'épilation avec la pince, instituée par Bazin, régularisée par M. Besnier. Le raclage avec la curette de Volkmann, ou avec l'instrument spécial que Quinquaud avait fait construire dans ce but, est suivi de réinoculations multiples de voisinage, quel que soit le soin qu'on y apporte; de plus il fait saigner les plaques, ce qui n'est peut-être pas sans inconvénient, et nous y avons renoncé après quelques essais.

Les emplâtres agglutinatifs peuvent être utilisés dans quelques cas, à défaut d'épileur ou d'aide suffisamment intelligent, mais seulement à titre exceptionnel et comme pis-aller; ils ne peuvent servir à enlever les poils qui bordent les plaques, et c'est là leur grand inconvénient.

L'épilation d'une plaque trichophytique présente une difficulté particulière en raison de la fragilité des poils malades, qui se rompent déjà spontanément et cassent plus facilement encore dès qu'on exerce une traction un peu brusque; elle demande donc, pour être bien exécutée, un peu de dextérité et d'expérience. Elle ne doit pas se borner à l'enlèvement des poils malades, mais porter également sur les poils de la bordure des plaques : l'ablation de ceux-ci, dans une étendue de 6 à 8 millimètres, établira, autour de la plaque, une zone de protection et de surveillance (Besnier), qui s'opposera à l'envahissement excentrique de la maladie ; c'est même, nous semble-t-il, dans l'établissement de cette zone que réside la plus grande utilité de l'épilation : une plaque ainsi circonscrite s'arrête presque toujours dans son extension. L'épilation peut être faite, suivant l'étendue des lésions, en une séance ou en plusieurs séances rapprochées ; elle doit porter sur tous les points malades, sur les plaques les plus petites, ne comprenant qu'un ou deux poils atteints, dont il faut rechercher l'existence par un examen attentif à la loupe de la totalité du cuir chevelu.

Le badigeonnage à la teinture d'iode de la totalité du cuir chevelu, en rendant plus apparentes les lésions épidermiques, facilite la découverte des plaques les plus minimes et peut être employé pour leur recherche (Sabouraud).

Un grand nombre d'auteurs recommandent de faire, après l'épilation, des lotions avec des solutions fortes de sublimé, ou des onctions avec des pommades mercurielles ou soufrées : ces pratiques ont l'inconvénient d'exagérer l'irritation consécutive à cette petite opération (miliaire d'épilation) et n'ont pas une action parasiticide suffisante ; nous leur préférons de beaucoup les lotions avec une solution de sublimé faible (1 pour 2000 ou 3000) ou une solution de phéno-salyl à 1 pour 300, ou les pansements avec ces solutions pendant quelques heures après l'épilation, à titre d'émollients et d'antiseptiques tout à la fois, ou encore les applications de vaseline boriquée.

L'épilation doit être renouvelée sur toute l'étendue de la plaque tant qu'on y rencontre des poils malades (ce dont on s'assure par l'examen microscopique de tous les poils cassés ou suspects par leur volume). Ces séances doivent être répétées une ou deux fois par semaine au début de la maladie ; elles peuvent être espacées plus tard, mais alors les enfants doivent être examinés attentivement tous les dix à quinze jours et l'épilation répétée dès qu'on trouve des poils malades. On peut cependant, lorsque le nombre de ceux-ci a beaucoup diminué, restreindre l'étendue des surfaces épilées et se contenter d'établir une bordure autour de chacun des poils reconnus trichophytiques, à la condition de tenir en observation attentive toute l'étendue des plaques anciennes.

L'épilation remplit donc en réalité le double rôle de procédé éliminateur des poils malades et de moyen protecteur du reste du cuir chevelu, et nous ne pouvons comprendre comment certains auteurs la déclarent inutile. Elle est pour nous, comme pour M. Besnier, d'absolue nécessité, et cela dès la constatation d'une plaque trichophytique du cuir chevelu.

Lorsque les lésions trichophytiques du cuir chevelu sont tout à fait à leur début, caractérisées par un simple cercle de desquamation épidermique sans envahissement du poil, on pourrait à la rigueur se dispenser de l'épilation; mais l'intégrité absolue des poils est si difficile à affirmer que ces cas ne sauraient apporter une exception à la règle précédente.

Lorsque les plaques ont été épilées, les squames qui les recouvraient tombent d'elles-mêmes ; une friction avec un tampon d'ouate hydrophile imprégné d'alcool boriqué, ou salolé, ou simplement un lavage à l'eau chaude savonneuse suffisent à les faire disparaître.

Pendant tout le cours du traitement, la totalité du cuir chevelu doit être lavée chaque jour, au moyen de savon de toilette, ou d'un savon au goudron, au naphthol, au sublimé ou à l'acide phénique. De la sorte on le maintient en état de propreté absolue, ce qui est le meilleur procédé pour empêcher les réinoculations du parasite.

Il est utile, après le lavage, de faire sur les plaques une friction avec un tampon d'ouate hydrophile imprégné d'une solution antiseptique (liqueur de van Swieten lorsqu'on n'emploie pas la teinture d'iode, ou solution de biiodure de mercure, solution de phéno-salyl, etc.); mais cette pratique ne saurait être considérée comme indispensable.

La protection des parties saines du cuir chevelu peut être réalisée par l'application sur les plaques d'une couche de collodion, préconisée depuis longtemps par M. Bucquoy, par les badigeonnages au stérésol. Ces procédés ont l'inconvénient de provoquer souvent une irritation assez vive du cuir chevelu, surtout lorsqu'on additionne le collodion de substances parasiticides ; de plus l'enduït emprisonne les produits de sécrétion des glandes pilo-sébacées, et a l'inconvénient d'être difficile à enlever.

Pour ces raisons, il est préférable de pratiquer l'occlusion des plaques au moyen d'emplâtres adhésifs ; l'emplâtre de Vigo est le plus fréquemment employé ; lorsqu'on fait simultanément des applications de teinture d'iode, il a l'avantage de provoquer le développement des folliculites qui, en raison de la concurrence vitale de leurs parasites avec le trichophyton, pourraient, ainsi que l'ont montré les recherches de M. Sabouraud, entraver le développement du trichophyton ; mais encore faut-il que ces folliculites n'atteignent pas une trop grande intensité, auquel cas elles deviendraient sans utilité la cause d'une alopécie persistante ; si donc l'irritation devenait trop considérable, on substituerait à l'emplâtre mercuriel l'emplâtre adhésif boriqué ou l'emplâtre rouge de Vidal. Les rondelles d'emplâtre doivent être taillées de façon à recouvrir exactement les plaques trichophytiques et la bordure d'épilation périphérique, elles doivent être changées chaque jour au moment du lavage.

A ces procédés de prophylaxie individuelle plutôt que de traitement, il nous paraît avantageux d'associer les badigeonnages de teinture d'iode qui produisent l'exfoliation des couches épidermiques et facilitent la chute des poils infiltrés. Les badigeonnages doivent être répétés tous les jours, en les suspendant de temps à autre pendant un jour ou deux afin d'enlever l'enduit épidermique qui se forme à la surface des plaques, enduit que l'on détache par le grattage précédé ou non d'applications émollientes pendant quelques heures.

Ce mode de traitement que nous avons trouvé institué dans le service de M. Besnier, nous a paru favorable dans la plupart des cas, et nous n'hésitons pas à le recommander, au même titre que les onctions quotidiennes avec la vaseline iodée au centième préconisée par Lailler, de préférence à tous les topiques proposés par les auteurs ; l'énumération de ceux-ci n'offrirait aucun intérêt, et nous ne croyons pas utile de la donner ici, leur inutilité étant pour nous flagrante.

En résumé, le traitement de la trichophytie du cuir chevelu peut être synthétisé de la manière suivante :

1° Couper et tenir ras les cheveux.

2° Épiler suivant les règles ci-dessus indiquées.

3° Laver chaque jour le cuir chevelu au savon et à l'eau chaude.

4° Badigeonnages à la teinture d'iode ou onctions avec la vaseline iodée.

5° Application d'emplâtre de Vigo, d'emplâtre Vidal ou d'emplâtre boriqué.

Ce traitement convient aussi bien au kerion Celsi qu'à la trichophytie tonsurante vulgaire ; cependant, dans le kerion, surtout au début, il y aura souvent avantage à modérer l'intensité des phénomènes inflammatoires par des pansements antiseptiques humides (solution faible de sublimé ou de phénosalyl, eau boriquée), ou par des cataplasmes de fécule de pommes de terre.

Le traitement des trichophyties du cuir chevelu demande toujours un temps fort long ; sa durée se compte par mois. Tout prophylactique qu'il est, plutôt que curatif à proprement parler, il doit être continué pendant tout ce temps sans interruption, sous peine de voir les lésions s'étendre à nouveau et de perdre en quelques jours le résultat de plusieurs semaines de soins antérieurs.

Lorsque la maladie semble approcher de la guérison, il convient de ne pas se relâcher dans ces soins. Lorsque, enfin, on ne trouve plus à un examen attentif du cuir chevelu aucun poil malade ou lorsque les poils suspects sont démontrés sains par l'examen microscopique, nous ne saurions assez recommander de tenir les enfants en observation pendant quelques semaines encore, ainsi que le fait M. Besnier : le traitement est alors suspendu, on se contente de faire tenir le cuir chevelu en état de propreté au moyen de lavages quotidiens, et, si des examens répétés à dix ou quinze jours de distance ne révèlent plus, pendant six à huit semaines, aucune trace de la maladie, l'enfant peut seulement alors être considéré comme guéri. Si, au cours d'un de ces examens, on constate la présence de poils malades, on doit reprendre de suite le traitement dans toute sa rigueur.

Lorsqu'il ne reste plus qu'un très petit nombre de poils malades (deux ou trois sur une plaque), on peut, ainsi que l'a conseillé M. L. Wickham (1), abréger la durée de la maladie en les détruisant par un attouchement localisé à l'huile de croton, ou en les extirpant au moyen de l'électrolyse, mieux encore en les cautérisant avec une pointe fine de galvano-cautère.

Prophylaxie. — La prophylaxie de la teigne tondante est à la fois individuelle et publique.

La prophylaxie individuelle est réalisée par le trai-

____

(1) *Annales de Dermatologie*, 1894, p. 629.

-tement précédent, auquel on aura seulement à ajouter le port de coiffures de toile changées fréquemment et lavées à l'eau bouillante, et le nettoyage des brosses par immersion dans une solution alcoolique de sublimé et au besoin leur dégraissage dans de l'eau légèrement ammoniacale.

La prophylaxie publique comprend l'individualisation des objets de toilette : les coiffures des trichophytiques, leurs peignes, leurs brosses, leurs serviettes ne doivent jamais servir à d'autres. Leur tête doit être constamment couverte lorsqu'ils sont en présence d'autres enfants.

Les animaux qui sont en contact avec eux doivent être surveillés de très près : car ils peuvent, dans certaines formes de trichophytie, être l'origine de la maladie ou servir de réceptacle au parasite. Aussi, lorsqu'on sera en présence d'une trichophytie non spéciale à l'espèce humaine, sera-t-il préférable d'éloigner complètement de l'enfant les animaux domestiques.

Pour les enfants vivant dans leurs familles ces précautions suffisent, à la condition d'être exécutées ponctuellement, à préserver leur entourage.

Dans les agglomérations d'enfants, elles suffiraient aussi si elles étaient applicables, et nous avons vu dans des établissements d'instruction intelligemment dirigés des épidémies de trichophytie s'arrêter par l'usage des précautions suivantes : inspection attentive et répétée du cuir chevelu de tous les enfants de l'établissement, dont les cheveux étaient coupés et tenus courts pendant quelques semaines ; mise en traitement immédiat et régulier de tous les enfants reconnus malades, qui sont relégués dans un dortoir spécial ; obligation pour tous ces enfants de conserver pendant les cours et récréations la tête couverte d'une coiffure de forme différente de celle des autres enfants.

Tous les établissements qui ne se prêtent pas à l'exécution ponctuelle de toutes ces prescriptions ne doivent pas continuer à recevoir des enfants trichophytiques. L'exclusion immédiate de ceux-ci est donc de rigueur dans la plupart des écoles (avec l'exclusion des enfants malades, le médecin doit imposer l'examen également immédiat et répété pendant plusieurs semaines de tous ceux qui ont pu être contaminés par eux). A Paris, les enfants exclus des écoles communales pour cause de trichophytie sont reçus à l'externat de l'hôpital Saint-Louis, dont la fondation est due à l'initiative de Lailler; cette institution peut servir de type à des établissements analogues, qui devraient se multiplier dans les grandes villes.

Trichophyties de la barbe.

Exposé clinique. — Les trichophyties de la barbe se montrent tantôt sous la forme de lésions squameuses, tantôt sous celle de lésions folliculaires.

La forme pityriasique (pityriasis alba parasitaire des auteurs) est caractérisée par le développement de squames blanchâtres, disposées sous forme de plaques plus ou moins régulières, au niveau desquelles on trouve quelques poils volumineux et cassés.

La forme folliculaire, encore appelée sycosis trichophytique (sycosis parasitaire de Bazin, qui ne soupçonnait pas l'existence de lésions folliculaires dues à un autre parasite que le trichophyton), est consti tuée par des saillies de dimensions variables, isolées ou réunies en placards offrant les mêmes caractères qu'au cuir chevelu. Ces lésions, contrairement à l'eczéma des mêmes régions, sont localisées et n'offrent aucune tendance à la symétrie; elles occupent le plus souvent la région du maxillaire inférieur et surtout le menton.

Traitement. — Dans la forme pityriasique, les badigeonnages de teinture d'iode, suivant le procédé qui sera indiqué à propos de la trichophytie des parties glabres, suffiront le plus souvent à amener la guérison de la maladie.

Dans les autres formes, le traitement ne diffère pas dans ses grandes lignes de celui de la trichophytie du cuir chevelu : il consiste dans l'épilation, régulière et répétée jusqu'à guérison complète, des parties malades et de leur bordure, avec coupe de la totalité de la barbe aux ciseaux, dans les applications de teinture d'iode ou de vaseline iodée et d'emplâtres occlusifs. Dans la forme folliculaire, ou sycosis trichophytique, comme dans la forme analogue de la trichophytie du cuir chevelu, le kerion Celsi et, plus souvent encore que dans celui-ci, les phénomènes inflammatoires nécessitent souvent l'emploi des émollients (cataplasmes de fécule de pommes de terre et pulvérisations, surtout utiles au début du traitement pour faire tomber les croûtes, etc.) et des pansements humides avec des solutions antiseptiques faibles. Les pommades soufrées et mercurielles sont souvent employées dans cette affection, sans avantage, à notre avis, sur la méthode précédente.

Quelques auteurs ont préconisé les scarifications linéaires pour réduire l'infiltration dermique ; nous croyons avec Unna que cette méthode n'est pas sans danger, qu'elle peut favoriser les réinoculations, et nous conseillons de n'y avoir recours que lorsque les parasites ont complètement disparu, laissant après eux des lésions inflammatoires tenaces. Et, même alors, les pommades à l'oxyde de zinc, additionnées de résorcine (2 à 5 0/0) ou d'acide salicylique (1 à 2 0/0) nous paraissent préférables aux scarifications.

Le sycosis laisse souvent après lui une alopécie cicatricielle irrémédiable, due à la destruction des follicules pileux par l'inflammation ; mais cette alopécie, lorsque l'affection a été traitée de bonne heure, est toujours limitée et il convient de ne pas en accroître l'étendue par une intervention thérapeutique trop énergique : aussi conseillons-nous de ne jamais recourir aux applications de caustiques, ni à l'extirpation des tumeurs sycosiques au moyen de la curette, qui a été proposée comme moyen de guérison rapide de la trichophytie de la barbe.

Prophylaxie. — Les trichophyties de la barbe sont presque toujours produites par des trichophytons d'origine animale ; mais ceux-ci peuvent se transmettre de l'homme à l'homme surtout par l'intermédiaire du barbier et de ses instruments : la propreté et l'antisepsie de ceux-ci, ou mieux l'usage d'objets particuliers à chaque malade (rasoirs, blaireau, savon) constituent donc les moyens prophylactiques de ces affections.

Trichophyties des régions glabres.

Exposé clinique et étiologique. — Les lésions trichophytiques des régions glabres, correspondant à l'herpès circiné des anciens dermatologistes, peuvent revêtir des formes très diverses

Une première catégorie est constituée par les trichophyties circinées, dont l'aspect assez multiforme est en rapport avec la multiplicité des espèces parasitaires, presque toutes d'origine animale, qui les produisent. D'une façon générale et sans entrer dans les détails encore incomplètement déterminés des formes cliniques appartenant à chaque parasite, elles sont constituées par des plaques régulièrement arrondies, uniques ou plus rarement multiples, à progression centrifuge rapide, de coloration rouge ou rosée ; leur bord est formé de soulèvements épidermiques miliaires ou un peu plus volumineux, vésiculeux ou ne renfermant pas de liquide, plus rarement pustuleux. La partie centrale, parfois recouverte de vésicules où de pustules rares ou nombreuses, est plus souvent rouge et légèrement squameuse.

Ces lésions occupent des régions diverses : le plus souvent le dos des mains, le cou ou la face au voisinage du cuir chevelu, plus rarement les régions génito-crurales, où les cercles sont souvent multiples et réunis en surfaces irrégulières à contours polycycliques, plus rarement encore le tronc ou les parties supérieures des membres.

Cette forme de trichophytie des parties glabres est la plus fréquente ; elle coïncide parfois avec la trichophytie du cuir chevelu, qu'elle peut précéder ou à laquelle elle succède : dans ce dernier cas, les lésions (trichophytie accessoire des teigneux de M. Besnier) ne sont souvent constituées que par des taches rouges, peu squameuses.

Rappelons ici que l'Ecole de Vienne désigne à tort sous le nom de trichophytie tonsurante maculeuse l'affection connue en France sous le nom de pityriasis rosé de Gibert, dans laquelle le trichophyton fait absolument défaut.

Dans d'autres cas, qui ont été parfois considérés comme des folliculites microbiennes, en raison de la difficulté de la recherche du trichophyton dans les lésions suppuratives, la trichophytie des régions glabres donne lieu à des lésions semblables à celles désignées au cuir chevelu sous le nom de kerion Celsi, caractérisées par des placards saillants, généralement arrondis, de coloration rouge foncé ou violacée, parsemés de perforations par lesquelles sourdent des gouttelettes de pus.

L'affection désignée sous les noms de *teigne imbriquée* de P. Manson, d'*herpès imbriqué*, de *tokelau*, et qui appartient à la pathologie exotique, n'est autre qu'une trichophytie généralisée ; cette affection, observée seulement chez des sujets habitant l'extrémité de la presqu'île de Malacca, les îles Fidji, les îles voisines et les Nouvelles-Hébrides ou originaires de ces régions, est caractérisée par le développement de squames rectangulaires imbriquées, disposées en cercles concentriques qui se confondent les uns avec les autres et finissent par recouvrir la presque totalité du tégument, la tête et la région palmaire des mains exceptées.

Les trichophyties des régions glabres sont le plus souvent d'origine animale, sauf peut-être le tokelau, sur lequel on manque de données étiologiques précises ; elles se transmettent cependant de l'homme à l'homme par contagion.

Traitement. — Le traitement des trichophyties des régions glabres consiste essentiellement dans l'emploi des agents de desquamation épidermique, qui entraînent mécaniquement les lamelles cornées renfermant le parasite et les poils follets sur lesquels il végète.

Le plus simple et le plus pratique, en même temps que le plus actif peut-être, de ces agents de desquamation est la teinture d'iode. M. Besnier insiste avec raison sur la nécessité de faire les applications iodées avec énergie, de frictionner les téguments malades avec le pinceau et de ne pas se contenter d'un simple badigeonnage. L'iode colore en brun foncé, acajou, les contours de là plaque trichophytique, qui se dessinent ainsi nettement sur un fond moins coloré. Une seule friction suffit le plus souvent à arrêter la marche de la maladie. Il est prudent cependant de renouveler les frictions deux ou trois fois à intervalles de 4 jours, pour enlever les parasites qui n'auraient pas été détachés lors de la première et surtout ceux qui persistent au niveau des poils follets.

Ce traitement, applicable même aux formes irritatives de la trichophytie circinée, doit être employé chez tous les sujets qui ne redoutent pas la présence d'une plaque jaunâtre d'iode pendant quelques jours.

Chez ceux qui n'acceptent pas ce traitement, on a proposé de faire le soir un badigeonnage d'iode et de décolorer la plaque le lendemain matin au moyen de lavages avec une solution de carbonate de potasse ou d'iodure de potassium : l'effet de ces substances est plus théorique que réel, lorsque la friction iodée date de plusieurs heures ; elles demandent un temps d'application fort long, des frictions énergiques et irritantes et n'aboutissent pas toujours au résultat demandé. Nous ne saurions donc recommander cette pratique.

Si donc les malades ne veulent pas se soumettre

aux inconvénients des applications iodées, le mieux
est d'employer des agents qui ne colorent pas la peau :
les lotions avec une solution de sublimé à 1 pour 500,
les pommades au calomel ou au turbith, les emplâtres
mercuriels peuvent être employés dans ce but, mais
produisent parfois une très vive irritation, et nous
préférons leur substituer la pommade soufrée au
8ᵉ additionnée de 1 0/0 d'acide salicylique. L'action
de cette préparation est plus lente, elle demande une
semaine au moins d'emploi pour stériliser un placard trichophytique ; mais, combinée aux lavages
et aux frictions savonneuses, elle en vient à bout
sûrement.

L'acide chrysophanique est un excellent agent de
desquamation épidermique, qui peut être employé en
pommade ou en traumaticine ; mais il a l'inconvénient d'obliger à conserver un enduit coloré comme
la teinture d'iode, d'être parfois irritant et de laisser
une tache rouge assez persistante.

Dans la forme folliculaire, les badigeonnages à la
teinture d'iode constituent encore la base du traitement ; mais l'intensité de la réaction inflammatoire
nécessite souvent l'emploi des pansements humides
au début et plus tard celui des pommades à l'oxyde
de zinc. Leur traitement est d'ailleurs identique à
celui des trichophyties folliculaires de la barbe et du
cuir chevelu.

La teigne imbriquée, sauf lorsque les lésions sont
encore localisées, n'est pas justiciable du même traitement que les autres formes de trichophytie des régions glabres. Dans les formes généralisées, la poudre
de Goa, qui renferme de l'acide chrysophanique, a été
employée en nature, après lavage des plaques à l'eau,
ou en pommades au 10ᵉ, et a donné de bons résul-

tals. M. Bonnafy (1) recommande les bains de sublimé (20 grammes par bain) précédés du décapage de la peau au moyen de frictions successives avec le savon noir et avec la pierre ponce.

Trichophytie des ongles.

Exposé clinique. — La trichophytie unguéale, peut-être plus fréquente qu'on ne le pense généralement, et dangereuse en raison des réinoculations successives et indéfinies des lésions trichophytiques sur les autres parties du tégument, occupe presque exclusivement les ongles des doigts et succède le plus ordinairement à la trichophytie circinée des mains; elle est fréquemment consécutive à un traumatisme. Elle est caractérisée par la présence de taches blanchâtres ou jaunâtres, recouvertes par la couche cornée de l'ongle et par l'augmentation irrégulière du volume de celui-ci, qui est parcouru de sillons longitudinaux, s'écaille par places et présente à son extrémité libre un aspect rappelant celui de la moelle de jonc.

Traitement. — Les badigeonnages répétés à la teinture d'iode, les applications de pommades pyrogallique à 1/2 (Pellizzari) ou chrysophanique à 10 0/0, après ramollissement de l'ongle au moyen de cataplasmes, d'emplâtres, de doigtiers de caoutchouc, ou après raclage de l'ongle avec la curette, doivent être employés dans le traitement de cette localisation trichophytique extrêmement rebelle. L'arrachement complet de l'ongle, qui serait plus rationnel, ne donne que d'assez médiocres résultats (2)

(1) *Le tokelau et son parasite*. Paris, 1893.

(2) ARNOZAN et DUBREUILH. *Archives cliniques de Bordeaux*, janvier et mars 1892.

et entrave pendant longtemps les fonctions du membre.

PELADE

Exposé clinique et étiologique. — Tour à tour considérée comme une affection parasitaire et comme un trouble trophique d'origine nerveuse, la pelade (*porrigo decalvans* de Willan, *alopécie en aires* des auteurs allemands) est à la fois l'un et l'autre, d'après la plupart des dermatologistes contemporains ; plus exactement, on désigne sous ce nom à la fois une maladie contagieuse vraisemblablement parasitaire et des alopécies d'origine nerveuse.

La logique voudrait qu'on n'appliquât pas le même nom à des affections aussi différentes pathogéniquement qu'une dermatose parasitaire et une trophoneurose et, à notre avis, le nom de pelade doit être réservé à la maladie contagieuse, dont le parasite est encore inconnu, qui se traduit par la production de plaques alopéciques arrondies (1).

C'est pour cette raison que, malgré l'ignorance où l'on est encore de la nature du parasite peladogène, nous plaçons l'étude de cette affection dans le groupe des dermatoses parasitaires.

Il faut bien reconnaître cependant que les caractères cliniques, morphologiques et évolutifs propres à la pelade vraie et aux pseudo-pelades trophoneurotiques sont loin d'être bien déterminés : une étude attentive, poursuivie parallèlement sur le terrain clinique et sur le terrain bactériologique, parviendra

(1) Voir T. II, p. 164, pour ce qui a trait aux pseudo-pelades trophoneurotiques, que nous désignons sous le nom d'alopécie neurotique généralisée.

quelque jour, nous n'en doutons pas, à établir une distinction entre ces maladies.

Jusque-là, et surtout au point de vue thérapeutique, la confusion règne encore dans la plupart des cas et si, pour un grand nombre de faits, l'enquête étiologique permet de soupçonner la nature d'un cas donné d'alopécie en aires, il en est d'autres où l'incertitude persiste.

La pelade se traduit cliniquement par le développement inopiné, sans symptôme fonctionnel, d'une plaque alopécique, de forme presque toujours arrondie; à ce niveau les poils tombent sans que les téguments présentent de lésions, sans desquamation d'aucune sorte; tout au plus, dans certains cas, la plaque alopécique, d'aspect éburné, est-elle un peu moins colorée que les parties adjacentes, parfois un peu déprimée et présente-t-elle sur ses bords une légère tuméfaction vaguement œdémateuse. Au pourtour de la plaque ou sur la plaque elle-même, un certain nombre de poils sont peu adhérents, s'arrachent facilement à la pince, leur racine est atrophiée, régulièrement amincie ou terminée en bouton ou en crosse.

Cette plaque alopécique, d'étendue variable, peut rester unique, persister pendant un temps variable, sans que la peau présente de modifications à sa surface; puis apparaissent quelques poils de repousse, ayant l'aspect de poils follets, destinés à tomber pour se reproduire bientôt; peu à peu, les poils deviennent plus volumineux, plus adhérents et, au bout d'un temps variable, les poils recouvrent toute la surface précédemment alopécique.

A côté des faits de pelade à plaque unique, il en existe d'autres où les plaques se multiplient, dissémi-

nées irrégulièrement ou plus ou moins symétriquement, offrant parfois une évolution serpigineuse, ou
se reproduisant à mesure que les précédentes guérissent et finissent par dépiler une grande étendue
des régions pileuses. Dans ces cas, qui nous paraissent appartenir plus souvent à l'alopécie neurotique
qu'à la pelade, la durée de la maladie devient très
longue, peut atteindre plusieurs années ; la guérison
finit cependant par se produire sans alopécie persistante.

Dans quelques cas, les poils, au lieu de tomber sur
les plaques malades, se rompent à 1 ou 2 millimètres
de la peau, donnant ainsi un aspect ressemblant à
celui de certaines trichophyties : c'est la pelade
pseudo-tondante de Lailler, la pelade à cheveux
fragiles de M. Besnier, affection qui ne peut être dis-
tinguée étiologiquement de la pelade vulgaire.

La pelade occupe ordinairement le cuir chevelu ;
elle peut se développer également dans la barbe,
respectant ou atteignant simultanément le cuir chevelu. Les autres régions pileuses du corps (région
pubienne, aisselle, etc.) peuvent aussi être le siège
d'alopécies analogues ; dans ces cas il s'agit bien
plus souvent d'alopécies neurotiques que de pelades.

La pelade vraie peut s'observer à tout âge : elle
est plus fréquente dans l'adolescence et à l'âge adulte
qu'aux deux extrêmes de la vie ; on l'observe plus
souvent chez l'homme que chez la femme.

La contagion de la pelade est un fait aujourd'hui
prouvé, et il faut se refuser à l'évidence pour la con-
tester comme l'ont encore tenté récemment quelques
auteurs. Les épidémies de famille, d'école, de régi-
ment, sont bien connues ; le rôle des objets de toilette,
des instruments des perruquiers, et en particulier de

la tondeuse, dans sa dissémination est également établi : nous y reviendrons à propos de la prophylaxie.

Traitement. — Les auteurs qui admettent l'origine parasitaire de la pelade, cherchent leurs agents thérapeutiques dans la série des substances réputées parasiticides, tandis que ceux qui la rattachent à une cause nerveuse les empruntent surtout à la série des substances ou des moyens qui peuvent modifier les actions nerveuses.

Ét pourtant, si on étudie de près les modes de traitement proposés, on est amené à reconnaître que, parasiticides ou nervins, tous les agents employés et recommandables jouissent, à quelques exceptions près, d'une même action, à savoir une action irritante ou excitante sur les téguments : l'entente qui n'existe pas sur le terrain théorique, se fait, inconsciemment pour beaucoup, sur le terrain thérapeutique.

M. Besnier a montré, d'ailleurs (Voir p. 68), combien étaient trompeuses les espérances de la méthode antiparasitaire appliquée aux affections des poils : les agents de cette méthode auraient irrémédiablement détruit les tissus vivants avoisinants avant d'être parvenus, à dose parasiticide, aux parasites qu'ils doivent détruire ; la grande majorité de ceux qu'on emploie dans ce but provoque non la mort du parasite, mais la chute des poils et de l'épiderme qui le renferment. Dans la pelade, il n'y a plus nécessité de provoquer la chute du poil malade, il tombe spontanément ou est facilement enlevé avec la pince ; mais la papille pileuse, qui recèle sans doute encore des parasites, est trop profondément située pour pouvoir être atteinte par les agents chimiques. Ne pouvant espérer agir directement sur elle, il faut tourner la difficulté, modifier sa nutrition en irritant les téguments, lui donner

assez de résistance vitale pour éliminer ou détruire
les parasites, assez de vigueur pour faire croître un
poil robuste.

Ne serait-ce pas encore ce but qu'il faudrait poursuivre si l'alopécie était d'origine nerveuse? si elle
dépendait d'une altération des centres ou des nerfs
périphériques, laquelle serait trop profonde pour
être atteinte par les moyens locaux, trop mal déterminée pour qu'on sache par quelle médication générale on peut y remédier?

Traitement général. — Les moyens locaux tiennent
incontestablement le premier rang dans le traitement de la pelade et aucune médication générale ne
saurait les remplacer.

Les injections de pilocarpine, vantées de temps à
autre, n'ont jamais guéri une pelade.

. L'arsenic, qui a été préconisé dans les diverses
variétés d'alopécie en raison de son action bien connue
sur le pelage des animaux, facilite peut-être la
repousse, mais ne saurait suffire à la produire : il sera
souvent cependant utile de le prescrire, et de préférence sous la forme de liqueur de Fowler à la dose
de six à huit gouttes par jour, chez les peladiques
dont la nutrition générale laisse quelque peu à
désirer.

. Il est, en effet, nécessaire, dans cette affection
comme dans la plupart des dermatoses, de rechercher
et de suivre les indications thérapeutiques fournies
par l'état général des malades : la nutrition des poils
subit le contre-coup de tous les troubles morbides de
l'économie, et ne peut se faire régulièrement que si
l'assimilation et les grandes fonctions organiques
s'exécutent normalement.

Chez les sujets anémiques, les préparations ferrugineuses, l'hydrothérapie, les inhalations d'oxygène, les eaux d'Uriage et de la Bourboule seront d'utiles adjuvants du traitement local.

Chez les sujets surmenés par un travail excessif, par des préoccupations de tous ordres, le séjour au grand air, l'exercice corporel, l'éloignement du milieu habituel auront la plus heureuse influence sur la maladie du cuir chevelu. Une cure aux eaux de Luchon, de Barèges, de Cauterets, d'Uriage, pendant laquelle on pourra utiliser localement en douches ou en pulvérisations les propriétés stimulantes de ces eaux, activera souvent d'une façon remarquable la repousse des cheveux et achèvera la guérison.

Chez les sujets nerveux de tous ordres, l'hydrothérapie, le séjour dans les stations thermales précédentes, les préparations de valériane trouveront leur emploi.

Nous ne pouvons insister plus longtemps sur ces indications : il suffit d'avoir montré, par les exemples les plus fréquents, comment on peut les remplir.

Traitement local. — Le cuir chevelu des sujets atteints de pelade doit être soumis dans toute son étendue à une surveillance attentive, afin de découvrir et traiter le plus rapidement possible les plaques nouvelles qui se développeraient à sa surface.

Dans ce but et aussi dans celui de rendre plus faciles les applications de topiques, on doit, toutes les fois que cela est possible, couper les cheveux ras, ou tout au moins courts. Chez les enfants, cette prescription peut et doit être exécutée dans toute sa rigueur. Chez les hommes adultes, les nécessités sociales obligent à y apporter quelque tempérament : encore doit-on exiger que les cheveux ne soient jamais longs, tout en permettant de leur laisser un peu plus de longueur à la partie supérieure des plaques, afin de pouvoir cacher celles-ci avec les cheveux voisins ou dissimuler grâce à eux les postiches avec lesquels on les recouvre. Dans les pelades à plaques multiples, envahissantes et surtout serpigineuses, il n'est plus possible de tolérer la présence de cheveux longs : l'impossibilité de les dissimuler amène d'ailleurs les malades à couper spontanément leurs cheveux, pour pouvoir appliquer un postiche recouvrant plus ou moins complètement le crâne. Chez la femme, pour laquelle les exigences de la vie ordinaire sont encore plus grandes, il serait cruel de sacrifier la chevelure pour des plaques peu étendues, que la longueur de ses cheveux lui permet plus facilement encore de rendre invisibles ; les soins locaux sont plus difficiles à exécuter, demandent un temps plus long, mais sont encore possibles ; si les plaques sont larges, nombreuses et extensives, la patiente n'hésitera pas, pour assurer sa guérison, à faire tomber sa chevelure, à l'absence de laquelle elle remédiera artificiellement.

Dans tous les cas où on ne croira pas devoir sacrifier la chevelure, les cheveux devront, suivant la recommandation de M. Besnier, être coupés courts aux ciseaux au pourtour des plaques dénudées.

L'épilation joue, dans le traitement de la pelade, un rôle plus important que celui que lui accordent beaucoup d'auteurs. Il est évident que, suivant une boutade trop souvent reproduite, on n'épile pas un chauve, et que la pince ne trouve plus rien à extirper sur une plaque de pelade dénudée ; mais la plaque alopécique n'est pas tout dans la pelade.

Tout d'abord, il n'est pas rare de voir, sur une plaque de pelade au début ou en évolution, quelques poils persistants, qui sont destinés à tomber à bref délai, qui peuvent aller inoculer les parties voisines : il est tout indiqué de les extirper, afin de faciliter les applications thérapeutiques et de débarrasser les follicules pileux de ces appendices cadavérisés. Dans la forme désignée par M. Besnier sous le nom de pelade à cheveux fragiles (pseudo-pelade de Bazin, pseudo-tondante de Lailler), il est tout particulièrement utile de débarrasser la plaque des fragments, souvent fort nombreux, de cheveux qui la parsèment.

Mais l'indication principale de l'épilation dans la pelade est celle qui a été particulièrement mise en lumière par M. Besnier : enlever à la périphérie de la plaque les cheveux mal adhérents, qui viennent facilement à la pince, qui sont déjà malades, qui doivent tomber spontanément à bref délai; les enlever tous, jusqu'à ce que l'on rencontre des poils adhérents, et mieux encore continuer l'épilation en dehors d'eux en enlevant sur une largeur de trois ou quatre millimètres les cheveux dont l'adhérence est normale pour former ainsi une *zone de protection;* de la sorte, on fait pour ainsi dire le vide autour des plaques malades, et on en limite très certainement l'extension. Il est exceptionnel de voir une plaque ainsi bordée par une zone d'épilation continuer à s'agrandir, surtout si l'on a soin d'enlever à la pince tous les six ou huit jours les poils qui repoussent sur cette zone tant que la guérison de la plaque dénudée n'est pas en bonne voie.

Il est nécessaire de surveiller de près la bordure des plaques et de l'épiler à nouveau si l'on vient à constater ultérieurement la présence de poils malades.

M. Besnier conseille également, lorsque les cheveux commencent à repousser, d'enlever les poils, généralement grêles et peu colorés, qui se montrent les premiers : l'épilation, on le sait en effet, augmente la vigueur des poils, et il suffit pour s'en convaincre de se rappeler le volume que peuvent atteindre les poils, à la suite d'épilations successives, chez les femmes atteintes d'hypertrichose du visage. Ces poils de repousse peuvent être facilement extirpés par des personnes de l'entourage du malade et l'épilation doit être répétée tant que la repousse ne se fait pas sur la totalité de la plaque malade.

L'épilation n'est pas, quoi qu'on en ait dit, très douloureuse ; elle n'est pas non plus difficile à exécuter dans la pelade, où les cheveux ne se rompent pas comme dans la trichophytie. Elle peut donc être pratiquée dans tous les cas et nous paraît à tous égards préférable à la rasure, qui a été conseillée par nombre d'auteurs pour la remplacer. Cependant, si on éprouvait quelque embarras à faire accepter ou pratiquer l'épilation, il conviendrait de faire raser la bordure des plaques, pour y établir une zone de protection et de surveillance, et de faire raser les cheveux qui repoussent au niveau des plaques.

Le savonnage du cuir chevelu, fait chaque jour à l'eau chaude, permet d'enlever la graisse sécrétée par les glandes du cuir chevelu et permet aux autres préparations d'agir plus directement sur la peau.

On peut se servir dans ce but soit de décoction de bois de Panama, soit mieux encore de savon doux, et de préférence de savons médicamenteux (savons au sublimé, au naphthol, à l'acide phénique ou au soufre).

Les préparations excitantes employées dans le

traitement de la pelade sont de deux ordres : les unes, douées d'une activité plus grande, sont appliquées uniquement sur les plaques malades; les autres, moins énergiques, servent à faire des lotions sur la totalité du cuir chevelu.

Nous énumérerons tout d'abord les substances qui entrent dans la composition des préparations de la première catégorie.

Les agents irritants qui constituent la base de la thérapeutique locale de la pelade doivent satisfaire à deux conditions : provoquer une irritation continue des surfaces malades, et, d'autre part, ne provoquer qu'une irritation modérée ou facile à réprimer. La première condition répond à la lenteur de la pousse des cheveux, qui demande à être activée d'une façon permanente, presque chronique. La seconde condition résulte de la fragilité des follicules pileux : une irritation trop violente, aboutissant à la suppuration, provoquerait leur destruction et à une alopécie curable on substituerait une alopécie irrémédiable. Aussi doit-on proscrire certaines substances qui déterminent des folliculites suppurées, en particulier l'huile de croton, qui a joui cependant d'une certaine réputation. Quelques-unes des substances que nous énumérerons peuvent, lorsqu'elles sont appliquées à plusieurs reprises, ou lorsque les téguments sont particulièrement irritables — condition que l'on ne peut toujours prévoir, en raison de la variabilité des réactions chez les différents sujets — provoquer une irritation trop vive, la vésication ou même la suppuration du tégument : en pareil cas, il sera nécessaire d'interrompre leur emploi, d'appliquer pendant un ou plusieurs jours des préparations émollientes, en particulier des cataplasmes de fécule de pommes de terre, et de ne reprendre les applications irritantes que lorsque l'inflammation sera éteinte ; et même, si les phénomènes d'irritation se reproduisent avec trop d'intensité, on devra recourir à des substances ou à des préparations moins actives.

D'ailleurs, on ne devra jamais oublier que le traitement de la pelade n'est pas. un traitement *ne varietur* : il y aura très souvent avantage à en modifier la formule à plusieurs reprises, tantôt parce que la substance primitivement employée détermine une irritation trop intense, tantôt parce que son action s'épuise ou s'atténue au bout d'un certain temps. Il arrive souvent qu'une substance dont les effets favorables se sont manifestés pendant quelques semaines, n'en produit plus aucun ; une substance moins active, employée alors, provoque une poussée plus intense de cheveux, puis son action s'épuise à son tour, et la première, employée de nouveau, procure encore une fois une amélioration plus ou moins accusée. Ces alternances avancent singulièrement une guérison que l'emploi continu d'un même agent aurait mis plus de temps à mener à bonne fin.

L'acide acétique cristallisable a été expérimenté sur une très large échelle par M. Besnier, qui en a obtenu des résultats très remarquables. On peut, comme nous le lui avons vu faire, pratiquer sur les plaques malades un badigeonnage léger avec un pinceau trempé dans un mélange d'acide acétique cristallisable (1 partie) et de chloroforme (1 à 4 parties, suivant l'irritabilité du cuir chevelu); ces applications, un peu douloureuses et souvent suivies d'une vésication légère, doivent être faites par le médecin lui-même et répétées tous les 5 à 6 jours, aussitôt que l'irritation est calmée.

Il est préférable, suivant sa pratique plus récente, de faire chaque jour sur les plaques une friction avec une boulette de coton imprégnée du mélange suivant : Éther 25 grammes, hydrate de chloral 4 grammes, acide acétique cristallisable 1 à 5 grammes suivant l'âge des malades et l'irritabilité du tégument. Ces applications provoquent une douleur modérée et peu persistante, et peuvent être faites par le malade ou par une personne de son entourage. La repousse des cheveux est assez rapide; de plus, l'acide acétique semble donner aux cheveux de repousse une coloration plus foncée que les autres substances : aussi est-ce à lui que nous donnons la préférence dans les cas assez fréquents où les poils nouveaux sont faiblement colorés ou même tout à fait blancs.

L'acide phénique a été vanté par la plupart des dermatologistes américains. Récemment encore, Bulkley (1), qui est partisan de l'origine trophoneurotique de la pelade, recommandait les badigeonnages avec un mélange de 95 parties d'acide phénique pur et de 5 parties d'alcool : ces applications doivent faites sur une étendue de 2 à 3 pouces carrés (12 à 18 centimètres carrés) au plus; elles produisent une décoloration immédiate de la peau, suivie d'une inflammation légère et au bout de 7 à 10 jours de desquamation; Bulkley recommande de renouveler le badigeonnage au bout de 15 jours; deux ou trois de ces badigeonnages suffiraient à la guérison. Ohmann-Dumesnil recommande des badigeonnages

____

(1) *Journal of cutaneous and genito-urinary diseases*, 1892, p. 47.

avec l'acide phénique pur et ne craint pas de les faire
sur toute l'étendue des parties malades.

Nous avons fréquemment fait usage d'un mélange
à parties égales d'acide phénique et d'alcool, que
M. Hayem emploie dans la thérapeutique courante
comme révulsif. Les applications sont faites, à
intervalles de 3 ou 4 jours, au moyen d'un pinceau
ou d'un tampon d'ouate que l'on exprime avec soin
avant de l'appliquer sur la peau : cette précaution
est indispensable, car le mélange est très fluide, et il
faut éviter qu'il ne coule sur les parties saines. Les
premières applications sont assez douloureuses,
mais les suivantes sont beaucoup mieux supportées.
L'irritation est cependant assez vive dans quelques
cas pour obliger à recourir à l'emploi des émollients
et à espacer les badigeonnages. Malgré ces inconvénients, faciles à parer, nous avons été généralement
satisfait de ce mode de traitement.

Les préparations de cantharides ont été introduites
dans la thérapeutique de la pelade par E. Vidal, qui
les employait soit sous la forme de petits vésicatoires camphrés qu'il faisait appliquer sur chacune
des plaques, en les enlevant dès que la vésication com-
mençait à se produire pour panser ensuite à la poudre
d'amidon, soit surtout sous la forme de teinture acétique (vésicatoire liquide); il employait cette dernière pure ou, lorsque le cuir chevelu était trop irritable, additionnée de chloroforme, et en appliquait
une couche, parfois deux lorsqu'une seule ne suffisait
pas à provoquer un commencement de vésication.
La crainte de voir survenir des accidents d'intoxication cantharidienne a sans doute empêché beaucoup
de médecins de recourir à ce mode de traitement,
que Vidal recommandait d'ailleurs de ne jamais

appliquer simultanément à des plaques de pelade trop nombreuses; mais la teinture de cantharides est fréquemment et plus pratiquement employée à doses plus faibles, pour faire sur le cuir chevelu des lotions générales.

L'iode a été préconisé dans le traitement de la pelade, soit sous la forme de teinture employée en badigeonnages répétés pendant plusieurs jours de suite, soit sous la forme de collodion renfermant 1/50 à 1/30 d'iode métallique : les résultats de son emploi nous ont toujours paru médiocres; de plus le collodion forme à la surface des plaques un enduit imperméable qui, s'il est utile dans un but prophylactique, a l'inconvénient de s'opposer à l'action des divers moyens adjuvants qui ne doivent pas être négligés.

L'essence de Wintergreen, employée depuis longtemps par Lailler dans la composition des lotions excitantes, a été préconisée récemment à doses plus élevées par M. Hallopeau (1).

Le mélange à parties égales d'essence de Wintergreen et d'éther, proposé par le savant médecin de l'hôpital Saint-Louis, a l'avantage de ne pas provoquer d'irritation vive des téguments : il est utile dans nombre de cas de pelade très étendue, mais son action nous a toujours paru lente; de plus, l'odeur persistante de cette substance, tout en n'étant pas désagréable, rappelle trop celle de certaines préparations de parfumerie à bon marché, et beaucoup de malades répugnent à la transporter constamment avec eux.

M. Bousquet a été amené à essayer la cannelle de

(1) *Société de Thérapeutique*, 22 mars 1893.

Chine (1) dans le traitement des teignes par des expériences sur les parasites végétaux, dont le développement est entravé ou arrêté par cette substance. Au moyen de badigeonnages quotidiens avec l'essence de cannelle de Chine additionnée de trois fois son poids d'éther, il aurait obtenu la guérison de la pelade au bout de trois à cinq semaines en moyenne. Les résultats que nous avons obtenus avec ce traitement sont de beaucoup inférieurs à ceux annoncés par son auteur.

R. Crocker, Robinson, P. Morrow ont vanté la chrysarobine. Cette substance provoque souvent une vive irritation des téguments ; par son contact avec la muqueuse oculaire, elle peut provoquer des conjonctivites assez intenses ; de plus, elle rend les cheveux jaunâtres. Pour ces raisons, elle a été peu employée et ne nous semble pas recommandable.

L'électrisation a été employée de manières très différentes dans le traitement de la pelade. Les courants continus ne semblent pas avoir jamais donné de résultats appréciables, et ne doivent être employés qu'avec précaution, les courants trop intenses risquant de produire des eschares au pôle négatif.

Dans ces derniers temps, Blaschko (2), dans le but d'opposer à cette affection, à laquelle il attribue une origine nerveuse, un traitement qui agisse sur le système nerveux, a repris l'emploi des courants faradiques et en a obtenu des résultats très satisfaisants. Ehrmann s'est également servi avec avantage des courants interrompus chez plusieurs malades du service de Kaposi. Nous avons traité par ce procédé quel-

(1) *Annales de Dermatologie,* 1892, p. 269.
(2) *Société de médecine berlinoise,* 28 octobre 1891.

ques cas de pelade très étendue ; la comparaison des résultats obtenus sur les parties soumises à l'électrisation et sur les plaques traitées par les procédés habituels nous a paru assez favorable à l'emploi de l'électrisation ; des essais plus répétés nous semblent néanmoins nécessaires pour nous prononcer définitivement sur la valeur de ce mode de traitement. Il a l'avantage d'être facilement supporté par les malades et de ne nécessiter que l'emploi d'un appareil dont tous les médecins sont pourvus : il suffit d'adapter à un des fils conducteurs des petits appareils médicaux une sorte de peigne métallique que l'on promène sur le cuir chevelu, tandis que l'autre fil se termine par une électrode munie d'une éponge imbibée d'eau salée ou par un tampon recouvert de peau de chamois, semblablement mouillé : on tire le tube de la bobine, pour augmenter l'intensité du courant, jusqu'à ce que le malade éprouve une sensation trop pénible, et on continue l'électrisation pendant cinq à dix minutes ; la peau ne tarde pas à rougir sur toutes les parties électrisées et nous croyons que cette rubéfaction, analogue à celle obtenue par les divers agents irritants, suffit à expliquer l'efficacité de l'électrisation, sans qu'il faille y voir le résultat d'une action de l'électricité sur le système nerveux.

M. Moty a proposé récemment (1) les injections intra-dermiques de sublimé contre la pelade, dans l'espoir de faire agir plus efficacement cette substance et de mieux utiliser ses propriétés antiseptiques.

Il conseille d'enfoncer l'aiguille de la seringue dans

_____

(1) *Société française de Dermatologie*, 14 mai et 12 novembre 1891.

le derme un peu en dehors de la plaque dénudée et de pénétrer à un ou deux centimètres vers le centre sans traverser l'aponévrose épicranienne, de multiplier les piqûres proportionnellement à l'étendue de la plaque (une pour les petites plaques, quatre ou cinq pour les grandes), en injectant chaque fois cinq à six gouttes d'une solution aqueuse de sublimé au 400ᵉ contenant une dose double de cocaïne; la douleur, nulle au moment même de l'injection, augmente ensuite et persiste pendant trois ou quatre heures; les injections sont répétées tous les quatre jours.

Cette méthode, bien qu'exempte de dangers au dire de l'auteur, nous a toujours paru très douloureuse dans les cas où nous l'avons vu employer et, au bout d'un petit nombre de séances, les malades ont cessé de venir s'y soumettre, sans que la guérison soit atteinte et sans même que la repousse soit bien accusée. Elle ne serait applicable, à notre avis, que dans des cas de pelade persistante, ayant résisté aux moyens habituels et plus doux de traitement, chez des malades particulièrement courageux et décidés à tout tenter pour guérir. C'est donc un traitement d'exception et même d'exception très rare, qui demande une grande prudence dans son application. Il en est de même des injections d'eau phéniquée au 1/80 employées dans quelques cas par M. Raymond (1).

Nous rapprocherons du mode de traitement précédent les scarifications proposées dernièrement par M. Morel-Lavallée (2), qui les fait suivre d'applications de pommades antiseptiques. Ce procédé, qui

(1) *Société française de Dermatologie*, juin 1892.
(2) *Annales de Dermatologie*, 1892, p. 794.

nécessiterait les précautions rigoureuses d'asepsie, nous paraît absolument inapplicable aux pelades récentes et peu étendues que les procédés ordinaires de traitement suffisent à guérir rapidement sans le moindre danger ; dans les pelades étendues, nous n'osons non plus le recommander, en raison du nombre et de l'étendue des portes d'entrée qu'il offre aux infections si faciles à réaliser au cuir chevelu lorsque les solutions de continuité des téguments n'y sont pas soumises à l'antisepsie la plus rigoureuse.

Les différents agents que nous venons d'énumérer doivent être employés au niveau des surfaces dénudées : ils forment par excellence la base de la médication locale et suffisent sans doute à amener la guérison à eux seuls. Néanmoins plusieurs raisons engagent à ne pas se borner à leur emploi. D'abord la nécessité de multiplier les excitants de la repousse des cheveux, dans l'impossibilité où l'on est de déterminer dans un cas donné la substance qui peut produire les effets les plus favorables. Ensuite l'utilité qu'il y a à activer la vitalité de tout le cuir chevelu : très fréquemment, chez les peladiques, on trouve sur toute la tête des poils peu adhérents, peut-être atteints déjà à un faible degré, en tout cas plus vulnérables que d'autres, et de plus on sait que la conservation de la vitalité des tissus est la condition la plus favorable pour résister à l'invasion des causes et des agents pathogènes. Enfin, l'emploi des antiseptiques sur la totalité du cuir chevelu ne peut que diminuer les chances de multiplication des lésions.

Pour ces motifs, il y a avantage à recourir à l'emploi de lotions tout à la fois parasiticides et excitantes.

Les lotions purement antiseptiques peuvent être faites avec du sublimé (liqueur de van Swieten pure ou coupée de moitié d'eau), avec une solution de phéno-salyl à 1 /500, avec de l'alcool salicylé, avec de l'alcool salolé, etc. Nous donnons la préférence aux deux premières de ces substances. On peut d'ailleurs associer ces antiseptiques à des substances excitantes ou à des alcoolats divers (alcoolat de lavande, de romarin, etc.).

Des substances très nombreuses peuvent être employées, isolées ou associées dans la composition des lotions excitantes : alcoolats de lavande, de romarin, rhum, alcoolat de Fioravanti, alcool camphré, essence de Wintergreen, térébenthine, ammoniaque, teinture de cantharides, teinture de noix vomique, teinture de piment.

Ces lotions peuvent être faites avec un pinceau ou un tampon d'ouate hydrophile ; M. P. Raymond recommande de les faire avec un pinceau un peu rude, la brosse des peintres de préférence.

Ces diverses substances peuvent être employées à des doses très variables, les plus actives entrant dans la composition des lotions à des doses inversement proportionnelles à l'irritabilité du cuir chevelu.

Chaque dermatologiste emploie de préférence certaines formules favorites, et tout médecin peut en composer un grand nombre, dans lesquelles il peut varier les proportions suivant les indications propres à chaque cas, variant aussi la nature des alcoolats suivant les préférences des malades.

On trouvera à l'article *Lotions* (T. II, p. 289) quelques-unes de ces formules.

Les pommades et les préparations huileuses ont

'avantage de rester plus longtemps à la surface de
a peau et de prolonger l'effet des agents thérapeu-
'ques qui y sont incorporés ; ces agents sont les
mêmes que ceux employés en lotions ; ils peuvent
également être variés suivant les cas.

M. Besnier emploie fréquemment une pommade
soufrée à 10 0/0 additionnée de 1 0/0 de baume du
Pérou, d'acide salicylique et de résorcine. (Voir en
outre l'article *Liniments*, T. II, p. 286.)

Les divers traitements que nous venons de décrire
s'appliquent surtout à la pelade du cuir chevelu. Il
convient d'indiquer ceux qui doivent plus spéciale-
ent être employés dans la pelade de la barbe.

Tout sujet atteint de pelade de cette région, à moins
que celle-ci soit représentée par une plaque unique
de minimes dimensions (celles d'une pièce de cin-
quante centimes environ), doit faire le sacrifice de sa
barbe ; la maladie sera plus facile à traiter et aussi
eaucoup plus facile à dissimuler. La moustache
pourra cependant être conservée, à la condition
qu'elle reste indemne. L'épilation établira au pour-
our de la plaque une zone de protection. Le visage
sera chaque jour savonné à l'eau chaude, au moyen
d'un savon antiseptique (à l'acide phénique, au
sublimé, au naphthol, ou autre) ; puis il sera fait sur
toute l'étendue des régions pileuses de la face une
lotion avec une des préparations excitantes précédemment indiquées. Chaque plaque de pelade sera,
en outre, soumise à des applications locales plus
actives ; mais, en raison de l'irritabilité plus considérable du tégument de la face et de la rougeur que
déterminent la plupart de ces préparations, rougeur
impossible à dissimuler, le titre de ces préparations
sera plus faible que lorsqu'elles sont destinées au cuir

chevelu, et leur application sera faite avec plus de modération et à intervalles plus éloignés : on prescrira, par exemple, un badigeonnage tous les deux jours avec l'éther additionné de 1/50 d'acide acétique cristallisable et de 1/12 de chloral, ou bien un badigeonnage tous les cinq jours avec l'acide phénique étendue de deux tiers d'alcool ; ou encore un badigeonnage quotidien avec l'essence de Wintergreen étendue de son poids d'éther, etc. Ces préparations seront, comme pour le cuir chevelu, variées ou alternées : leur emploi sera suspendu pendant quelques jours si elles provoquent une irritation vive, caractérisée par une rougeur persistante, par une desquamation épidermique notable, à plus forte raison par la vésication. En outre, ces applications seront faites de préférence le soir, afin que leurs traces puissent s'atténuer pendant la nuit.

Quant aux pelades occupant les autres régions (région pubienne, région axillaire), leur traitement est plus simple : lavages savonneux, lotions excitantes avec frictions au gant de crin, bains sulfureux et excitants, en feront les frais.

La longue durée de la maladie, l'ennui qui en résulte pour le patient font au médecin un devoir de lui faciliter les moyens de la dissimuler. Si les plaques sont peu étendues, il suffit de ramener sur elles les cheveux voisins, tout en atténuant leur blancheur au moyen d'une substance colorée : les badigeonnages à l'encre de Chine sur toute la surface ou, pour la barbe, les ponctuations exécutées au moyen d'un pinceau seront très souvent suffisants ; le noir de fumée obtenu par la calcination d'un morceau de liège sera d'une application plus facile encore. Des emplâtres adhésifs dont la surface libre est recouverte de cheveux ou même simplement d'une peluche de la couleur des cheveux, forment un postiche, d'un prix peu élevé, qui suffira à beaucoup de malades.

Toutes les fois que les malades porteront une perruque, il sera nécessaire, comme le conseille M. Besnier, que celle-ci ne repose pas directement sur le cuir chevelu, mais sur un bonnet de linge fin qui sera changé fréquemment.

Prophylaxie. — Le traitement de la pelade serait incomplètement formulé, si on n'ajoutait aux prescriptions pharmaceutiques des recommandations propres à mettre les malades à l'abri des réinfections locales. Cette autoprophylaxie, comme l'appelle M. Besnier, découle des idées généralement admises aujourd'hui sur la contagion de la pelade. Elle sera d'autant plus rigoureuse que, dans un cas donné, on aura plus de raisons de croire que la maladie a une semblable origine ; mais, jusqu'à preuve de la nature trophoneurotique d'une alopécie en aires, elle ne devra jamais être négligée.

Les lavages répétés du cuir chevelu répondent déjà à cette indication.

La désinfection des coiffures et des objets de toilette en sera le complément : les coiffures qui portent sur le cuir chevelu seront doublées d'une coiffe de linge, laquelle sera changée chaque jour et lavée avant nouvel usage ; la garniture de cuir des chapeaux sera nettoyée avec une solution de sublimé ; le malade portera la nuit un bonnet qui sera également changé chaque jour. Les brosses et peignes seront lavés à l'eau légèrement ammoniacale pour les dégraisser, puis désinfectés avec une solution de sublimé.

Restent à prendre des mesures de prophylaxie générale ou publique.

Dans les familles, le port permanent d'une coiffure en toile ou doublée de toile, l'individualisation des coiffures, des objets de coucher et de toilette, unis à l'exécution ponctuelle du traitement, suffisent à empêcher la transmission de la pelade.

Dans les agglomérations (casernes, écoles, etc.), ces méthodes prophylactiques bien exécutées suffisent encore dans nombre de cas, et le licenciement des peladiques ne s'imposerait jamais si elles étaient ponctuellement exécutées.

On doit, en outre, comme pour la trichophytie, examiner le cuir chevelu de tous les sujets faisant partie de l'agglomération et mettre de suite en traitement tous ceux qui sont reconnus atteints de pelade.

Dans les établissements d'instruction supérieure, le renvoi des peladiques parvenus à la fin de leurs études est une mesure excessive, capable d'entraver la carrière des jeunes gens; il ne doit être prononcé que s'il y a impossibilité. matérielle d'assurer leur isolement, leur traitement et les autres mesures prophylactiques précédemment indiquées.

Dans les écoles primaires, les mesures peuvent, sans inconvénient sérieux, être plus rigoureuses : toutes les fois que les moyens prophylactiques indiqués plus haut ne peuvent être mis en pratique de façon certaine et sérieuse, et leur application surveillée effectivement et intelligemment, le renvoi des enfants sera nécessaire.

L'officine du coiffeur est un lieu de transmission extrêmement fréquente de la pelade. Elle peut s'y faire par les peignes, brosses, ciseaux, rasoirs, savonnettes, cuirs à rasoir et surtout par la tondeuse, dont l'emploi s'est tant généralisé depuis quelques années, et simplement par les mains du coiffeur, atteint lui-même de pelade (le fait n'est pas rare) ou ayant donné ses soins à un peladique. Des mesures convenables de police sanitaire étant inapplicables à ces officines, les précautions antiseptiques nécessaires n'étant prises — et bien souvent de façon très incomplète et insuffisante — que par un nombre infime de coiffeurs, le seul moyen jusqu'ici pratique, quand il est praticable, est encore l'individualisation des objets qui servent à la coiffure et à la barbe. Chaque client devrait posséder et apporter au coiffeur tous les objets qui lui sont nécessaires.

RÉSUMÉ DU TRAITEMENT DE LA PELADE

Pelade du cuir chevelu. — Couper les cheveux courts, dans tous les cas où cela est possible ; ne les conserver que chez les femmes dans les cas de pelade limitée. Épiler (ou raser) le pourtour des plaques en enlevant tous les poils peu adhérents et y tenir toujours les cheveux très courts. Lavage à l'eau chaude et au savon simple ou médicamenteux.

En outre, faire les applications suivantes.

Plaque unique et peu étendue : le matin, tous les jours badigeonnage des plaques avec l'éther additionné d'acide acétique cristallisable et de chloral, ou tous les 4 ou 5 jours avec un mélange à parties égales d'alcool et d'acide phénique, ou tous les 8 jours avec la teinture de cantharides ; friction sur tout le cuir chevelu avec un liniment excitant ; le soir, application de pommade excitante.

Plaques multiples et peu étendues : Même traitement,

en ne soumettant aux badigeonnages phéniqués ou cantharidés qu'un nombre limité de plaques dans chaque séance, ou frictions avec l'essence de Wintergreen étendue de son volume d'éther.

Plaques très étendues, et surtout serpigineuses : même traitement, ou électrisation faradique, ou, dans les cas très rebelles, injections intradermiques de sublimé.

Dans tous les cas varier les applications.

Dans tous les cas où il y a lieu, traitement général et traitement interne en rapport avec l'état général du malade.

Pelade de la barbe. — Couper la barbe, épiler au pourtour des plaques tous les poils peu adhérents.

Traitement local comme dans la pelade du cuir chevelu, mais avec des doses moins fortes de substances actives.

PIÉDRA

Exposé clinique et étiologique. — On donne le nom de piédra ou trichomycose nodulaire (Juhel-Rénoy) à une affection observée chez les naturels de la province de Cauca (Colombie), caractérisée par le développement sur les cheveux de nodosités châtain foncé irrégulièrement disposées en chapelets et constituées par un champignon spécial. Les poils atteints sont, en outre, lanugineux et se recroquevillent sur eux-mêmes.

Traitement. — Cette affection guérit facilement, le bulbe pileux n'étant pas envahi par le parasite qui se développe uniquement à la surface du poil, il suffit de couper les cheveux ras, pour en débarrasser le malade ; le champignon ne résistant pas à l'action du sublimé, on peut encore faire des lotions chaudes avec une solution de sublimé au millième (1).

PITYRIASIS VERSICOLORE

Exposé clinique et étiologique. —On donne le nom de pityriasis versicolore à une affection produite par un champignon, le microsporon furfur (Eichstedt).

Cette affection, encore désignée sous le nom de *crasses parasitaires*, est caractérisée par le développement de taches de couleur café au lait, ou jaune grisâtre, tirant parfois sur le brun, ou sur le rose lorsque les téguments sont congestionnés par la chaleur. Ces taches sont tantôt fines, ponctuées, tantôt plus larges et se réunissant en îlots ou en nappes dont la coloration n'est pas uniforme. Elles semblent de niveau avec la peau voisine ou à peine saillantes ; mais, lorsqu'on exerce sur elles avec l'ongle un grattage un peu énergique, on en détache une mince pellicule plissée et mollasse, caractéristique de l'affection, au-dessous laquelle l'épiderme paraît intact. Elles occupent surtout les régions antérieure et postérieure du tronc, mais peuvent aussi se développer sur les membres, principalement au niveau des plis articulaires, exceptionnellement sur la face.

Le pityriasis versicolore s'observe tantôt chez des sujets cachectiques, les phthisiques particulièrement, tantôt chez des sujets vigoureux et présentant tous les attributs de l'arthritisme, et surtout de l'arthritisme avec tendance à l'obésité. Les sujets qui en sont atteints sont presque toujours des sujets à peau grasse, dont l'état séborrhéique peut être entretenu

(1) JUHEL-RÉNOY et LION. *Annales de Dermatologie*, 1890, p. 763.

par des troubles gastro-intestinaux et par le port habituel du gilet de flanelle.

Le parasite habite les couches superficielles de
l'épiderme, et ne pénètre pas dans les follicules
pileux ; il peut cependant occuper leur orifice et y
persister après la chute des couches épidermiques.
Les récidives multiples ou mieux les rechutes incessantes du pityriasis versicolore semblent tenir en
grande partie à cette persistance du parasite dans
un point où il échappe plus facilement aux moyens
thérapeutiques.

Contagieux en qualité d'affection parasitaire, le
pityriasis versicolore ne révèle cependant que difficilement cette propriété malgré des contacts répétés, et
il semble que l'état des téguments et l'absence de
soins de propreté suffisants aient une grande influence
sur son développement.

Traitement. — Les médications reconstituantes,
ou antiarthritiques, pharmaceutiques ou thermales,
le traitement des troubles gastro-intestinaux ne doivent pas être négligés chez les sujets atteints de
pityriasis versicolore, plutôt pour essayer d'arrêter
ses récidives que pour guérir ses lésions, contre
lesquelles le traitement local seul est efficace.

Ce dernier sera destiné à provoquer l'exfoliation des couches superficielles de l'épiderme dans
lesquelles vit et se développe le parasite. Comme l'a
fait remarquer M. Besnier (Voir page 68), c'est
là le véritable mode de traitement des épidermophy-
ties et les parasiticides utiles n'agissent qu'en provoquant une irritation susceptible de faire tomber
les parasites en même temps que les couches qui
leur servent de support.

Les agents d'exfoliation épidermique qui peuvent

être employés contre le pityriasis versicolore sont surtout la teinture d'iode, les pommades soufrées et salicylées (15 0/0 de soufre et 3 0/0 d'acide salicylique), additionnées ou non de 2 0/0 de résorcine, et le savon mou de potasse.

La teinture d'iode, en badigeonnages répétés plusieurs jours de suite jusqu'à exfoliation complète et légère irritation tégumentaire, peut suffire lorsque les taches sont peu nombreuses.

Les pommades soufrées et salicylées ou résorcinées peuvent être employées lorsque les lésions sont plus étendues, à la condition de répéter leur application plusieurs jours de suite, le soir de préférence, et de les faire alterner avec des savonnages énergiques à l'eau chaude faits chaque jour.

Lorsque les lésions sont particulièrement intenses et largement étendues, les frictions avec du savon mou de potasse pur ou mélangé d'un tiers de pierre ponce pulvérisée, avec du savon au naphthol, à l'ichthyol, à l'acide salicylique, permettent d'arriver plus sûrement à la guérison : la friction est faite le soir, la mousse est laissée en place pendant deux heures ou même pendant toute la nuit si les téguments sont peu irritables, puis enlevée au moyen d'eau chaude, et le malade se poudre à l'amidon ou au talc additionné de 1 à 2 0/0 d'acide salicylique ; en outre, le malade prend tous les deux jours un bain sulfureux. En cinq à six jours, on parvient ainsi à faire disparaître toute trace de la maladie ; mais, pour prévenir les rechutes dues à la persistance de spores dans les orifices pilaires, il est bon au bout de quelques jours de reprendre le même traitement pendant trois ou quatre jours.

Lorsque les lésions ont disparu et que l'examen

histologique montre l'absence de toute trace du parasite, il est bon de prescrire des lotions savonneuses répétées une ou deux fois par semaine, et des applications de pommade soufrée et salicylée faible (soufre 8 à 10 0/0, acide salicylique 1 0/0) pour lutter contre la séborrhée qui entretient l'affection parasitaire, et de supprimer pour le même motif le contact de la flanelle avec la peau.

Enfin la désinfection des linges et flanelles sera prescrite pour empêcher les récidives.

PITYRIASIS CIRCINÉ ET MARGINÉ

Exposé clinique. — E. Vidal a décrit, sous ce nom, une affection constituée par de petites taches, à développement centrifuge, bordées par une collerette rose ou rose jaunâtre de desquamation furfuracée; ces taches, arrondies ou ovalaires, atteignent et dépassent la dimension d'une pièce de 1 franc et peuvent se réunir en plaques à contours polycycliques. Elles occupent ordinairement le tronc, parfois les bras et les cuisses.

Cette affection serait causée par un parasite, le *microsporon anomœon* ou *dispar* (E. Vidal); mais la question semble demander de nouvelles recherches. L'autonomie de l'affection est d'ailleurs loin d'être établie, et elle se confond peut-être avec les formes circinées de l'eczéma séborrhéique.

Le **traitement** du pityriasis circiné et marginé consiste, d'après Vidal (1), dans l'emploi des bains sulfureux et des lotions au savon de goudron, ou des pommades mercurielles : la guérison se produit ra-

____

(1) *Annales de Dermatologie*, 1882, p. 22.

pidement, comme dans les localisations analogues de l'eczéma séborrhéique.

ÉRYTHRASMA

Exposé clinique et étiologique. — L'érythrasma est une affection parasitaire causée par le *microsporon minutissimum* de Burchhardt.

Il est caractérisé par le développement de plaques arrondies, uniformes, de couleur rouge orangé ou jaune chamois, très légèrement saillantes, finement plissées et recouvertes d'une desquamation fine et peu sensible, qui ne se détache jamais en lambeaux comme celle du pityriasis versicolore ; les plaques mesurent de 2 à 4 centimètres et plus, leur contour est un peu irrégulier et sinueux.

L'affection occupe le pli génito-crural ou la région axillaire, rarement le pli inguinal ou le pli du coude. Elle est beaucoup plus fréquente chez l'homme que chez la femme.

Le parasite occupe exclusivement l'épiderme.

La contagion de l'affection se fait assez difficilement. Le terrain arthritique paraît y être prédisposé ; les récidives sont fréquentes.

Traitement. — Le traitement de l'érythrasma est très analogue à celui du pityriasis versicolore, le siège du parasite étant identique ; mais, en raison de la topographie de l'affection dans des régions où la peau est particulièrement irritable, les procédés trop brutaux d'exfoliation épidermique ne peuvent lui être appliqués.

Les badigeonnages de teinture d'iode constituent, lorsqu'ils peuvent être supportés, le moyen le plus pratique. Les pommades soufrées, salicylées et résorcinées permettent encore d'obtenir la chute de l'épiderme ; les emplâtres salicylés à 3 ou 5 0/0 peuvent être utilisés dans le même but, mais sont inapplicables à la région crurale chez la femme.

Les bains sulfureux, les lotions avec la liqueur de van Swieten sont de bons adjuvants de la médication exfoliatrice.

Lorsque les lésions ont disparu, le malade devra, pour empêcher les récidives, continuer les lavages à l'eau chaude et au savon (savon de toilette, savon à l'ichthyol, au naphthol), et poudrer les parties malades avec une poudre contenant 1 à 10 0/0 de soufre précipité (Besnier), ou 1 à 2 0/0 d'acide salicylique.

Le port du suspensoir est utile pour écarter le scrotum de la cuisse, à la condition de le nettoyer convenablement ; le malade doit, en outre, éviter le contact des vêtements de laine (Besnier) et faire désinfecter les linges et les vêtements qui peuvent être la cause de récidives.

ACTINOMYCOSE

Exposé clinique et étiologique. — Cette affection, plus fréquente chez les bovidés que chez l'homme, est rarement observée en France, où elle a été jusqu'à ces dernières années méconnue.

Elle est caractérisée par la production d'abcès contenant un pus mal lié, souvent séreux, dans lequel nagent des grains opaques d'un jaune d'or ou de soufre, quelquefois blanchâtres ou verdâtres, du volume d'un grain de lycopode à celui d'un grain de millet, constitués par un champignon radié (*actinomyces*).

Ces abcès, à marche lente ou rapide, débutent généralement au niveau des os maxillaires ou dans les
viscères, et s'ouvrent souvent à la surface de la peau
qui présente à leur niveau une coloration violacée ;
l'ouverture donne issue à des fongosités jaunâtres
ou violacées et conduit dans des trajets fistuleux
multiples.

A côté de ces cas, de beaucoup les plus communs,
où les lésions cutanées sont secondaires à des foyers
actinomycosiques profonds, il en est d'autres où l'actinomycose se développe primitivement dans la peau
ou le tissu cellulaire sous-cutané ; les symptômes se
rapprochent alors beaucoup de ceux des tuberculoses cutanées : il y a une infiltration ligneuse avec
des nodules ressemblant aux nodules lupiques et
plus tard une ulcération irrégulière, déchiquetée,
tendant à envahir les tissus profonds ; le diagnostic repose exclusivement sur l'examen attentif du
pus et sur la constatation des grains d'actinomyces.

L'actinomycose à forme primitivement cutanée
s'observe sur la paroi thoracique et aux mains ;
comme les autres localisations de cette maladie, elle
se rencontre surtout chez les sujets qui sont exposés
à se piquer avec des épis de blé ou d'avoine, habitat
ordinaire de l'actinomyces.

Traitement. — Le traitement de l'actinomycose
consiste essentiellement dans l'administration de
l'iodure de potassium. Employé avec succès dans
l'actinomycose chez les animaux par Thomassen
(d'Utrecht), par M. Nocard, et par un grand nombre
de vétérinaires américains, il a été mis en usage
chez l'homme par Thomassen, par plusieurs médecins hollandais, par M. Meunier (de Tours), par

Buzzi et B. Galli et par M. Netter (1) qui en ont constaté l'efficacité : M. Netter, avec une dose quotidienne de 4 grammes, a obtenu, au bout de quelques jours, une amélioration considérable qui s'est encore poursuivie après la suspension du médicament.

Le traitement interne paraît suffire à amener la guérison des lésions de l'actinomycose. Il y a cependant avantage à ouvrir les collections purulentes, à les panser antiseptiquement et à diriger la réparation par des cautérisations ignées ou par des attouchements au nitrate d'argent ou au chlorure de zinc.

MYCÉTOME OU PIED DE MADURA

Exposé clinique et étiologique. — On désigne sous ce nom une affection observée dans l'Inde, surtout dans le district de Madura, et qui semble avoir été rencontrée également en Amérique (Kemper) et en Algérie (Gémy et Vincent).

Elle est caractérisée au début par de légères indurations indolentes, sur lesquelles se développe une vésicule ou une bulle dont la rupture donne lieu à l'issue de petits grains noirs ou grisâtres caractéristiques. Le pied augmente de volume, se transforme en une masse informe ou prend un aspect ovoïde ou conoïde, en même temps que les masses musculaires de la jambe s'atrophient ; il est d'une dureté uniforme, la surface criblée de saillies hémisphériques qui s'ulcèrent ; les ulcérations se recouvrent de fongosités, au milieu desquelles s'ouvrent des trajets fistuleux ; les fistules donnent issue à un

____

(1) *Bulletin de la Société médicale des hôpitaux*, 3 novembre 1893, p. 679.

liquide ichoreux, jaunâtre, renfermant de petits grains noirs, bruns, rosés ou blanchâtres, et conduisent dans des trajets profonds remplis de masses fongueuses noirâtres ou brunâtres et pénétrant jusqu'aux os altérés.

La maladie est due à un champignon qui pénètre soit à travers les glandes cutanées du pied, soit par quelque plaie ou écorchure de la région. Elle n'est pas contagieuse.

Traitement. — Au début, on peut essayer le raclage, la cautérisation des parties malades au fer rouge, les injections de teinture d'iode ou de chlorure de zinc. Mais, lorsque les lésions sont étendues et ont atteint les os, l'amputation est le seul traitement ; elle doit être faite assez haut, en raison de l'envahissement souvent latent des os de la jambe.

III. — DERMATOSES PRODUITES PAR DES PARASITES MICROBIENS.

Ce groupe de dermatoses, qui s'étendra sans doute de plus en plus par les progrès de la microbiologie, comprend déjà un grand nombre d'affections.

Les unes sont produites par des microorganismes spécifiques : les tuberculoses cutanées, la lèpre, le rhinosclérome, la pustule maligne, le farcin et la morve.

Les autres sont causées par des microorganismes auxquels la multiplicité des affections dans lesquelles on les rencontre et leur présence fréquente sur la peau donnent un caractère évident de banalité, mais qui, une fois implantés sur le tégument, donnent lieu, soit par suite de conditions spéciales de virulence, soit par suite de leur localisation dans certaines parties de la peau, à des lésions cliniquement différenciées. Tels sont l'impétigo, l'ecthyma, le furoncle.

Aux précédentes nous ajouterons quelques affections dont l'origine microbienne n'est pas déterminée ou est incomplètement démontrée, quoique la clinique ne permette pas d'en douter. Ce sont le pemphigus épidémique des nouveau-nés, les verrues et les végétations, le molluscum contagiosum et une longue série de dermatoses exotiques.

Les modes d'intervention thérapeutique sont très variables dans les affections cutanées d'origine microbienne, en raison des sièges très différents que peuvent occuper les agents pathogènes.

Lorsque ceux-ci siègent exclusivement dans l'épiderme, l'antisepsie cutanée suffit à les combattre et à amener la guérison de la dermatose.

Mais, lorsqu'ils envahissent les couches dermiques, ils deviennent inaccessibles aux moyens antiseptiques externes. On peut parfois alors les attaquer par les médicaments internes qui modifient l'organisme, le rendent impropre à la pullulation des agents microbiens : car il n'existe dans la thérapeutique interne pour ainsi dire aucune substance capable de tuer les parasites microbiens aujourd'hui connus des dermatoses.

Mais il ne faut pas se faire illusion sur la valeur thérapeutique de ces modificateurs généraux de l'organisme : ils peuvent tout au plus modérer son envahissement par les agents pathogènes, mais non pas provoquer leur destruction par la stérilisation du milieu interne ou par réaction vitale ; ce sont des adjuvants du traitement local.

C'est donc encore à celui-ci qu'il faut revenir pour

guérir ces dermatoses, soit en extirpant les tissus morbides lorsque cela est possible, soit en les détruisant par les caustiques chimiques ou thermiques, soit plus rarement en modifiant par des irritants locaux la vitalité des tissus affectés.

Les indications de ces divers modes de traitement varient considérablement suivant les propriétés de chacun des agents microbiens en cause, suivant le siège des lésions ; elles ne peuvent prêter à des considérations générales plus développées.

TUBERCULOSES CUTANÉES

Les manifestations cutanées de la tuberculose peuvent revêtir des formes cliniques multiples auxquelles répondent des indications thérapeutiques particulières : si la destruction du bacille de Koch est toujours dans ces affections le but à poursuivre, elle doit, suivant la forme des lésions et suivant leurs localisations, être réalisée par des procédés différents.

Nous avons donc à étudier séparément le traitement des affections suivantes :

Lupus vulgaire,
Lupus érythémateux,
Tuberculose ulcéreuse,
Tuberculose verruqueuse,
Tuberculose gommeuse,
Lichen scrofulosorum,

qui, sous des aspects divers dus au siège variable du parasite et à la réaction variable des tissus, représentent les formes actuellement différenciées et démontrées de la tuberculose cutanée.

Nous disons avec intention : actuellement différenciées et démontrées ; nous croyons en effet que le cadre des tuberculoses est encore destiné à s'étendre. En particulier, la lésion désignée depuis Bazin sous le nom d'érythème induré, nous paraît devoir leur être rattachée quelque jour.

Lupus vulgaire

Exposé clinique et étiologique. — Le lupus vulgaire, lupus de Willan ou lupus tuberculeux, est caractérisé par le développement, sur la peau ou sur les muqueuses, de nodosités, — ou tubercules, dans le sens dermatologique du mot, — de coloration rouge jaunâtre rappelant celle de la gelée de pommes ou du sucre d'orge, de consistance molle, de dimensions variables, faisant une saillie également variable au-dessus du tégument. Ces tubercules lupiques peuvent persister en cet état pendant un temps assez long ou subir diverses transformations : ils peuvent se scléroser ou se résorber, laissant à leur suite une dépression cicatricielle ; plus souvent ils s'ulcèrent, se recouvrent de croûtes d'épaisseur et d'aspect variables ; l'ulcération peut atteindre les tissus sous-jacents, détruisant les os, mutilant plus ou moins profondément les parties atteintes et donnant lieu à des difformités souvent hideuses.

Le mode d'agglomération, le siège et l'évolution des nodules lupiques élémentaires varient beaucoup d'un cas à l'autre et impriment à l'affection des formes cliniques très différentes, que nous indiquerons sommairement.

Le lupus peut être plan, formant une tache à la surface de la peau, ou élevé et dépassant plus ou moins le niveau de celle-ci. Il peut persister longtemps sans s'ulcérer, l'épiderme conservant un aspect voisin de l'état normal (lupus non exedens), ou se recouvrant de squames pityriasiformes ou psoriasiformes ; il peut encore donner lieu à des ulcérations (lupus exedens) plus ou moins végétantes, parfois rapidement et profondément extensives (lupus vorax), d'autres fois à marche lente, la partie centrale des lésions restant ulcérée ou se cicatrisant tandis qu'elles progressent par leurs bords (lupus serpigineux) ; les croûtes qui recouvrent les ulcérations peuvent présenter des aspects variables (lupus rupioïde, lupus impétiginiforme, etc.).

Les tubercules lupiques peuvent se réunir en groupes plus ou moins larges, de forme généralement arrondie (lupus discoïde), tantôt uniques tantôt multiples, ou se répartir irrégulièrement sur une surface étendue (lupus disséminé).

Les éléments constituants de la peau peuvent subir, au niveau des lésions lupiques, des lésions multiples, aboutissant à l'hyperplasie de la couche papillaire et épidermique (lupus papillomateux, lupus verruqueux, lupus scléreux de Vidal), ou des vaisseaux (lupus télangiectasique, lupus pernio).

Le siège de prédilection du lupus est la face, où il occupe de préférence les joues et le nez, qu'il peut détruire plus ou moins complètement ; les oreilles sont fréquemment atteintes et déformées par lui ; il siège rarement au cuir chevelu. Le cou est encore une de ses localisations fréquentes : il y succède d'habitude à des adénopathies tuberculeuses. Toutes les régions du tronc et toute l'étendue des membres peuvent être envahies par lui ; le lupus des extrémités mérite une mention particulière en raison de l'envahissement fréquent des os sous-jacents et des mutilations qui en résultent et en raison de l'état éléphantiasique qui les accompagne souvent à la suite de poussées multiples de lymphangite streptococcique.

Plusieurs de ces localisations coexistent fréquemment chez un même sujet.

Les muqueuses peuvent être le siège de lésions lupiques, coïncidant ou non avec des lésions cutanées.

Les ganglions lymphatiques correspondant à la région atteinte de lupus sont ordinairement le siège de lésions similaires, c'est-à-dire tuberculeuses.

La nature tuberculeuse du lupus vulgaire est aujourd'hui une des données les plus certaines de l'étiologie des dermatoses. Établie par M. Besnier sur les bases de l'observation clinique (fréquence des lésions viscérales tuberculeuses chez les lupiques. début assez fréquent au niveau des cicatrices de lésions tuberculeuses profondes, ganglionnaires, osseuses ou autres, antécédents héréditaires de tuberculose, etc.), elle a reçu successivement l'appui de l'anatomie pathologique qui a fait voir dans les lésions lupiques la présence de follicules tuberculeux typiques (Friedländer, Vidal et Leloir), de l'expérimentation qui a montré le pouvoir tuberculigène des lésions lupiques inoculées aux animaux (Cornil et Leloir, H. Martin, etc.), de la bactériologie, qui a décelé le bacille de Koch dans les tissus lupiques par les réactifs colorants (Doutrelepont, Demme, Schuchardt et Krause, Cornil et Leloir, etc.), par la culture (Koch), et par les injections d'extraits glycérinés de cultures tuberculeuses (Koch).

Ces recherches ont prouvé que le lupus, qualitativement tuberculeux, l'était quantitativement peu : les bacilles y sont rares, la tuberculose expérimentalement produite par lui est peu virulente. Le lupus est donc une tuberculose atténuée, comme le sont d'ailleurs les autres tuberculoses cutanées.

Au point de vue de l'intervention thérapeutique, la quantité a peu d'importance ; il suffit que le lupus soit tuberculeux pour que la voie à suivre soit indiquée.

Traitement. — Le lupus vulgaire constitue la forme la plus fréquente des tuberculoses cutanées, la plus désespérante peut-être par ses récidives multiples presque indéfinies, qui rendent son traitement difficile et laborieux au suprême degré. La localisation fréquente au visage rend plus délicate encore l'intervention thérapeutique qui doit non seulement guérir les lésions, mais les guérir avec le minimum de délabrements et de déformation, au besoin même réparer les désordres matériels produits par la maladie. Si cette considération esthétique ne doit pas arrêter le médecin dans l'emploi des moyens curatifs, elle en modère singulièrement dans la pratique l'énergie et entre pour une part importante dans ses décisions.

Le *traitement général* joue un grand rôle dans cette affection, non pour la guérir radicalement — c'est, du consentement unanime des dermatologistes, lui demander plus qu'il ne peut tenir — mais pour soutenir les forces du malade, empêcher l'envahissement de l'économie par l'infection tuberculeuse qui la menace, modérer même l'extension du processus lupique à la surface du tégument. Ce traitement, à la fois médicamenteux, diététique et hygiénique, est celui des tuberculoses en général, des tuberculoses locales en particulier, de la scrofule telle que la comprenaient nos prédécesseurs.

Une alimentation abondante, facilement digestible, dans laquelle prédomineront les aliments azotés et les féculents, sera prescrite aux sujets atteints de lupus vulgaire ; leurs fonctions digestives seront surveillées, et les troubles qu'elles présenteront seront traités pour que cette alimentation soit assimilée.

Leur hygiène générale sera l'objet de l'attention du médecin, qui veillera à ce qu'elle soit aussi parfaite que possible : aération, exercice modéré, suppression de toutes causes de fatigue physique, lotions excitantes sur la totalité du corps, tub toutes les fois qu'il sera possible.

L'huile de foie de morue, à doses aussi élevées que possible, les préparations iodées (sirop d'iodure de fer, sirop iodo-tannique, sirop antiscorbutique, iodoforme, etc.), arsenicales (liqueur de Fowler, solution d'arséniate de soude, granules de Dioscoride, arséniate de fer), la créosote font les frais de la thérapeutique médicamenteuse, suivant les cas, suivant l'état de l'appareil digestif et de l'appareil pulmonaire. Les injections sous-cutanées d'huile créosotée ou iodoformée rendent parfois des services dans les cas d'intolérance gastrique ; mais leur emploi ne pourra être que l'exception.

Le séjour au bord de la mer, sauf sur les plages fortement excitantes du Nord, qui activent souvent la marche du lupus ulcéré et floride et qui ne sont peut-être même pas innocentes dans les lupus non ulcérés, ou mieux le séjour hibernal dans les stations de la Rivière de Gênes, et surtout les eaux thermales sulfureuses (Luchon, Cauterets, Barèges, Challes, Schinznach, etc.), chlorurées sodiques (Salies-de-Béarn, Briscous, Salins-du-Jura, Bourbon-Lancy, Bex, etc.), arsenicales (la Bourboule) constitueront des adjuvants de premier ordre dans nombre de cas.

Il n'y a là, en somme, rien de particulier au lupus ;

ce qu'il faut exiger du malade, c'est la continuité de ce traitement hygiénique, diététique et médicamenteux, quitte au médecin à en diriger la marche, à en varier les agents suivant les cas et les indications nouvelles que fournit l'état général plus encore que l'état local des lésions.

Ce qu'il faut, en effet, bien retenir, c'est que ces moyens thérapeutiques ou autres sont dirigés moins contre le lupus lui-même en tant que lésion constituée, que contre l'état constitutionnel du sujet qui en est porteur. Le traitement général permet au malade de supporter sa lésion, l'aide à la faire le moins étendue possible ; mais surtout il empêche l'économie de se laisser envahir par l'infection tuberculeuse menaçante, en lui donnant les forces nécessaires pour y résister.

Le traitement général est donc indispensable chez les lupiques, mais il doit compléter le traitement local : ce dernier seul peut guérir le lupus. C'est là une vérité dont il faut se pénétrer si on veut instituer une thérapeutique réellement efficace.

Les injections d'extrait glycériné de cultures tuberculeuses, proposées par Koch comme moyen curatif des tuberculoses en général et du lupus vulgaire en particulier, ont donné les résultats que tout le monde connaît. Malgré leur échec, elles ont été le point de départ de recherches pour trouver des substances qui, introduites dans la circulation générale par la voie hypodermique, agissent plus ou moins spécifiquement sur les éléments lupiques : les injections de thiosinamine (H. von Hebra), d'extrait de teucrium scordium ou teucrine (von Mosetig-Moorhof), de nucléine, de cantharidate de soude, etc., ont été proposées dans ce but : elles ont donné, au dire de leurs promoteurs, quelques résultats que d'autres recherches n'ont pas confirmés. Sans vouloir nier l'efficacité de ces substances et sans condamner à l'avance les tentatives de ce genre, on peut dire que cette méthode du traitement du lupus n'a pas encore fait ses preuves; jusqu'à plus ample informé, elle ne peut être recommandée, d'autant que plusieurs des substances préconisées ont parfois déterminé des accidents graves; on les a vues provoquer de nouvelles poussées lupiques, et il est possible, comme le pense Spiegler (1), qu'elles déterminent la généralisation de la tuberculose.

Même incertitude sur les résultats des injections de sérum d'animaux réfractaires à la tuberculose : chèvre, chien (Tommasoli) (2).

Le traitement spécifique du lupus par les injections hypodermiques est donc à trouver. Jusque-là le traitement local conserve ses droits.

Le *traitement local* du lupus est de ceux qui ne s'improvisent pas; il faut, pour le mettre fructueusement en pratique, en connaître tous les détails, toutes les ressources, et c'est à peine si, en quelques pages, nous lui pourrons donner les développements qu'il mérite.

Malgré ses richesses, ce traitement ne donnera

(1) *Centralblatt f. klin. Medic.*, 9 sept. 1893.
(2) Quoique l'inoculation du streptocoque ne puisse être tentée comme moyen thérapeutique, nous devons signaler ici les vertus curatives qu'on a attribuées à l'érysipèle, pour prémunir le lecteur contre cette opinion; en effet, à côté de cas où on a vu, à la suite d'un érysipèle, survenir une amélioration toujours passagère, il en est d'autres au moins aussi nombreux dans lesquels cette infection secondaire n'a eu aucun résultat favorable, parfois même a provoqué une extension rapide de la maladie primitive. Aussi, loin de rechercher l'érysipèle pour les lupiques, doit-on le leur éviter soigneusement.

souvent que des résultats assez imparfaits, et surtout il sera désespérant par la lenteur de son action. Sans prétendre, comme on l'a dit, que plus lente est l'action d'un traitement du lupus, plus sûre est son efficacité, il est certain que la durée du traitement le mieux conduit dépasse de beaucoup ce que l'on pourrait croire en présence des lésions. Il est certain aussi que, lorsqu'on voit survenir une amélioration, la guérison est encore lointaine : pour que disparaisse toute trace des lésions, il faudra encore des semaines, sinon des mois d'intervention continue, et, lorsqu'on aura obtenu une cicatrice vierge de toute lésion lupique, on devra s'attendre à voir reparaître dans celle-ci, pendant une longue série d'années, des nodules qu'il faudra encore détruire. Il y a loin de ces prémisses, dont l'observation clinique montrera peut-être encore longtemps l'exactitude, aux prétentions des novateurs qui, ignorant la marche du lupus, prétendent le guérir en quelques jours, quand ce n'est pas en quelques heures : il est vrai qu'ils confondent cicatrisation des ulcérations lupiques et guérison du lupus : ils ont fait comme un restaurateur de tableaux qui aurait verni un tableau sans y réappliquer les fragments détachés par la vétusté et se féliciterait de son travail.

L'*antisepsie* joue, dans le traitement du lupus, un rôle beaucoup plus considérable qu'on ne l'admet généralement. Elle a pour but, moins d'agir directement sur l'agent pathogène du lupus, si difficile à atteindre dans les tissus, que d'empêcher l'accès, la pullulation des agents d'infections secondaires, qui viennent aggraver l'infection primaire et parfois produisent des accidents infectieux à distance.

Si le terrain joue un rôle dans l'évolution du tubercule lupique, dans son ramollissement et son ulcération, celui des agents pyogènes d'origine externe est
plus grand encore. La bactériologie le démontre
surabondamment (Leloir), et nous en avons eu plus
d'une fois la preuve clinique en obtenant, par les
seules applications antiseptiques, la cicatrisation
d'ulcérations lupiques anciennes et rebelles. Les cica-
trisations rapides survenues après les scarifications
dans les lupus végétants et ulcérés sont dues, ce nous
semble, en partie aux pratiques antiseptiques qu'on
leur associe plus ou moins consciemment et trop
parcimonieusement en général.

Le premier soin d'un médecin, en présence d'une
ulcération lupique recouverte de croûtes, doit être de
faire tomber celles-ci : il pourra alors seulement
être renseigné sur la disposition réelle des lésions,
sur leur étendue, leur profondeur, les caractères de
l'ulcération.

Si les croûtes sont peu épaisses et peu étendues,
la curette ou le racloir de Vidal suffisent. Si elles sont
épaisses et cachent de larges surfaces, il faut d'abord
les ramollir au moyen de cataplasmes de fécule de
pommes de terre, et, mieux encore, au moyen de
pulvérisations tièdes de liquides légèrement antiseptiques (eau boriquée, solution de sublimé à 1/4000,
solution de phéno-salyl à 1/500, etc.) prolongées
pendant dix à quinze minutes, répétées matin et soir
et suivies d'applications de pansements humides. Au
bout de deux ou trois pulvérisations, les croûtes sont
tombées et on peut poser les indications du traitement.

La plupart des dermatologistes commencent alors
le traitement actif, chirurgical du lupus. Sauf excep-

tion, par exemple dans des lupus à marche rapide, risquant d'envahir des organes importants et contre lesquels il convient de lutter de suite, ou chez des malades qui exigent un traitement immédiat, il y a avantage à attendre quelques jours au moins avant d'intervenir chirurgicalement. Très fréquemment, sous l'influence de pansements antiseptiques humides, les bourgeons s'affaissent, l'ulcération se réduit, quelques points de sa surface se cicatrisent, la limitation du champ d'action chirurgicale compense largement cette temporisation.

Les pansements antiseptiques ne doivent pas être irritants, sous peine d'aller à l'encontre de leur but : nous donnons la préférence au sublimé, à l'acide borique, au phéno-salyl, à la condition qu'ils soient tolérés; parfois nous nous contentons d'eau bouillie ou d'infusion de camomille.

Le pansement doit être renouvelé deux fois par jour et précédé d'un lavage des surfaces suppurantes avec une solution antiseptique, fait avec précaution. Il est complété par un morceau de taffetas gommé ou de gutta-percha, de forme appropriée, suffisamment large pour empêcher sa dessiccation et son adhérence à la peau; c'est là le point le plus difficile à obtenir des malades, lorsque le lupus siège à la face et que le pansement couvre les yeux ou gêne les mouvements de la bouche; mais il faut l'exiger. Il faut également exiger que ce pansement soit conservé constamment.

Si les ulcérations sont peu étendues, ce pansement suffira souvent à leur cicatrisation, surtout si on aide son action par des attouchements au nitrate d'argent.

A toutes les périodes du traitement du lupus, la cicatrisation complète des surfaces malades dans

l'intervalle des interventions actives est le but que
doit d'abord se proposer le médecin, parce que c'est
le moyen le plus sûr de mettre à l'abri contre les
infections pyogènes exogènes. C'est également le
moyen d'avoir toujours, à la surface des lésions
cautérisées ou scarifiées, le plus possible de ces îlots
épidermiques qui facilitent la production de cicatrices lisses.

Les pansements humides ont parfois, lorsqu'ils
sont appliqués longtemps sans interruption, l'inconvénient de macérer l'épiderme, de le rendre friable
et de retarder la cicatrisation : en pareil cas, il convient de les suspendre et de recourir à l'emploi des
pommades antiseptiques (vaseline boriquée de préférence), ou mieux, et surtout lorsque les ulcérations
sont peu étendues, au pansement sec avec des poudres antiseptiques ou absorbantes : iodoforme, salol,
aristol, dermatol, sous-nitrate de bismuth, sous-carbonate de fer, etc., qu'on emploie incorporées à la
gaze, ou qu'on maintient avec un pansement ouaté
ou avec des emplâtres adhésifs. De la sorte, on arrive, avec un peu de tact ou quelques tâtonnements,
à faire cicatriser un plus grand nombre d'ulcérations.

Il y a cependant des ulcérations rebelles, bel et
bien lupiques, c'est-à-dire tuberculeuses et uniquement tuberculeuses, qui résistent à ces topiques
et qu'il faut attaquer par des méthodes plus actives.

Les emplâtres adhésifs sont fréquemment employés
pour le pansement des ulcérations lupiques. Nous
les considérons comme très inférieurs aux pansements humides. Ils entretiennent la suppuration,
sans avantage autre que celui de s'opposer très
imparfaitement à l'accès des germes extérieurs. Ils

peuvent cependant être tolérés chez les sujets auxquels leurs occupations ne permettent pas de conserver un pansement plus correct, mais à la condition d'être renouvelés au moins une fois par jour après lavage de la surface avec une solution antiseptique, de préférence la liqueur de van Swieten.

Lorsque le lupus n'est pas ouvert, l'antisepsie cutanée n'a pas perdu tous ses droits. Les lavages quotidiens avec une solution antiseptique, faiblement alcoolisée, permettent de maintenir l'épiderme à l'abri des infections exogènes.

Une innombrable série de *pommades* variées a été proposée contre le lupus. Aucune, on peut le déclarer sans crainte, n'a jamais produit la guérison, même temporaire, d'un seul cas de lupus. Nous nous abstiendrons donc de les signaler, ne voulant pas éveiller, dans l'esprit du lecteur, l'idée qu'elles peuvent avoir quelque utilité.

Nous serions presque tenté d'en dire autant des *emplâtres*, si des auteurs considérables ne les avaient recommandés récemment encore. Certains de ces emplâtres, en vertu des substances irritantes qui entrent dans leur composition comme les emplâtres à l'acide pyrogallique, à la créosote, à l'acide salicylique, etc., peuvent cependant provoquer une exfoliation épidermique, arriver au contact des éléments lupiques, et en produire l'élimination ; mais toujours, lorsqu'ils sont assez actifs pour atteindre ce résultat, ils donnent lieu à des ulcérations se cicatrisant d'une façon plus ou moins vicieuse ; la guérison, si elle se produit, est acquise au prix de difformités souvent considérables.

En réalité, sauf l'antisepsie cutanée, qui provoque la cicatrisation des ulcérations sans guérir le lupus, il n'y a d'espoir à fonder que sur l'emploi des caustiques et des procédés chirurgicaux.

Les *caustiques chimiques* ont longtemps constitué la base du traitement local actif du lupus et sont encore employés par un certain nombre de dermatologistes. Pour la plupart des auteurs, cependant, leur rôle est très restreint et se réduit presque à celui d'adjuvants du traitement chirurgical dans certaines conditions déterminées.

Les caustiques les plus divers ont été tour à tour employés : pâte de Vienne, caustiques arsenicaux, chlorure de zinc, acides azotique, chlorhydrique, lactique, acétique, pyrogallique, chrysophanique, naphthol camphré, mercuriaux, etc.

Les pâtes caustiques sont aujourd'hui à peu près unanimement rejetées : détruisant indistinctement (même celles auxquelles on attribue plus ou moins gratuitement des propriétés électives) et profondément les tissus sains et morbides, elles laissent des cicatrices irrégulières, difformes, et sont bien inférieures aux caustiques liquides.

Parmi les acides, on n'emploie plus guère que l'acide lactique, qui agit moins efficacement dans le lupus vulgaire que dans d'autres formes de tuberculose cutanée, mais qui est très utile dans le lupus des muqueuses.

L'acide pyrogallique, vanté par Schwimmer (de Buda-Pesth), peut être employé soit en pommades à 10 0/0, soit en emplâtres à 10 0/0 additionnés d'acide salicylique, soit en solution éthérée concentrée qu'on laisse évaporer et dont on recouvre le résidu avec une couche de traumaticine (Besnier); il semble avoir une action élective sur les tissus lupiques, mais il est assez douloureux et laisse à sa suite des cicatrices difformes, alors même qu'on surveille attentivement la réparation des pertes de substance.

Le naphthol camphré peut servir de topique sur des surfaces lupiques ulcérées, mais ne nous a pas paru préférable à d'autres substances.

Le chlorure de zinc, pur ou étendu de son volume d'eau, est un bon caustique agissant sur les tissus morbides ; il respecte à peu près complètement la peau saine à condition de ne le laisser agir que pendant une heure ou deux et de le remplacer, après lavage soigneux, par un pansement humide ; mais il a, comme les autres caustiques, l'inconvénient de produire des cicatrices irrégulières, moins bridées cependant que celles produites par la plupart de ses congénères. Il constitue à notre avis le meilleur caustique adjuvant des interventions sanglantes par la curette.

Les caustiques ont, sur les méthodes sanglantes, l'exérèse exceptée, l'avantage de détruire vite des portions étendues de tissus lupiques et d'en amener la cicatrisation dans un temps assez court. Les cicatrices vicieuses qui leur succèdent ne sont pas sans inconvénient sur les régions découvertes, de sorte que leur emploi se limite presque au lupus des membres. A la face, il est des régions, comme le voisinage de l'œil, où ils sont absolument proscrits ; sur d'autres régions du visage, ils peuvent cependant rendre des services ; certains sujets indociles ou très sensibles se livrent, à l'approche du scarificateur ou du cautère, à des mouvements désordonnés qui risquent de porter l'instrument sur des parties du visage qu'il doit respecter ; les liquides caustiques sont mieux supportés et peuvent être appliqués méthodiquement ; il est vrai que la douleur intense et prolongée qui accompagne leur action dépasse de beaucoup celle provoquée par les moyens chirurgicaux, mais il n'y a plus alors à craindre qu'elle fasse dévier la main de l'opérateur.

Le nitrate d'argent rend de grands services dans le traitement du lupus ; son action étant trop superficielle pour détruire les tubercules lupiques, il complète la destruction des tubercules cautérisés avec le feu ou extirpés par la curette et surtout modère le développement des bourgeons charnus après ces interventions. A ce titre, ainsi que M. Besnier y insiste particulièrement, il aide à obtenir des cicatrices régulières : les crayons mitigés de nitrate d'argent peuvent être taillés en pointe fine pour pénétrer dans toutes les anfractuosités d'un tubercule mis à nu, ou promenés sur la plaie ; le passage immédiat d'un crayon de zinc métallique, qui au contact de la couche de sel d'argent met son acide en liberté et fait agir celui-ci à l'état naissant sur les bourgeons charnus, renforce son action caustique.

Traitement chirurgical — L'*extirpation* serait incontestablement le procédé de choix si elle était applicable au lupus vulgaire, comme elle l'est à nombre d'épithéliomas cutanés ; mais il est loin d'en être ainsi : les lésions lupiques s'étendent au delà des points où elles se révèlent par des signes macroscopiques ; en outre, elles siègent fréquemment dans des régions où on ne peut songer à faire une large perte de substance laissant après elle une cicatrice étendue, qui en modifie l'aspect. Aussi, l'extirpation n'est-elle applicable qu'aux lupus circonscrits des régions couvertes ; et encore doit-elle être assez large pour en dépasser les limites en tous sens, surface et profondeur, et, si considérable qu'ait été le traumatisme opératoire, n'est-on pas toujours à l'abri d'une récidive locale.

Pour pallier les inconvénients d'une exérèse étendue, on a eu recours aux greffes de Thiersch. Ce procédé, appliqué au traitement du lupus par Senger, Eisselberg, Roux, Hahn, Baur, Schiff, etc., leur a donné, paraît-il, des résultats remarquables. Voici, d'après M. Castex (1) qui a pu constater son efficacité, le manuel opératoire de cette intervention : après chloroformisation, on enlève au bistouri un lambeau de peau lupique d'une étendue de 7 à 8 centimètres carrés comprenant le tissu cellulaire sous-cutané ; l'hémostase est obtenue par le pincement des artères et par l'application sur les surfaces cruentées d'une couche épaisse de gaze aseptique que l'on comprime fortement pendant un quart d'heure avec le plat de la main et, quand elle est complète, on enlève, par des mouvements de zigzag, au moyen d'un grand rasoir plat sur l'une des faces, légèrement concave sur l'autre, des lambeaux épidermiques de 2 centimètres de large sur 10 de long, sur le devant de la cuisse ; ces bandelettes sont plissées sur le rasoir : on les dépose ainsi, puis on les déploie à la place du lambeau lupique excisé, et on recouvre ainsi totalement la perte de substance, puis on applique une couche de protective et un pansement humide à la gaze aseptique imbibée d'eau stérilisée, que l'on renouvelle tous les jours et que l'on remplace au cinquième jour par une couche d'huile aseptique recouverte de gaze. L'absence de suppuration est une condition pour le succès. La greffe se soude peu à peu, la peau prend d'abord un aspect peu satisfai-

(1) CASTEX. *Journ. de méd. et de chir. prat.*, sept. 1891.

sant, rugueux et grisâtre ; mais dans la suite, au bout d'un temps assez long, elle reprend un aspect normal. L'extirpation d'un lupus se fait en cinq ou six opérations semblables.

Reste à savoir s'il ne survient pas de récidives, quelque large qu'ait été l'ablation des tissus lupiques. Nous ne croyons pas, pour notre part, que cette méthode soit applicable aux lupus de la face et, pour les lupus larges des membres, elle ne nous paraît pas sensiblement supérieure aux autres modes d'intervention.

Le *raclage* a été introduit dans la thérapeutique du lupus par Volkmann, et a eu pendant un certain temps une vogue considérable. Volkmann se servait des curettes qui portent son nom (Voir T. II, p. 315), avec lesquelles il extirpait tous les tissus lupiques et ruginait énergiquement les surfaces malades. L'emploi des petites curettes de B. Squire, des curettes perforées de M. Besnier, plus faciles à vider, du racloir de Vidal a permis d'étendre les applications du raclage et de l'adapter au traitement des lupus peu étendus, à l'extirpation des tubercules lupiques disséminés auxquels la curette de Volkmann était inapplicable.

De là sont nés deux procédés de raclage appliqués au traitement du lupus, qui peuvent être désignés sous les noms de rugination et de curettage (E. Besnier).

La *rugination*, encore très en honneur en Allemagne, se pratique avec la curette tranchante de Volkmann, tenue fermement dans la main, maniée perpendiculairement à la surface tranchante, avec laquelle on extirpe tous les tissus morbides; la résistance du derme sain empêche l'instrument de le pénétrer et, avec un peu d'habileté, on évite toute destruction inutile de la peau normale. L'hémorrhagie en nappe, souvent abondante, qui se produit alors, s'arrête facilement sous l'influence d'une compression légère avec des tampons d'ouate hydrophile trempés dans une solution antiseptique ou passés à l'autoclave (l'ouate hydrophile sèche laisse sur la plaie des filaments adhérents, difficiles à arracher complètement). Lorsque l'hémorrhagie est arrêtée, on complète le raclage soit avec une grosse curette, soit avec un instrument moins volumineux, et on extirpe les tubercules qui ont échappé à la rugination; c'est surtout sur les bords de la plaque que cette rugination secondaire, de perfectionnement, doit être pratiquée avec soin; puis, après une nouvelle hémostase avec l'ouate, on badigeonne toute la surface cruentée soit avec une solution de nitrate d'argent au 50e soit avec une solution de chlorure de zinc au 10e, afin de détruire les tubercules lupiques que le grattage a incomplètement détruits ou laissés persister dans la plaie. Un pansement à la gaze salolée ou iodoformée, complété par une épaisse couche d'ouate, est appliqué sur la région opérée et remplacé au bout de trois ou quatre jours par un pansement semblable qu'on renouvelle ensuite tous les jours ou tous les deux jours ; à chaque changement de pansement, on cautérise au nitrate d'argent les bourgeons charnus exubérants.

La rugination, ainsi comprise, est une véritable opération chirurgicale, qui nécessite presque toujours l'anesthésie du malade, quoique nous l'ayons faite sans chloroformisation pour des lésions limitées, chez quelques sujets exceptionnellement courageux. La cautérisation qui la suit provoque des douleurs vives persistant pendant plusieurs heures.

Les résultats immédiats sont des plus remarquables : de larges surfaces, recouvertes de tubercules lupiques confluents, sont remplacées, dans l'espace de douze à quinze jours, par une cicatrice d'autant plus belle qu'on en a mieux surveillé la formation et sur laquelle on ne voit pas de traces de tubercules lupiques.

Ce mode d'intervention est cependant loin de donner des résultats parfaits et d'être applicable à tous les cas de lupus.

En premier lieu, la cicatrice qui lui succède, même dans les cas les plus favorables, est lisse, unie, décolorée, ne donne pas l'illusion d'une peau saine : elle est trop régulière et déparerait singulièrement le visage, de sorte que cette opération doit être réservée presque exclusivement aux lupus des membres.

En second lieu, cette cicatrice, au bout d'un temps plus ou moins long et d'autant plus court que la rugination a été moins énergique, est envahie par de nouveaux tubercules lupiques : d'abord peu volumineux et disséminés, développés surtout sur les bords, ils se multiplient ensuite et finissent par recouvrir toute la surface précédemment atteinte par le lupus et, si on ne les détruisait au fur et à mesure de leur développement, le bénéfice de l'opération ne tarderait pas beaucoup à être entièrement perdu.

Malgré ces derniers inconvénients, que la rugination partage d'ailleurs avec les autres modes de traitement du lupus, cette opération nous semble mériter plus de confiance qu'on ne lui en accorde généralement en France; elle nous a donné, comme à

M. A. Broca (1), des résultats immédiats trop beaux pour que nous puissions nous en priver. Mais il ne faut pas lui demander plus qu'elle ne peut donner : elle constitue un moyen d'obtenir, en une seule séance, la disparition temporaire de lésions lupiques étendues, saillantes ou non, scléreuses ou non, de provoquer la cicatrisation régulière d'altérations que les autres procédés, même maniés énergiquement sous le chloroforme, n'auraient jamais améliorées aussi rapidement. C'est une opération brillante comme résultats initiaux, ce n'est pas un mode de traitement radical du lupus.

Le *curettage* a moins de prétentions que la rugination : s'effectuant avec des instruments de moindres dimensions, il ne cherche guère qu'à atteindre les petits tubercules lupiques disséminés dans la peau saine et dans les cicatrices anciennes. Au moyen d'une curette de B. Squire ou d'une curette fenêtrée de Besnier, on pénètre dans la logette occupée par le tubercule qu'on fouille en tous sens et dont on extirpe le contenu : on cautérise ensuite, soit avec une solution de nitrate d'argent, soit avec une solution de chlorure de zinc, soit mieux encore avec un crayon de nitrate d'argent mince et pointu, ou bien on promène sur les parois de la cavité une pointe fine de galvano-cautère ; puis on recouvre d'un pansement antiseptique ou d'une rondelle d'emplâtre de Vigo, ou d'emplâtre adhésif quelconque, qu'on renouvelle chaque jour en ayant soin de modérer le bourgeonnement par des attouchements avec le crayon de nitrate d'argent.

Pour les très petits tubercules enchâssés dans les

(1) Broca. *Soc. franç. de Dermat.*, 10 déc. 1891.

cicatrices de lupus, on peut se servir de la petite curette de M. Dubreuilh, qui, maniée à la façon d'un drille, traverse facilement l'épiderme qui recouvre un tubercule lupique, dilacère ce dernier et pénètre dans tous ses prolongements.

Le curettage, ainsi limité dans ses applications, peut parfois suppléer la rugination pour enlever des tubercules lupiques exubérants, et préparer la mise en œuvre d'autres moyens de traitement, et surtout pour extirper de petits nodules disséminés ; mais ses applications sont en somme très limitées. Lorsqu'on considère que le curettage, opération sanglante, nécessite presque les mêmes précautions antiseptiques que la rugination complète et ne détruit que des portions de tissus très peu volumineuses, que la cautérisation ignée donne des résultats à peu de chose près identiques avec une rapidité plus grande et une douleur certainement moindre, que de plus il provoque fréquemment la formation de saillies cicatricielles dures, on est amené à restreindre singulièrement son emploi et, pour notre part, nous le trouvons de beaucoup inférieur à la cautérisation ponctuée.

Les *scarifications*, introduites dans le traitement du lupus vulgaire par Volkmann, qui, avec une aiguille à cataracte, dilacérait isolément chacun des tubercules lupiques (scarification ponctuée), sont entrées dans la thérapeutique courante du lupus depuis que Balmanno Squire proposa de remplacer le procédé de Volkmann par des scarifications étendues et parallèles. La méthode de B. Squire, bientôt régularisée et perfectionnée par E. Vidal et par M. Besnier, était, il y a quelque douze ans, employée sur une large échelle à l'hôpital Saint-Louis. Aujourd'hui encore, quoique sa vogue ait diminué et que les cautérisa-

tions ignées proposées par M. Besnier aient singulièrement restreint le champ de ses applications, elle est
pour certains dermatologistes la méthode de choix
dans le plus grand nombre des cas de cette affection.

Les scarifications se pratiquent avec l'aiguille à
scarifier de Vidal; elles réclament les précautions
antiseptiques et aseptiques de rigueur dans toutes
les opérations sanglantes. Nous décrivons ailleurs
(T. II, p. 334) leur manuel opératoire. Nous n'indiquerons ici que les règles plus spécialement applicables
dans le lupus.

La profondeur à laquelle doit pénétrer l'aiguille
peut être facilement appréciée, grâce à la résistance
différente du tissu lupique et du derme normal : on
sent très bien, avec les doigts qui tiennent le scarificateur, si sa pointe est engagée dans un nodule
lupique de consistance mollasse ou si elle rencontre
le derme sain, qui lui oppose une résistance appréciable : dans le premier cas, il faut pénétrer jusqu'à
la partie profonde du nodule; dans le second, on ne
doit pas chercher à forcer la résistance. C'est dans
cette règle, bien facile à comprendre lorsqu'on a
l'instrument en main, que se résume presque toute
la pratique des scarifications.

La distance à mettre entre les scarifications varie
suivant les cas : elle doit être d'autant moindre que les
tubercules lupiques sont plus rapprochés. S'ils sont
confluents, très mous, les scarifications seront très
rapprochées, et parfois on pourra les dilacérer avec
l'aiguille que l'on fera jouer dans différents sens,
combinant ainsi la scarification ponctuée de Volkmann
avec la scarification linéaire de B. Squire ; s'ils sont
plus espacés, on pourra écarter les scarifications.

D'une façon générale, l'intervalle des incisions variera entre 1 et 2 millimètres au plus; d'une façon générale, il sera moindre dans la première série de scarifications que dans la série de scarifications obliques aux premières; d'une façon générale aussi, on les rapprochera plus vers les bords des placards qu'à leur centre. La pratique des scarifications apprendra plus d'ailleurs à ce sujet qu'une longue description.

L'anesthésie nous paraît absolument contre-indiquée pour la scarification des surfaces lupiques : l'anesthésie générale est, comme le fait observer M. Besnier, trop dangereuse pour pouvoir être employée dans une opération qu'il faut répéter un nombre considérable de fois. L'anesthésie par congélation a l'inconvénient de donner aux surfaces à attaquer une coloration et une consistance uniformes qui ne permettent plus de distinguer les nodules lupiques de la peau saine. La cocaïne est insuffisante en badigeonnages, dangereuse en injections sous-cutanées, son emploi complique trop une opération à laquelle les malades se soumettent facilement.

L'hémorrhagie consécutive à la scarification du lupus s'arrête facilement par la compression à l'ouate sèche ou mieux légèrement humide; après un lavage avec une solution antiseptique, solution de sublimé de préférence, on pansera autant que possible avec la même solution ou, à la rigueur, on recouvrira les surfaces scarifiées d'un emplâtre adhésif. (Voir T. II, p. 337).

Si la cicatrisation ne se faisait pas régulièrement, si la plaie se recouvrait de bourgeons charnus exubérants, on aurait recours aux attouchements avec le crayon de nitrate d'argent; mais cette pratique ne devient nécessaire que lorsque la scarification a été faite sur des lupus ulcérés, auxquels, sauf exceptions très rares, cette méthode ne nous semble pas convenir.

Lorsque la cicatrisation est complète, les malades doivent continuer les lavages à la liqueur de van Swieten pure ou coupée d'eau. Les emplâtres, dont plusieurs dermatologistes vantent l'emploi dans l'intervalle des scarifications, peuvent alors être appliqués, à la condition qu'ils n'irritent pas les téguments et ne provoquent pas leur suppuration ; mais, dans le plus grand nombre des cas, leur emploi sera sans utilité.

Les séances de scarifications peuvent être répétées dès que les plaies sont cicatrisées, c'est-à-dire au bout de cinq à six jours ; lorsqu'on applique cette méthode à des lupus étendus et très actifs, il y a lieu de scarifier toutes les semaines ; le résultat est d'autant plus rapide que les séances sont plus rapprochées ; dans les lupus moins actifs, lorsque les tubercules sont isolés, on peut les espacer un peu plus.

Les scarifications sectionnent les vaisseaux et, après cicatrisation, le calibre de ceux-ci est diminué, la nutrition des nodules lupiques est ainsi modifiée, ils cessent de s'accroître et diminuent de volume ; en répétant les séances de scarifications, on finit par avoir une cicatrice remarquablement belle et lisse, de beaucoup supérieure à celles produites par tous les caustiques chimiques.

Un pareil résultat n'est cependant obtenu qu'après un nombre de séances de scarifications souvent considérable, et si les scarifications produisent ces résultats définitifs beaucoup plus parfaits que d'autres procédés, elles les font payer par une durée extraordinairement longue du traitement. Les malades qui s'y soumettent doivent donc savoir que le nombre des séances de scarifications est *illimité*.

Cet inconvénient n'est pas le seul, ni surtout le plus grave, du traitement du lupus par les scarifications.

Il en est un autre, sur lequel M. Besnier a tout spécialement insisté, c'est la possibilité de l'infection sanguine par le fait de l'ouverture des vaisseaux et la possibilité d'une généralisation de la tuberculose. On a taxé cette crainte de théorique : quand cela serait, la théorie est assez rationnelle pour qu'on lui accorde quelque créance. Pour notre part, nous croyons que la preuve est faite, et nous avons vu des cas dans lesquels une généralisation à forme de tuberculose miliaire aiguë a paru succéder à des séances de scarifications, de même qu'on la voit survenir à la suite du raclage d'une articulation tuberculeuse ou d'un abcès froid. Ces faits nous paraissent suffisants pour condamner la pratique des scarifications dans les lupus étendus, avec tubercules volumineux, et surtout dans les lupus végétants.

Ce n'est pas à dire pour cela que les scarifications doivent disparaître de la thérapeutique du lupus vulgaire. Elles sont peu dangereuses, si elles le sont, dans les lupus à nodules disséminés, dans les cicatrices parsemées de petits nodules lupiques, et peuvent encore, en pareil cas, rendre des services pour compléter une cure commencée par d'autres procédés, alors que l'action de ceux-ci semble s'affaiblir.

Mais leur principale indication est dans les cicatrices vicieuses du lupus : quelques séances de scarifications suffisent à faire disparaître les brides d'apparence chéloïdienne produites par les applications de caustiques et d'emplâtres irritants, et à rendre les cicatrices presque aussi belles que celles obtenues à grands frais de temps par les scarifications seules.

Il en est de même lorsque les cicatrices sont vascularisées, de teinte rouge diffuse, ou parcourues par des dilatations vasculaires irrégulièrement réparties.

Les scarifications doivent donc être considérées comme un procédé de perfectionnement (Besnier), plutôt que comme un procédé de traitement du lupus vulgaire. Elles s'appliquent surtout, sinon uniquement, au lupus de la face, la localisation aux membres et au tronc ne réclamant pas une cicatrice à beaucoup près aussi parfaite.

La *cautérisation ignée* avait été déjà employée pour détruire extemporanément des tubercules lupiques plus ou moins volumineux, lorsque M. Besnier, en 1882, reprit l'étude de cette méthode et donna bientôt une technique à la fois perfectionnée et pratique des cautérisations ignées dans le lupus, et établit les indications de leur emploi. Au lieu de la méthode brutale qui consistait à cautériser en masse le lupus avec une figure volumineuse, comme le couteau du thermocautère Paquelin, produisant une cicatrice apparente et souvent vicieuse, il fit connaître l'emploi des figures de petites dimensions et surtout des pointes fines du galvano-cautère, grâce auxquelles la destruction porte isolément sur les tubercules lupiques, respectant la peau saine et laissant à sa suite des cicatrices peu étendues, non difformes, pourvu que l'instrument ait été manié avec la modération et la dextérité voulues.

La cautérisation par la méthode de M. Besnier peut s'exécuter avec une pointe fine de thermocautère, de préférence avec la pointe recourbée qu'em

ploient les oculistes ; mais le rayonnement considérable de l'instrument provoque la formation d'une
eschare plus étendue que le point d'application, et
c'est seulement à défaut du galvano-cautère qu'on
doit recourir à l'instrument de Paquelin. (Voir pour
l'instrumentation et le manuel opératoire de la cautérisation galvanique T. II, p. 248).

Nous rappellerons simplement ici que les figures
du cautère ne doivent pas être portées au delà du
rouge sombre : une température plus élevée risquant de faire fondre le cautère et surtout de
provoquer des hémorrhagies. Néanmoins, même
avec le cautère au rouge sombre, on peut avoir des
hémorrhagies en nappe, généralement peu abondantes, lorsqu'on cautérise des lupus mous et fon-
gueux et surtout lorsque le malade fait un effort
violent et se livre à des mouvements désordonnés.
Aussi doit-on toujours avoir sous la main quelques
tampons d'ouate hydrophile sèche pour arrêter cet
écoulement sanguin.

Les précautions antiseptiques sont moins nécessaires pour les cautérisations ignées que pour les
scarifications : néanmoins il est bon de faire tomber
les croûtes au moyen d'une curette et de recouvrir
pendant quelques minutes la surface ulcérée d'un
tampon d'ouate imprégnée de liqueur de van Swieten
et, même dans les lupus non ulcérés, de laver la
peau comme pour les scarifications : si la cautérisation détruit les agents pyogènes existant à la surface
de la peau, la chute des eschares laisse des pertes de
substance que les parties voisines pourront infecter,
et il y a tout avantage à les rendre aussi aseptiques
que possible.

Le malade étant couché comme pour les scarifications, l'opérateur attaque avec la pointe du cautère les nodules lupiques, en évitant de faire une perte de substance large qui laisserait une cicatrice étendue, déprimée ou vicieuse. Lorsque les tubercules sont confluents, on devra toujours laisser un intervalle de un demi-millimètre au moins entre les bords des cautérisations : les ponts épidermiques ainsi ménagés constituent de petites greffes en miniature (Besnier) qui favorisent la cicatrisation. Lorsque les tubercules lupiques ulcérés forment une surface étendue et bourgeonnante, sans mélange de tissus sains, il n'y a aucun inconvénient à les détruire en totalité, soit par des ponctions répétées avec une pointe unique, soit plus rapidement avec une grille plus ou moins large. Les grilles retrouvent encore leur emploi sur le bord des placards lupiques, sur lesquels on peut les promener perpendiculairement à ce bord sur une étendue de un centimètre environ, et dépasser un peu le bord, dans le but d'atteindre les tubercules lupiques en voie de développement.

La profondeur à laquelle on doit pénétrer est indiquée par la résistance du derme normal : cette résistance est parfaitement perçue, malgré ce que l'on pourrait croire au premier abord, à la condition cependant de manier l'instrument avec une certaine légèreté. Si on ne se laissait pas guider par elle, on risquerait de traverser la peau et d'atteindre le tissu cellulaire sous-cutané, dans lequel la pointe s'enfonce sans la moindre résistance, et de provoquer des cicatrices très vicieuses.

La cautérisation ponctuée provoque certainement une douleur plus vive que la scarification ; cette douleur est cependant supportable, elle est suivie d'une sensation d'ardeur qui se prolonge pendant quelques minutes seulement; elle n'est pas suffisante pour justifier l'anesthésie générale, d'autant que les séances de cautérisation doivent être répétées un nombre assez considérable de fois et qu'on ne peut s'exposer aussi fréquemment aux accidents de la chloroformisation (Besnier). Nous croyons cependant, et nous avons mis ce précepte plus d'une fois en pratique, qu'il est parfois légitime et nécessaire d'anesthésier les sujets pusillanimes atteints de lésions lupiques étendues ; on peut ainsi, en une seule séance, pratiquer des cautérisations nombreuses, suffisamment profondes, que l'on aurait à grand'peine réussi à faire tolérer en un grand nombre de séances successives; mais cette pratique n'est que l'exception et doit être réservée à des cas bien définis.

L'anesthésie locale, contrairement à ce que nous avons dit plus haut à propos des scarifications, peut être un utile auxiliaire de la cautérisation ; inapplicable dans les cas de lupus de la face, elle peut être employée dans des lupus des extrémités avec productions papillomateuses, dont le relief indique la place exacte des lésions alors même que celles-ci sont congelées : c'est au chlorure de méthyle appliqué au moyen de pinceaux de charpie qu'on aura recours pour la produire. Il faut bien savoir que, si l'anesthésie facilite l'opération et permet de la pratiquer sans douleur, la réapparition de la sensibilité est suivie de douleurs extrêmement violentes, persistant pendant plusieurs heures.

Les surfaces cautérisées doivent être, comme les surfaces scarifiées, recouvertes d'un pansement humide et antiseptique : pendant les premières heures, ce pansement est de beaucoup préférable aux emplâtres, qui sont soulevés et décollés par l'exsudation séreuse consécutive à la cautérisation : force est cependant de tolérer ceux-ci pour les malades qui doivent se rendre chez eux en quittant le médecin; mais ils devront être remplacés le plus tôt possible par un pansement humide continué jusqu'à cicatrisation complète. Lorsque l'inflammation provoquée par les cautérisations est vive, on la peut calmer par des cataplasmes de fécule de pommes de terre préparés à l'eau boriquée, appliqués pendant la nuit.

La cicatrisation doit être surveillée de près : les bourgeons charnus exubérants seront cautérisés au nitrate d'argent tous les jours ou tous les deux jours, à partir du troisième jour.

Grâce à ces soins, la cicatrisation est complète et régulière dans l'espace de cinq à six jours, si la cautérisation n'a porté que sur des tubercules isolés, un peu plus tardivement si elle a détruit des tubercules conglomérés. En règle générale, on peut faire une nouvelle séance de cautérisation au bout d'une semaine.

Après quelques séances de cautérisation, une surface couverte de tubercules confluents est transformée en une cicatrice parsemée de nodules disséminés et peu volumineux. Mais bientôt les progrès deviennent plus lents, moins appréciables. Avec de la persévérance, on parvient néanmoins à obtenir, dans un temps qui varie suivant l'étendue des lésions et qui dépasse toujours plusieurs semaines, souvent même plusieurs mois, une cicatrice uniforme dans laquelle on ne constate plus la présence de tubercules lupiques. Ce n'est pas à dire que la maladie soit guérie définitivement; comme avec tous les procédés de traitement, la cicatrice sera ultérieurement le siège de récidives, qu'on devra combattre aussi près que possible de leur début.

Cette cicatrice, et c'est là un point essentiel, varie beaucoup d'aspect suivant l'habileté avec laquelle le traitement a été fait ; mais on peut dire qu'avec une attention suffisante, tout médecin qui a quelque habitude du galvanocautère obtient une cicatrice régulière, qui, en quelques mois, devient aussi lisse et aussi souple que celle produite par les scarifications, à la condition que la réparation des surfaces cautérisées ait été surveillée attentivement. S'il nous fallait choisir une méthode exclusive de traitement du lupus, c'est incontestablement la cautérisation ignée que nous adopterions.

Il est des cas cependant où, après un certain nombre de séances de cautérisations, le processus de guérison semble se ralentir ; on ne constate plus de tendance à l'amélioration. Il convient alors d'associer les scarifications à l'emploi du galvano-cautère, ou de remplacer pendant quelques semaines ce dernier par des séances de scarifications, quitte à revenir ultérieurement à la cautérisation : de la sorte, on active la guérison et on la mène bien plus rapidement que si l'on s'était borné à la mise en œuvre d'un traitement uniforme ; mais il ne faut recourir à cette méthode mixte, dont M. Brocq a fait voir toute la valeur, que si les tubercules lupiques sont déjà peu nombreux et, par conséquent, les chances d'infection sanguine réduites au minimum.

Parfois aussi, mais plus rarement, on associera le curetage aux cautérisations : c'est lorsqu'on voit des tubercules de petit volume persister indéfiniment aux mêmes points et qu'on est amené à se demander si ces taches minimes ne correspondent pas à des tubercules poussant des prolongements profonds que la cicatrice dissimule et que le cautère ne peut atteindre ; en pareil cas, la curette fine de M. Dubreuilh permet d'aller à la recherche de ces petites fusées lupiques et de les extirper.

L'*électrolyse* a été appliquée au traitement du lupus vulgaire par plusieurs dermatologistes étrangers, notamment Gartner, Lustgarten, Hardaway, G.-T. Jackson (1), Bowen (2). La plupart de ces auteurs recommandent d'introduire dans les tubercules lupiques des aiguilles ou de placer sur les taches lupiques une électrode métallique, de les relier au pôle négatif d'une pile à laquelle on fait fournir un courant de 5 à 10 milliampères et de faire passer ce courant pendant cinq à dix minutes. Lorsqu'on emploie les plaques, l'action de l'électricité respecte les parties saines de la peau. On aurait ainsi de fort belles cicatrices, moins sujettes aux récidives que celles obtenues par les autres méthodes. Dans les quelques essais de ce genre que nous avons tentés, l'opération ne nous a pas paru aussi peu douloureuse que le déclarent quelques-uns de ses partisans ; la longueur des séances a bientôt rebuté la patience des malades, qui ont demandé à revenir aux traitements antérieurs. Nous ne saurions donc formuler sur cette méthode une opinion personnelle ; mais, jusqu'à nouvel ordre, nous ne pouvons la recommander.

Nous avons déjà signalé, chemin faisant, quelques unes des raisons qui doivent faire préférer dans certains cas telle intervention à telle autre. Il nous

---

(1) JACKSON. *Journ. of cutaneous and genito-urinary diseases*, 1890, p. 416.

(2) BOWEN. *Boston med. and surg. Journ.*, 28 juillet 1892.

reste à résumer, suivant les régions et les formes du lupus, les indications thérapeutiques, et à indiquer quelques règles spéciales à certaines régions.

Indications du traitement du lupus vulgaire suivant les régions et les formes cliniques. — A la face, où les précautions antiseptiques sont plus nécessaires que partout ailleurs, les applications de caustiques sont contre-indiquées par la nécessité d'obtenir toujours des cicatrices régulières et de bel aspect : on n'y aura recours, dans des cas exceptionnels, que pour commencer le traitement chez des sujets rebelles et insubordonnés ; pour la même raison, le raclage sera presque interdit. On pratiquera de préférence la cautérisation ignée, réservant les scarifications pour améliorer, si besoin est, l'aspect des cicatrices, ou les alternant avec les cautérisations lorsque la guérison est déjà avancée et que l'effet de ces dernières semble s'épuiser.

Lorsque le lupus est constitué par une tache peu étendue, occupant presque toujours la joue (lupus central de la joue de M. Besnier), il y a avantage à le détruire en une seule séance de cautérisations ignées, peut-être même à l'extirper complètement avec une curette : on gagnera ainsi beaucoup de temps, et la petite cicatrice pourra facilement être améliorée plus tard par les scarifications.

Le lupus du nez se confond au point de vue thérapeutique avec le lupus du reste de la face. Il faut cependant remarquer que, en raison des lésions concomitantes de la muqueuse nasale et des sécrétions de celle-ci, l'asepsie des surfaces scarifiées ou cautérisées exige plus de soin encore que dans les autres régions. En outre, les cicatrices consécutives aux lésions lupiques de l'orifice nasal ont une grande tendance à se rétracter et parviennent à oblitérer celui-ci si on n'a soin de le dilater au moment opportun avec des tiges de laminaire aseptisées.

Le lupus des paupières, soit primitivement développé dans cette région, soit consécutif à l'extension d'un lupus de la joue, demande une attention particulière : les scarifications sont plus délicates à exécuter à leur niveau que dans les autres régions de la face ; en raison de la laxité du tissu cellulaire et de la facilité qu'il a à s'infiltrer à la suite des cautérisations, quelques auteurs recommandent de ne jamais recourir à ce procédé, proscription qui semble excessive ; mais il faut bien reconnaître qu'elles ne sont applicables que chez les sujets dociles et que toute fausse manœuvre en cette région délicate peut produire des accidents sérieux. Lorsque le lupus ne peut être arrêté dans sa marche extensive et qu'il approche du bord libre des paupières, une indication spéciale se présente, celle de la blépharorrhaphie : cette opération, dont l'utilité a été, croyons-nous, mise en lumière par Lailler, permet seule d'éviter l'envahissement de la muqueuse palpébrale et du globe de l'œil ; lorsque, au bout de plusieurs mois, on rétablit l'ouverture palpébrale, on constate que le lupus, limitant ses lésions au tégument, a passé par-dessus la ligne d'adossement des deux paupières sans atteindre les parties profondes et, si on a eu soin d'attendre que cette ligne soit envahie dans toute son étendue, on est assuré que le lupus respectera totalement la conjonctive.

Une autoplastie sera souvent nécessitée par l'ectropion consécutif à un lupus de la paupière.

Au cuir chevelu, rarement atteint d'ailleurs par le lupus vulgaire, contrairement à ce qui a lieu pour le lupus érythémateux, le traitement ne réclame pas les mêmes ménagements qu'à la face : les régions envahies sont condamnées à une alopécie permanente, que les malades devront pallier par des postiches ; on peut donc agir énergiquement par des cautérisations ignées, parfois par le grattage, plus rarement par les caustiques chimiques, qui ont l'inconvénient d'être trop douloureux.

Le lupus de l'oreille n'offre pas d'indications particulières : dans les lupus myxomateux, hypertrophiques, forme assez fréquemment observée au niveau du lobule, on aura avantage à faire des cautérisations ignées profondes qui en réduiront rapidement le volume ; les lésions sont rarement assez circonscrites pour justifier leur ablation au bistouri.

Au tronc et aux membres, tous les modes de traitement sont applicables ; dans certains cas de lupus bien limités et peu étendus, on aura le choix entre l'ablation, la rugination, la cautérisation chimique ou ignée ; le plus souvent les lésions sont trop étendues pour pouvoir être enlevées au bistouri. C'est dans ces localisations que le raclage présente ses indications les plus formelles, et c'est par lui que nous commençons presque toujours le traitement. Lorsque les tubercules lupiques récidivent dans les cicatrices, on les attaque soit par les caustiques liquides, soit de préférence par les cautérisations ignées que l'on peut mener avec plus de vigueur qu'à la face ; il est exceptionnel que l'on ait besoin de recourir aux scarifications. Dans les formes papillomateuses, c'est surtout aux cautérisations ignées qu'on aura recours. Les formes éléphantiasiques du lupus des membres sont encore justiciables des moyens précédents ; l'antisepsie empêchera souvent la reproduction des accès de lymphangite streptococcique qui

jouent un si grand rôle dans la production de l'éléphantiasis, et la compression aidera parfois, quoiqu'il n'y faille pas trop compter, à réduire le volume
du membre.

Lupus érythémateux

Exposé clinique et étiologique. — Le lupus érythémateux, très distinct cliniquement du lupus vulgaire
ou lupus tuberculeux, est caractérisé par des lésions
d'aspect très variable dans la constitution desquelles
interviennent deux éléments : un élément congestif
ou vasculaire et un élément glandulaire.

L'élément vasculaire se traduit par la présence de
taches rouges, d'intensité variable, persistantes, se
modifiant peu par la pression, mais influencées par
la digestion et par la menstruation; ces taches, de
forme généralement arrondie, parfois assez prurigineuses, constituent la première manifestation de
l'affection et peuvent exister seules pendant une assez
longue période de temps.

Mais, le plus souvent, les glandes sébacées prennent part au processus : sur les taches rouges se
développent des squames grisâtres ou blanchâtres,
rendues adhérentes à la peau par les prolongements
qu'elles poussent dans les glandes sébacées, prolongements que l'on peut voir à leur face profonde
après les avoir détachées. L'épaisseur des squames
varie beaucoup suivant les cas : tantôt minces, formant une sorte de vernis à la surface de la peau,
tantôt épaisses, irrégulières, d'apparence et de consistance crétacées. Elles ne recouvrent que la partie
centrale des lésions, qui sont bordées à leur périphérie
par une zone rouge plus ou moins accusée et légèrement saillante.

Les lésions du lupus érythémateux ne se bornent pas à la présence de taches rouges surmontées ou non de squames : les cellules embryonnaires qui infiltrent, à son niveau, le derme dans une profondeur plus ou moins considérable subissent les dégénérescences colloïde et granulo-graisseuse, prélude de leur disparition, et les troubles que leur présence détermine dans la vitalité des éléments constitutifs du derme aboutissent à l'atrophie du tégument : la partie centrale des disques érythémateux est déprimée, de consistance fibreuse, d'apparence cicatricielle.

Le mélange en proportions variables de ces diverses lésions donne lieu à des formes cliniques nombreuses, qui font du lupus érythémateux une dermatose des plus polymorphes et qui ont reçu des dénominations nombreuses : érythème centrifuge, lupus érythémateux pur, lupus érythémato-folliculaire, lupus acnéique, lupus érythémateux psoriasiforme, lupus érythémateux crétacé, etc.

La marche de la maladie est le plus souvent lente et chronique ; les disques primitifs s'étendent excentriquement, en même temps que de nouvelles lésions se montrent au voisinage des premières, auxquelles elles se réunissent, ou dans d'autres régions : occupant le plus ordinairement le visage, principalement la face dorsale du nez et les parties adjacentes des joues sur lesquelles elles se développent à la manière des ailes d'un papillon, ou la région préauriculaire, les lésions du lupus érythémateux ont une grande tendance à s'y montrer symétriques. Le pavillon des oreilles, le cuir chevelu où il se traduit par la présence de taches rouges et squameuses dépourvues de poils, les mains, où son aspect rappelle souvent celui des engelures, sont encore ses lieux de prédilection.

Parfois, au lieu de sa marche habituelle, lentement progressive et envahissante, il se développe avec une grande rapidité : débutant à la manière d'une dermatose aigüe (lupus érythémateux exanthématique), s'accompagnant de fièvre parfois intense, de phénomènes généraux graves, de douleurs articulaires et musculaires, il envahit d'emblée de grandes étendues de la surface cutanée, se traduit par le développement de taches rouge vif, arrondies, persistant en cet état pendant un temps variable, pour aboutir à la formation de taches atrophiques, d'aspect cicatriciel et permanentes.

Entre ces divers aspects cliniques, on peut observer tous les intermédiaires, et la longue série de ceux-ci établit leur parenté réciproque et l'unité de la maladie.

La nature du lupus érythémateux est encore aujourd'hui l'objet de discussions entre les dermatologistes : tandis que les uns en font une affection *sui generis*, spécifique, mais de nature inconnue, définie seulement par ses caractères cliniques et anatomopathologiques, les autres en font une manifestation tuberculeuse. La première opinion est celle de l'Ecole de Vienne et est défendue en France par M. Leloir. La seconde, soutenue avec son talent habituel par M. Besnier, est adoptée par la plupart des dermatologistes français, et les arguments d'ordre clinique invoqués en sa faveur paraissent indiscutables.

Ces arguments, identiques ou à peu près à ceux sur lesquels se base la doctrine aujourd'hui indiscutée de la nature tuberculeuse du lupus vulgaire, sont : la fréquence des manifestations viscérales tuberculeuses chez les sujets atteints de lupus érythémateux, la fréquence des antécédents tuberculeux dans l'hérédité de ces mêmes sujets, la coexistence du lupus érythémateux avec des lésions cutanées de nature manifestement tuberculeuse et en particulier avec le lupus vulgaire, si bien qu'il est des formes mixtes dans lesquelles on voit les deux lésions s'associer ou se succéder en un même point du tégument. On oppose à ces arguments cliniques l'absence, dans le lupus érythémateux, des lésions histologiques considérées comme pathognomoniques de la tuberculose, l'absence du bacille de Koch et les résultats négatifs des inoculations de ces lésions aux animaux. Ces derniers arguments ne sont pas aussi péremptoires qu'ils le paraissent : comme le fait remarquer M. Besnier, dans les discussions qui, il y a 12 ans à peine, s'élevaient encore sur la nature tuberculeuse du lupus vulgaire, les arguments opposés à cette doctrine étaient identiquement les mêmes, et les progrès réalisés dans la connaissance de la tuberculose, dans la recherche de son bacille, dans les inoculations expérimentales, ont retourné tous ces arguments contre leurs auteurs ; la formule anatomo-pathologique de la tuberculose peut varier, la technique expérimentale peut encore se perfectionner, les divers états du bacille de Koch ne sont peut-être pas encore tous connus ou démontrables ; peut-être aussi le bacille tuberculeux n'intervient-il pas dans la production du lupus érythémateux par lui-même, mais par les substances toxiques qu'il élabore. Il serait donc imprudent de baser exclusivement sur les recherches de laboratoire l'opposition à une doctrine dont la clinique donne la démonstration quotidienne.

Traitement. — Les relations très probables, sinon

actuellement démontrées pour tous, du lupus érythémateux avec l'infection tuberculeuse conduisent à prescrire dans cette affection un *traitement général* reconstituant : l'huile de foie de morue, les préparations arsenicales, les préparations iodurées (sirop d'iodure de fer, sirop iodo-tannique, sirop antiscorbutique) sont particulièrement indiquées. M. Besnier prescrit volontiers, en pareil cas, l'iodoforme sous forme de pilules renfermant 10 centigrammes de cette substance, de façon à en donner chaque jour, suivant la tolérance du malade, de 60 centigrammes à 1 gramme et au delà.

Bulkley (1) a vanté récemment le phosphore dans le traitement du lupus érythémateux.

M. Brocq (2) a employé un mélange d'une partie d'huile phosphorée au millième et de 9 parties d'huile de foie de morue, qu'il donne à la dose de 1 à 4 cuillerées à café par jour.

Les malades doivent être, en outre, soumis à une hygiène générale et à un régime alimentaire convenables.

L'importance de l'élément congestif dans le lupus érythémateux a conduit à prescrire toute la série des médicaments vaso-moteurs : quinine, belladone, ergotine, hamamelis virginica; mais leurs effets sont le plus souvent peu appréciables.

Les troubles digestifs, qui exagèrent la congestion faciale et contribuent pour une part à l'aggravation des lésions du lupus érythémateux, seront recherchés et traités par une médication appropriée : la constipation, en particulier, devra être évitée avec soin. De même, chez la femme, les troubles utérins

---

(1) *American Journal of the medic. Sciences*, avril 1893.
(2) *Société de Dermatologie*, novembre 1893.

seront l'objet d'une surveillance attentive et fourniront des indications thérapeutiques particulières.

Le traitement général, malgré son importance, n'est cependant qu'une partie du traitement du lupus érythémateux : il peut modérer l'extension des lésions, diminuer leur intensité ; il ne saurait à lui seul les guérir et ses effets seraient en somme fort restreints si on ne recourait au traitement local.

Le *traitement local*, quels que soient ses agents, est toujours lent, et demande de la part du malade et de la part du médecin une grande persévérance.

Il est facile de faire tomber les squames qui recouvrent les placards de lupus érythémateux : les applications d'emplâtres, en ramollissant les concrétions épidermiques, facilitent leur exfoliation et leur chute spontanée ou par le raclage avec une curette; dans ce but on peut employer soit l'emplâtre de Vigo, soit l'emplâtre de Vidal, soit, mieux encore lorsqu'il est supporté, un emplâtre salicylé à 5 ou 10 0/0.

Le savon noir peut encore être employé : une couche de savon noir purifié est étendue sur un morceau de toile ou de flanelle, de 1 à 2 millimètres d'épaisseur, un peu plus large que les plaques à recouvrir; on l'applique le soir sur les surfaces malades ; le lendemain on enlève le savon au moyen d'eau chaude et on poudre à l'amidon ; lorsque le malade peut le faire, il est préférable de renouveler les applications matin et soir : on active alors singulièrement le traitement; mais ces applications ont l'inconvénient de provoquer une irritation parfois assez intense, qui oblige à les suspendre au moins passagèrement et qui doit être calmée par des topiques émollients : cataplasmes de fécule de pommes de terre, poudre d'amidon, pommade à l'oxyde de zinc, additionnée ou non d'acide salicylique ; cette irritation est, chez certains sujets, assez vive pour faire rejeter l'usage du savon noir.

La chute des squames obtenue par ces moyens n'est souvent que temporaire, et il faut y revenir à plusieurs reprises dès qu'elles se reforment. D'ailleurs, lorsque les squames sont peu épaisses, elles ne s'opposent pas à l'application des autres topiques, ou tout au moins suffit-il de les enlever au moyen d'une curette pour faciliter l'action de ces derniers.

Les topiques les plus variés ont été proposés contre le lupus érythémateux, les uns à titre de résolutifs, les autres à titres d'agents caustiques ou d'agents réducteurs.

Les résolutifs les plus employés sont les préparations mercurielles et les préparations iodurées. Le mercure peut être prescrit sous la forme de pommades au calomel au 50e, au biiodure au 200e (Lailler), ou sous la forme d'emplâtre de Vigo qui, lorsqu'il est supporté, est un des modes de traitement les plus recommandables. Les préparations iodurées (pommades à l'iodure de potassium, à l'iodure de plomb, etc.) et iodées (teinture d'iode, solution d'iode caustique de Hardy) sont moins actives et ne méritent guère de confiance. Les applications de savon noir, suivant le procédé indiqué plus haut, ont été vantées par Vidal et par M. Brocq : les applications sont répétées jusqu'à ce que l'irritation soit suffisante, puis celle-ci est calmée au moyen des corps gras, et, lorsqu'elle a cessé, on revient à l'emplâtre de savon.

Les divers agents réducteurs ont été employés également dans cette affection : la résorcine en pommade à 5 ou à 10 0/0, l'acide pyrogallique en pommade à 5 ou à 6 0/0, en solution éthérée à 25 0/0 qu'on laisse évaporer pour recouvrir de traumaticine la couche d'acide pyrogallique déposée à la surface de la peau, ou en emplâtres à 10 0/0 additionnés d'acide salicylique, etc. L'action de ces substances nous a rarement paru favorable; elles sont souvent très irritantes, produisent facilement des ulcérations auxquelles succèdent des cicatrices irrégulières, qu'on doit redouter à la face; leur maniement exige une extrême prudence et une surveillance attentive, et la rapidité de leur action dans quelques cas est trop souvent chèrement achetée.

Divers acides peuvent être employés comme caustiques : acide lactique, acide acétique cristallisable, acide azotique, acide phénique; celui qui semble le plus recommandable est l'acide lactique; il a cependant l'inconvénient d'être assez douloureux, surtout lorsque son application est immédiatement précédée d'une rugination des surfaces malades; la douleur se prolonge pendant plusieurs heures. Il convient de ne pas l'appliquer dans une même séance sur des surfaces trop étendues et, si la douleur provoquée par le badigeonnage est trop intense, on l'additionnera d'un quart, d'un tiers ou même de moitié d'eau : les effets seront moins rapides, mais il sera possible de répéter plus fréquemment les applications. L'eschare provoquée par cet agent est superficielle, se détache rapidement, et sur les surfaces touchées les squames se reproduisent moins épaisses, en même temps que la rougeur s'éteint peu à peu. Il n'en est pas moins vrai que les badigeonnages doivent être répétés pendant plusieurs semaines.

Le nitrate d'argent ne peut guère être employé comme caustique sur des surfaces recouvertes d'une couche épidermique qu'il ne pénétrerait pas : il ne peut agir qu'à la condition d'avoir décapé préalablement les placards lupiques et encore est-il inférieur aux acides caustiques ; il retrouve son emploi à la suite des cautérisations ignées, mais plutôt pour régulariser la cicatrisation que pour détruire profondément les tissus lupiques.

Le chlorure de zinc pur ou en solution au 5° ou au 10ᵘ est peu actif contre le lupus érythémateux et a l'inconvénient de laisser des cicatrices irrégulières. Les caustiques arsenicaux n'ont pas d'avantages notables, et les dangers d'intoxication les ont fait abandonner complètement dans une affection où ils peuvent être remplacés avec profit.

Les scarifications linéaires occupent une place importante dans le traitement du lupus érythémateux, plus importante peut-être que dans celui du lupus vulgaire : d'une part, elles agissent efficacement sur les lésions vasculaires et congestives qui jouent un si grand rôle dans la symptomatologie de cette affection ; d'autre part elles ne semblent pas, comme dans le lupus vulgaire, ouvrir la porte à l'infection sanguine par le bacille tuberculeux (Besnier). Mais il ne faut pas s'attendre à obtenir d'elles une amélioration à beaucoup près aussi rapide que dans le lupus vulgaire ; les résultats qu'elles fournissent sont plutôt à comparer à ceux qu'elles donnent dans les télangiectasies, où un grand nombre de séances sont nécessaires pour voir la coloration du tégument s'atténuer. C'est seulement après des séances répétées de scarifications qu'on verra le lupus érythémateux devenir moins apparent, et c'est avec une grande lenteur que les progrès s'accentueront : il est indispensable d'en prévenir dès l'abord le patient.

La pratique des scarifications dans le lupus érythémateux demande plus de soins encore que dans le lupus vulgaire, et, tout en s'exécutant suivant les mêmes règles opératoires, — et bien entendu avec les mêmes précautions aseptiques et antiseptiques, — doit s'inspirer des deux principes suivants : dépasser en largeur de quelques millimètres la bordure des lésions, de façon à atteindre les vaisseaux dont les altérations sont encore purement microscopiques, en ayant soin de ne pas dépasser en profondeur la couche des tissus malades, et rapprocher le plus possible les incisions les unes des autres, afin d'atteindre le plus grand nombre possible de vaisseaux.

Vidal recommandait de laver à la liqueur de van Swieten la surface du lupus érythémateux après les scarifications : c'est là pour nous une règle absolue, quelle que soit la nature de la maladie pour laquelle on a recouru à ce mode de traitement, et dans le cas actuel on peut sans doute espérer, outre l'action antiseptique, une action spéciale et utile du mercure sur les lésions.

Le pansement des surfaces scarifiées doit se faire pendant 24 ou 36 heures avec des compresses ou une couche d'ouate imbibées de solution de sublimé à 1 pour 2000 ou pour 3000 ; au bout de ce temps et jusqu'à cicatrisation complète, on peut les recouvrir d'emplâtre de Vigo toutes les fois qu'il sera supporté.

Les scarifications ne sont pas seulement indiquées pendant la période d'activité du lupus érythémateux : une fois les lésions guéries et parvenues à la période d'atrophie cicatricielle, elles peuvent encore servir à améliorer les cicatrices, à les régulariser et à les aplanir et, pour M. Besnier, cette indication est au moins aussi nette que celle qui résulte de l'existence du lupus en activité.

Les cautérisations au thermocautère ou mieux au galvano-cautère sont également un moyen de traitement très utile dans le lupus érythémateux et dont M. Besnier a fait ressortir toute la valeur : elles agissent plus rapidement que les scarifications, détruisent plus efficacement les vaisseaux altérés et l'infiltration qui les entoure. Lorsqu'elles sont faites avec soin, sans dépasser la limite inférieure des tissus malades, elles donnent des cicatrices presque aussi belles que les scarifications. Il est certain cependant qu'elles doivent céder le pas à ces dernières lorsque les lésions sont d'aspect purement congestif, lorsqu'il n'y a pas d'infiltration dermique appréciable. La cautérisation doit porter principalement sur la périphérie des plaques, dépasser quelque peu leur bord si l'on veut obtenir le maximum d'effet utile ; à la partie centrale des plaques, on touchera avec la pointe ignée toutes les surfaces rouges, en respectant les zones cicatricielles dont la cautérisation ne ferait qu'exagérer la dépression sans aucun avantage.

De même que pour le lupus vulgaire, il y a avantage à varier et à alterner les traitements employés contre le lupus érythémateux ; fréquemment une méthode de traitement ou un médicament perd au bout d'un certain temps tout ou partie de son efficacité, pour la reconquérir après une cessation plus ou moins prolongée. Il ne faut néanmoins pas modifier trop fréquemment les procédés thérapeutiques et les abandonner avant d'avoir eu le temps d'en apprécier les effets ; les sujets atteints de cette maladie, longue, d'une curation laborieuse, ont déjà trop de tendance à chercher dans le changement de traitement une amélioration ou une guérison qu'ils n'ont pas la patience de demander à une thérapeutique réglee el rationnelle.

Il faut savoir aussi qu'il est des lupus érythémateux très irritables, que les modes de traitement précédents exaspèrent en provoquant des poussées nouvelles; en face de cas pareils, on devra immédiatement cesser les applications irritantes, recourir pour un certain temps aux émollients, quitte à revenir à un traitement plus actif lorsque l'irritation sera calmée et la poussée nouvelle arrêtée, et on aura encore soin alors de graduer prudemment la progression des agents auxquels on aura recours.

Indications du traitement local suivant les formes cliniques. — Les formes du lupus érythémateux sont trop variées, leurs aspects cliniques trop différents pour qu'on puisse penser à leur appliquer indistinctement les méthodes précédentes.

Aux formes purement congestives ou avec sécrétions épidermiques très peu développées, conviennent les applications d'emplâtres résolutifs et les scarifications; les cicatrices qui leur succèdent sont si superficielles, si peu apparentes, que les caustiques ne sauraient leur être appliqués sous peine d'exagérer celles-ci.

Lorsque la congestion s'accompagne d'infiltration accusée des téguments, les caustiques et les cautérisations ignées ont l'avantage de détruire rapidement les tissus infiltrés, et on ne peut plus leur reprocher de provoquer des cicatrices apparentes qui résultent de l'évolution naturelle de la maladie; les applications d'agents réducteurs seront également indiquées et pourront être alternées avec les cautérisations, ainsi que les scarifications qui régulariseront les surfaces cicatricielles.

Dans les formes s'accompagnant de la production de squames, on aura recours aux emplâtres de savon noir ou de Vigo, pour décaper les surfaces, parfois, dans les formes crétacées, au raclage, et, lorsque les placards seront mis en état, on emploiera les topiques précédents.

Sur les muqueuses, on recourra de préférence aux applications d'acide lactique.

Au cuir chevelu, après épilation de la bordure pour faciliter l'application des topiques, on emploiera de préférence l'emplâtre de Vigo et les badigeonnages à l'acide lactique.

Dans les cas rares de lupus exanthématique, la dissémination des lésions et leur peu de profondeur empêchent le plus souvent de recourir aux traitements locaux énergiques ; les pommades boriquées ou à l'oxyde de zinc peuvent aider à modérer les phénomènes congestifs et inflammatoires ; les enveloppements avec les compresses imbibées d'une solution de résorcine à 1 0/0 ou d'une solution d'ichthyol à 1 0/0 donnent parfois des résultats avantageux.

Tuberculose ulcéreuse.

Exposé clinique et étiologique.—Quoique les autres formes de tuberculose cutanée (lupus, gommes, etc.) puissent aboutir à la formation d'ulcérations, on réserve le nom de tuberculose ulcéreuse ou d'ulcérations tuberculeuses de la peau à une forme spéciale dont l'ulcération constitue l'évolution naturelle et constante et le caractère clinique principal.

Ces ulcérations, de forme irrégulière ou arrondie, à bords festonnés et polycycliques, décollés ou taillés à pic, présentent les plus grandes analogies avec les ulcérations tuberculeuses de la langue : comme celles-ci, elles sont remarquables par la présence, soit sur leur fond, soit au voisinage de leurs bords, de petits points jaunes ou grisâtres arrondis, hémisphériques, tubercules miliaires typiques, parfois nombreux, plus souvent rares et disséminés. Leur marche est chronique, leur progression périphérique très lente. Elles siègent à peu près exclusivement au voisinage immédiat des orifices naturels : lèvres, nez, anus, vulve, méat urinaire, et semblent toujours consécutives à des lésions tuberculeuses des organes sus-jacents ou des muqueuses profondes et coïncident presque toujours avec les localisations pulmonaires de même nature.

Traitement. — Le traitement général est commandé par les lésions viscérales dont les sujets sont porteurs.

Quant au *traitement local*, il doit à la fois calmer les douleurs parfois assez vives dont s'accompagnent les ulcérations et amener la réparation de celles-ci.

La douleur sera combattue par des topiques calmants : pommades additionnées de composés opiacés et belladonés, de cocaïne; les pansements à l'iodoforme (poudre, pommade iodoformée au 20ᵉ) jouissent, outre leur action réparatrice sur le processus tuberculeux, de propriétés anesthésiantes qui doivent leur faire donner la préférence dans ces cas.

Lorsque ce topique n'amène pas à lui seul la cicatrisation de l'ulcère et que l'état général du sujet semblera lui permettre une survie suffisante pour qu'il y ait intérêt à guérir l'ulcération, on recourra aux cautérisations à l'acide lactique, très efficace dans ces lésions comme dans la tuberculose des mu-

queuses, à l'extirpation au bistouri (Hartmann) (1),
à la rugination suivie d'une cautérisation au chlorure
de zinc ou plus simplement à la cautérisation ignée
suivie de pansements antiseptiques, en ayant soin de
diriger la cicatrisation de l'ulcération devenue une
plaie simple et d'empêcher sa réinoculation par les
produits d'expectoration ou les matières intestinales ;
l'iodoforme sera, à tous égards, le topique de choix
pour le pansement de ces plaies.

Tuberculose verruqueuse ou papillomateuse.

Exposé clinique et étiologique. — Les lésions tuberculeuses de la peau revêtent parfois la forme papillomateuse : le lupus des membres et surtout des extrémités des membres s'accompagne fréquemment de développement exagéré des saillies papillaires. Certaines tuberculoses cutanées, parmi lesquelles il faut ranger la lésion connue depuis longtemps sous le nom de tubercule des anatomistes, sont caractérisées par le développement de petites pustules à la suite desquelles l'épiderme hyperplasié se transforme en une masse épaisse, irrégulière, d'aspect papillomateux ou verruqueux ; les placards ainsi constitués ont une forme arrondie ou polycyclique, sont entourés d'une zone saillante rouge ou violacée, s'étendent progressivement par la périphérie, tandis que leur centre est souvent occupé par une cicatrice irrégulière, violacée, parfois semée de quelques ulcérations. Les productions épidermiques peuvent tomber spontanément ou être détachées accidentellement, et

(1) *Revue de chirurgie*, janvier 1894, p. 1.

laissent à leur place une surface irrégulière, mamelonnée, sur laquelle on constate parfois la présence de tubercules miliaires ou de nodules analogues à ceux du lupus.

L'affection a une marche lentement extensive. Elle se développe surtout aux extrémités, plus fréquemment à la main qu'au pied ; résultat d'une inoculation locale, elle s'observe presque uniquement chez des sujets qui ont été professionnellement ou accidentellement en contact avec des hommes ou des animaux tuberculeux vivants ou morts ; plus rarement elle est le résultat d'une auto-inoculation par les crachats chez des sujets atteints de tuberculose pulmonaire.

Elle peut être le point de départ d'une infection tuberculeuse ganglionnaire ou généralisée.

Traitement. — Le traitement de cette affection consiste essentiellement dans la rugination et dans la cautérisation ignée.

La rugination se pratique avec la curette de Volkmann, suivant le procédé décrit à propos du lupus (Voir page 156). La congélation au moyen de pulvérisations d'éther ou au moyen du chlorure de méthyle liquide suivant la méthode de Bailly, en donnant aux tissus malades une consistance ligneuse et uniforme, facilite beaucoup l'opération ; de plus, elle supprime la sensibilité, ce qui permet de la pratiquer avec toute la vigueur nécessaire sans que le malade se livre à des mouvements intempestifs ; il est vrai que le retour de la sensibilité est suivi d'une douleur extrêmement intense et assez persistante.

La rugination doit être assez profonde pour enlever toute l'épaisseur des tissus malades ; on doit cependant veiller à respecter les tendons et leurs gaines ;

l'extirpation doit porter sur toute l'étendue des placards et être pratiquée avec un soin particulier sur leurs bords.

La compression avec l'ouate suffit souvent à arrêter l'hémorrhagie qui lui succède; il est préférable cependant, à la fois pour empêcher cette hémorrhagie de devenir abondante et pour compléter la destruction des tissus tuberculeux, de faire suivre la rugination d'une cautérisation avec le crayon de nitrate d'argent ou une solution de chlorure de zinc au 10°; après quoi on appliquera une couche de gaze iodoformée ou salolée et un pansement ouaté suffisamment épais. La cicatrisation de la plaie sera surveillée, régularisée par des cautérisations avec le crayon de nitrate d'argent et on obtiendra aussi une cicatrice, souvent un peu mince, mais très suffisamment belle.

S'il survient des récidives dans la cicatrice, comme cela est très fréquent, on les attaquera à nouveau par le raclage ou par la cautérisation ignée.

Cette méthode a l'inconvénient d'exposer à l'infection sanguine tuberculeuse. Aussi la cautérisation ignée lui est-elle préférable.

Celle-ci se pratique avec les grilles galvano-caustiques de M. Besnier. (Voir T. II, page 217.)

La congélation avec le chlorure de méthyle rend les mêmes services que pour la rugination. Quoique cette substance soit beaucoup moins inflammable que l'éther, il faut avoir soin, après avoir obtenu la congélation du tégument, de chasser les vapeurs de chlorure de méthyle, qui pourraient prendre feu au contact du galvano-cautère et produire des brûlures étendues. La grille est ensuite promenée à la surface du papillome, en exerçant une pression suffisante pour la faire pénétrer dans son tissu. Il est nécessaire de l'enfoncer assez profondément dans la peau pour détruire complètement les lésions et de dépasser en surface la portion papillomateuse pour cautériser le bord même du placard déjà infiltré de tubercules. Le pansement consécutif est le même que pour le lupus.

Il est rare qu'on obtienne en une seule séance de cautérisation la destruction complète d'un placard de tuberculose verruqueuse. Lorsque les lésions consécutives à la cautérisation seront réparées, on devra donc répéter l'opération jusqu'à ce que toute trace de la lésion initiale ait disparu.

Gommes scrofulo-tuberculeuses.

Exposé clinique et étiologique. — Les gommes scrofulo-tuberculeuses (1) sont constituées par des infiltrations ou nodosités au niveau desquelles la peau présente une coloration livide ; arrondies au début, elles deviennent plus tard irrégulières par suite du développement de lésions semblables au voisinage des premières ; d'abord de consistance dure, elles se ramollissent ultérieurement, puis s'ouvrent à l'extérieur, donnant issue à une sérosité jaunâtre mélangée de pus ; elles laissent après elles une ulcération à fond bourgeonnant et blafard, à bords violacés et décollés, se prolongeant sous la peau en clapiers irréguliers ; ces ulcérations, souvent peu étendues, s'élargissent parfois par envahissement de la peau adjacente, de façon à donner naissance à de larges

______

(1) E. BESNIER. *Dictionnaire encycl. des Sc. médicales*, article GOMMES.

pertes de substance irrégulières, superficielles, entourées d'une zone rougeâtre et livide également large.

Le siège primitif des gommes est ordinairement le tissu cellulaire sous-cutané, rarement le derme lui-même, plus souvent les ganglions lymphatiques.

Elles peuvent se développer sur toutes les régions du corps, mais occupent de préférence la face et les régions sous-maxillaires.

Aux membres, il n'est pas rare de les voir se disposer en lignes verticales, dessinant le trajet des vaisseaux lymphatiques superficiels le long desquels elles ont pris naissance. Dans quelques cas, ces gommes angéioleucitiques se développent en grand nombre, s'accompagnent de lésions péri-lymphangitiques considérables; elles constituent alors une variété d'éléphantiasis remarquable par la présence de dilatations des vaisseaux lymphatiques, qui s'ouvrent en certains points de leur trajet pour donner écoulement à un liquide présentant les caractères de la lymphe (*Varices lymphatiques tuberculeuses*).

Les gommes scrofulo-tuberculeuses s'observent surtout chez les enfants; elles se rencontrent également chez l'adulte, soit comme première localisation tuberculeuse appréciable, soit à la suite d'autres lésions tuberculeuses de la peau ou dans le cours de tuberculoses viscérales. Leur nature tuberculeuse est démontrée par l'examen histologique (Brissaud et Josias) et par les résultats de leur inoculation aux animaux (Letulle, Pellizzari, etc.).

Traitement. — Le traitement général à instituer chez les sujets atteints de gommes scrofulo-tuberculeuses est celui de la scrofule en général : nous l'avons déjà résumé à propos du lupus.

Le traitement local varie suivant que les gommes sont ramollies ou non.

Avant la période de ramollissement, on peut essayer, par des badigeonnages à la teinture d'iode, des applications d'emplâtre de Vigo ou d'emplâtre à la résorcine et à la créosote, d'obtenir leur résolution ; il nous paraît plus rationnel de recourir à l'extirpation par le bistouri, toutes les fois que cela est possible, ou, lorsque les gommes sont superficielles, de les détruire par la cautérisation ignée.

Quand les gommes sont ramollies et non ulcérées, on devra les ouvrir et les traiter comme les gommes ulcérées.

Dans ce dernier cas, après avoir désinfecté l'ulcération par des pansements au sublimé, on pourra recourir au raclage pour extirper les bourgeons charnus exubérants, ou même gratter toute la cavité de la gomme, puis la cautériser au chlorure de zinc et panser à l'iodoforme. Plus souvent, lorsque l'ulcération est de petites dimensions, les cautérisations suffisent, soit la cautérisation ignée, soit les caustiques chimiques.

Le chlorure de zinc est particulièrement utile dans ces cas : il peut être employé en solution à moitié ou au cinquième lorsque l'ulcération présente des décollements et des clapiers ; les flèches de pâte de Canquoin, dont Lailler a préconisé l'emploi, permettent de détruire la peau qui les recouvre, et de transformer une ulcération irrégulière en une plaie ouverte dont le traitement est beaucoup plus facile et la cicatrice beaucoup plus régulière. Les cautérisations au nitrate d'argent et au crayon de zinc, suivant la méthode employée par M. Besnier, seront très utiles pour atteindre les parties profondes et pour diriger la réparation de la peau.

Les badigeonnages au naphthol camphré, les pansements à l'iodoforme, au salol, à l'aristol, au dermatol seront encore utilisés dans le traitement de de ces lésions.

L'emploi persévérant et intelligent de ces moyens de traitement permet presque toujours, à moins que l'état général des sujets ne soit très compromis, d'obtenir une cicatrisation régulière, déformant à peine la région malade, alors même que les lésions initiales très étendues ne pouvaient en donner l'espérance. Si, malgré ces soins, la cicatrice était un peu vicieuse, l'incision ou la cautérisation ignée des prolongements cutanés et plus tard la scarification des brides chéloïdiennes l'amélioreraient encore.

Ces traitements sont également applicables aux cas de lymphangite gommeuse avec lymphangiectasies et lymphorrhée, dans lesquels on recourra de préférence à l'emploi des cautérisations énergiques avec le galvano-cautère et le chlorure de zinc.

Lichen scrofulosorum.

Exposé clinique et étiologique. — On donne le nom de lichen scrofulosorum (Hebra) à une affection caractérisée par le développement de papules de petites dimensions, d'un jaune pâle ou d'un rouge brunâtre, souvent recouvertes d'une squame, se réunissant en groupes plus ou moins nettement arrondis et disséminés sur la peau saine. Les lésions occupent presque toujours le tronc. Elles ont tendance à disparaître spontanément, ou tout au moins sans traitement local, au bout d'un temps assez long.

Cette affection, rare en France, s'observe chez des

sujets de constitution lymphatique, presque toujours porteurs de lésions tuberculeuses externes (gommes scrofulo-tuberculeuses, arthropathies tuberculeuses, ostéites tuberculeuses, etc.).

Elle est constituée par une folliculite pilo-sébacée de nature tuberculeuse, comme le démontre l'existence de follicules tuberculeux (Jacobi, Darier) et de bacilles de Koch (Darier).

Traitement. — Le traitement est celui des lésions scrofulo-tuberculeuses, déjà nécessité le plus souvent par les autres localisations tuberculeuses dont les malades sont porteurs.

Ce traitement général suffit souvent à faire disparaître les lésions du lichen scrofulosorum.

Localement, on recourra aux badigeonnages de teinture d'iode, aux pommades salicylées (2 à 5 0/0), pyrogalliques (5 à 10 0/0) ou résorcinées (3 à 5 0/0), aux emplâtres de Vigo, d'huile de foie de morue, ou aux applications de savon noir.

LÈPRE

Exposé clinique et étiologique. — La lèpre, après une période prodromique caractérisée par des accès fébriles irréguliers, un affaiblissement général, des troubles dyspeptiques, des névralgies diverses, etc., se manifeste cliniquement sous deux formes qui, parfois associées (lèpre mixte), restent souvent longtemps distinctes : dans l'une, les lésions portent primitivement sur le tégument (lèpre tuberculeuse des auteurs, lèpre systématisée tégumentaire de M Leloir); dans l'autre, les altérations cutanées sont, comme les troubles sensitifs et amyotrophiques, sous la dépendance d'une lésion des nerfs périphériques (lèpre anesthésique des auteurs, lèpre trophoneurotique, lèpre systématisée nerveuse de M. Leloir).

La lèpre tuberculeuse débute par des taches rouges, souvent violacées ou brunâtres, qui peuvent s'effacer ou être remplacées par des tubercules lépreux. Les tubercules lépreux, qui peuvent également se développer sur le tégument encore sain, sont constitués par des nodosités arrondies, saillantes, de coloration rouge ou brunâtre, du volume d'un grain de mil à celui d'une noix, à surface lisse et comme huileuse : ils peuvent se réunir pour former des masses irrégulières. Comme toutes les manifestations cutanées de la lèpre, ils s'accompagnent presque toujours de troubles de la sensibilité, qui à leur niveau est ordinairement abolie.

Ces tubercules peuvent se développer sur toutes les régions du corps. Dans les régions velues, les poils tombent à leur niveau. A la face, où ils sont surtout fréquents et nombreux, ils finissent par infiltrer presque tout son tégument; séparés par des dépressions plus ou moins profondes, ils donnent au visage un aspect général presque identique chez tous les sujets et rappelant celui de la race nègre.

Une fois développés, les tubercules lépreux restent rarement stationnaires ; ils augmentent de volume pendant un certain temps, puis ils tendent à se résorber, laissant à leur suite une cicatrice déprimée, pigmentée à sa périphérie, ou à s'ulcérer, donnant lieu à des ulcérations tantôt superficielles et peu étendues, tantôt profondément destructives.

Les muqueuses sont souvent le siège de lésions analogues.

Les tubercules lépreux évoluent souvent sous

forme de poussées successives, plus ou moins étendues, accompagnées de fièvre et de phénomènes inflammatoires locaux rappelant l'aspect de l'érysipèle.

Au début de la lèpre tuberculeuse ou dans son cours, il n'est pas rare de voir survenir des poussées fébriles accompagnées du développement de nodosités analogues à celle de l'érythème noueux et en différant par leur longue persistance et par les troubles concomitants de la sensibilité.

La marche de la lèpre tuberculeuse est plus rapide que celle de la lèpre trophoneurotique : parfois en quelques mois, plus souvent en plusieurs années, elle aboutit à la cachexie, au marasme, avec troubles viscéraux : diarrhée, albuminurie, etc.

La lèpre trophoneurotique a souvent pour première manifestation cutanée des bulles de petites dimensions (pemphigus lépreux des auteurs) survenant par poussées irrégulières, évoluant rapidement et laissant après elles soit des cicatrices entourées d'une zone pigmentaire, soit des ulcérations plus ou moins persistantes. Elle donne plus souvent lieu à des taches d'abord rouges, puis brunâtres, souvent décolorées à leur centre, d'étendue très variable, accompagnées d'hyperesthésie passagère au début, plus tard d'anesthésie complète.

La sensibilité est d'ailleurs profondément troublée dans des régions qui ne sont pas occupées par ces plaques : on trouve des zones anesthésiques sur les membres, sur la face, particulièrement au pourtour des yeux. La peau de ces régions s'amincit souvent, ou se sclérose, devient le siège d'ulcérations à forme de mal perforant ou plus étendues. Il en résulte des mutilations qui rappellent celles de la syringomyélie type Morvan et peuvent atteindre des proportions considérables (lèpre mutilante). Aux lésions cutanées s'associent des parésies et des atrophies musculaires débutant par les muscles de la main (d'où une déformation analogue à la griffe de Duchenne) et par les muscles de la face, principalement par les muscles orbiculaires palpébraux, se généralisant ensuite.

En explorant les nerfs périphériques, — le nerf médian au niveau du coude se prête particulièrement à cette recherche, — on les trouve augmentés de volume, souvent noueux et moniliformes.

La cachexie, avec lésions viscérales, albuminurie, diarrhée, broncho-pneumonie, est la terminaison de la maladie.

La lèpre est produite par le bacille découvert par A. Hansen (de Bergen), qu'on retrouve dans les tubercules, dans la plupart des taches pigmentaires, et dont la constatation dans les cas douteux est la seule base scientifique du diagnostic.

Cette affection, fréquente en Amérique (surtout l'Amérique du Sud), en Asie (Inde, Chine, Japon, Tonkin), en Australie, en Afrique (Sénégal, Cap, Madagascar, etc.), dans certaines régions de l'Europe (Norvège, Russie, Turquie, Italie, Espagne et Portugal), ne s'observe guère en France, à l'état de lèpre autochtone, que dans quelques villages de la Rivière de Gênes et, encore plus exceptionnellement, en Bretagne (Zambaco). Les lépreux, plus nombreux qu'on ne pense, qu'on observe en France sont des lépreux d'importation (Besnier), et ont contracté leur maladie dans nos colonies et dans les divers pays d'outre-mer.

La cause efficiente de la lèpre est la contagion : elle est démontrée aujourd'hui malgré l'opposition retentissante de plusieurs léprologues éminents. L'hérédité est plus discutable, et bien des cas de prétendue hérédité ne sont que des exemples de contagion dans le bas âge. Les mauvaises conditions hygiéniques : l'encombrement, la misère, la malpropreté inhérente à certaines populations lépreuses, l'alimentation défectueuse et insuffisante, considérées longtemps comme les causes de la lèpre, ne font que favoriser sa transmission ou rendre l'organisme humain plus vulnérable.

Il est à noter que l'incubation de la lèpre peut durer plusieurs années (14 dans un cas de M. Landouzy, 32 dans un autre de M. Hallopeau), de sorte que la maladie se développe souvent un temps fort long après que les sujets ont été exposés à la contagion.

Prophylaxie. — La prophylaxie de la lèpre découle naturellement de ses conditions étiologiques. L'isolement des lépreux dans les pays où la maladie règne endémiquement s'impose ; le mariage doit leur être interdit, ou au moins leurs enfants doivent être séparés d'eux pour éviter la contagion extra-utérine.

Si l'isolement est impossible, le traitement régulier de tous les sujets atteints de lèpre peut encore s'opposer à la propagation de la maladie : le pansement antiseptique des ulcérations, la désinfection de tous les linges souillés par leurs sécrétions peuvent alors rendre des services considérables.

Traitement. — Le traitement des lépreux peut encore s'inspirer utilement des notions étiologiques précédentes : les malades doivent être placés dans les meilleures conditions possibles sous le rapport de l'habitation, de l'aération, de l'alimentation, de la propreté corporelle ; on supprimera de leur régime alimentaire le poisson, la viande de porc, les conserves et, d'une façon générale, tous les aliments susceptibles de donner lieu à des fermentations intestinales; on les astreindra à de fréquents bains de propreté additionnés de 5 à 20 grammes d'acide phénique (Besnier), ou sulfureux, ou à l'usage quotidien de l'hydrothérapie tiède ou froide.

La lèpre semblant se développer de préférence dans certaines régions et en épargner d'autres, on leur conseillera le séjour dans les régions tempérées et de préférence dans l'Europe centrale, où la lèpre autochtone est inconnue.

Les toniques, de préférence le quinquina et l'arsenic, leur seront prescrits. Les cures thermales, sulfureuses (Cauterets, Luchon, Uriage, etc.) ou salines, seront utilisées à ce même titre. S'il survient des poussées fébriles, on aura recours aux sels de quinine administrés à haute dose.

Une série considérable de médicaments ont été recommandés dans la lèpre et ont été dotés, souvent bien bénévolement, de propriétés plus ou moins spécifiques. Nous signalerons seulement ceux qui semblent avoir une action réelle.

En première ligne, il faut placer l'huile de chaulmoogra, tirée des graines du gynocardia odorata, et l'acide gynocardique, extrait de cette huile.

L'huile de chaulmoogra doit être administrée à doses élevées pour produire des effets appréciables. Il convient de commencer par 10 à 15 gouttes par jour, prises en 2 fois, avant ou après le repas et d'augmenter de 5 gouttes par jour jusqu'à ce qu'on arrive à 150 ou 200 gouttes par jour à prendre en 3 fois; cette dose doit être continuée pendant 10 à 12 semaines. Ces doses provoquent fréquemment des vomissements, de la diarrhée et des douleurs gastriques, parfois de l'albuminurie (Besnier), qui obligent à suspendre l'emploi du médicament, quitte à le reprendre ultérieurement en surveillant ses effets.

L'huile de chaulmoogra peut être prise de différentes manières. La plus simple consiste à la prendre dans du pain azyme : après l'avoir d'abord chauffée et rendue liquide pour compter les gouttes, on la laisse refroidir et on l'introduit dans un cachet ou on l'enveloppe de pain azyme ; immédiatement après, on prend soit du thé soit du rhum. Il est parfois plus commode de faire préparer des capsules contenant 25 centigrammes = 10 gouttes d'huile. Dans les pays chauds, où elle ne se solidifie pas, on peut en faire des tablettes contenant, pour 2 parties d'huile de chaulmoogra, 1 partie de savon amygdalin et 1 partie de magnésie calcinée : 12 grammes de cette préparation correspondent à 250 gouttes d'huile (1).

L'action de l'huile de chaulmoogra ne commence guère à se faire sentir que quand on on a dépassé la dose quotidienne de 100 gouttes. Elle produit constamment alors une amélioration, variable suivant les cas, plus apparente dans les formes tuberculeuses que dans les formes trophoneurotiques et d'autant plus considérable qu'elle a été administrée plus près du début de la maladie. C'est actuellement le médicament le plus employé en France, où il a été surtout étudié par Vidal et par M. Besnier.

L'intolérance de certains sujets pour l'huile de chaulmoogra a fait essayer de lui substituer un des acides qu'elle renferme, l'acide gynocardique (Lutz, Z. Falcao (2), Vidal, L. Roux). Un gramme d'huile de

(1) L. Roux. Thèse de Paris, 1890-1891.
(2) *Congrès international de Dermatologie de Paris*, 1889.

chaulmoogra (42 gouttes) renferme 176 milligrammes d'acide gynocardique. On peut l'administrer en nature par capsules de 20 centigrammes, à doses progressivement croissantes de 60 centigrammes à 3 grammes, ou combiné à la magnésie (gynocardate de magnésie 20 centigrammes, extrait de gentiane 5 centigrammes pour une pilule; 5 à 20 pilules par jour), ou à la soude (de 5 à 20 capsules contenant 20 centigrammes de gynocardate de soude).

Mieux supporté que l'huile de chaulmoogra, l'acide gynocardique a certainement une action sur les lésions lépreuses; mais cette action paraît moins efficace que celle de l'huile dont il provient.

L'*huile de gurjum*, provenant de certaines diptéro-carpées, a été employée depuis Douglas comme succédané de l'huile de chaulmoogra. On l'administre en potion à la dose de 2 à 10 grammes par jour en trois fois avant les repas, en ayant soin de faire prendre de suite un liquide alcoolique; ses résultats sont de beaucoup inférieurs à ceux de l'huile de chaulmoogra.

Le *hoang-nan*, poussière rougeâtre provenant de l'écorce du strychnos gaultheriana, a été expérimenté sans succès bien manifestes et a parfois provoqué des accidents tétaniques.

Unna a préconisé l'emploi de l'ichthyol à l'intérieur, en même temps qu'on utilise cette substance pour le pansement externe. Il administre le sulfo-ichthyolate d'ammoniaque en moyenne à la dose de 1 gramme par jour, en solution aqueuse au 5ᵉ, ou en pilules. Il a obtenu de la sorte des résultats remarquables ; M. Besnier n'a pu arriver à faire supporter pareille dose.

L'acide phénique, à la dose de 25 centigrammes à

1 gramme par jour, en pilules prises après les repas, a donné à M. Besnier des améliorations notables.

Le salicylate de soude, préconisé par Danielssen et par Köbner à doses variant de 2 à 6 grammes, semble utile surtout pendant les poussées aiguës; il est rarement supporté pendant un temps suffisant pour avoir une action curative.

Le salol a été employé à la dose de 2 à 5 grammes par Lutz, qui n'a jamais constaté de phénomènes d'intolérance et s'est bien trouvé de son usage, surtout dans les poussées aiguës.

L'iodure de potassium et le mercure, souvent proposés contre la lèpre, ne semblent avoir quelque action que chez les lépreux syphilitiques, et peut-être sont-ils nuisibles chez des sujets dont il faut combattre les tendances anémiques. Le phosphore, le tanin, la créosote, le chlorate de potasse à doses toxiques (Carreau, de Pointe-à-Pitre) ont été successivement vantés et trouvés sans action curative réelle.

Dans les formes trophoneurotiques, les calmants (bromure de potassium, antipyrine, opiacés, aconitine, etc.) trouvent leur indication pour calmer les névralgies, contre lesquelles on a recouru également [B. Rake (1) Mitra (2)] à l'élongation des nerfs; l'électricité peut être utilisée pour lutter contre l'atrophie musculaire.

Traitement local. — Les diverses ulcérations dues à la lèpre doivent être pansées antiseptiquement; on emploiera dans ce but, suivant les cas, l'iodoforme, l'aristol, le salol, ou les pansements humides, ceux-ci

(1) *British medical journal*, 25 octobre 1890, p. 953.
(2) *American journ. of medic. Sciences*, juillet 1891, p. 19.

réservés surtout aux ulcérations étendues ; les médicaments déjà signalés à propos du traitement interne, en particulier l'ichthyol et l'huile de gurjum peuvent également être utilisés dans ce but ; les cautérisations au nitrate d'argent permettront de régulariser la réparation des ulcérations bourgeonnantes.

Lorsque les lésions lépreuses ne sont pas ulcérées, le traitement local sera souvent un adjuvant utile du traitement général.

Tout d'abord les tubercules lépreux peuvent être excisés sans danger, et leur récidive locale est rare. Cette opération a été tentée parfois pour guérir radicalement la lèpre dans des cas où les tubercules étaient peu nombreux ; elle a toujours été suivie à courte échéance de l'apparition de nouveaux nodules au voisinage des premiers ou à distance. Elle est indiquée lorsque les tubercules, par leur volume ou leur siège, gênent les mouvements ou entravent quelque fonction, mais est inapplicable à la généralité des lésions.

La destruction par la cautérisation ignée (thermocautère ou mieux galvano-cautère) remplace avantageusement l'excision et est d'un emploi plus général ; en raison des troubles de la sensibilité propres à la maladie, elle ne provoque aucune douleur ; son champ d'action est cependant limité : on ne peut songer à attaquer ainsi les innombrables tubercules que portent généralement les lépreux, et il faut réserver la cautérisation aux plus volumineux, à ceux qui occupent les parties découvertes ou les muqueuses et à ceux qui résistent aux efforts combinés du traitement général et des différents topiques. La cautérisation doit être suivie de pansements antiseptiques, de préférence de pansements au sublimé.

On a proposé comme topiques les substances employées à l'intérieur chez les lépreux, huile de chaulmoogra, huile de gurjum et surtout l'huile de noix d'acajou : l'odeur de ces substances, l'irritation provoquée par la dernière sont presque toujours un obstacle à leur usage.

Unna a préconisé l'usage externe de l'ichthyol en pommades à 50 0/0, de la résorcine en pommade ou en emplâtre à 10 ou 20 0/0, et, lorsque les téguments peuvent les supporter, de l'acide pyrogallique en pommade ou en emplâtre à 5 ou 10 0/0 et de la chrysarobine, qui est plus active encore, aux mêmes doses. Ces substances donnent parfois des résultats remarquables et assez rapides ; mais leur emploi exige une surveillance attentive, en raison de l'irritation qu'elles provoquent et des intoxications sur la trace desquelles on sera mis par les modifications des urines.

Les taches pigmentaires ne réclament pas une intervention locale énergique : on peut essayer d'atténuer leur coloration au moyen des pommades au calomel, ou à l'acide salicylique, ou de l'emplâtre de Vigo.

Les manifestations oculaires de la lèpre sont justiciables d'un traitement opératoire. M. Panas a montré (1) le parti qu'on pouvait tirer de l'excision large et profonde des tubercules, bien préférable à la simple kératotomie marginale employée par Kaurin, et de l'iridectomie qui permet de détruire les adhérences irido-capsulaires et au besoin d'enlever les tubercules iriens. En attaquant ces lésions dès leur début, on prévient la destruction de l'œil.

(1) *Bulletin de l'Académie de médecine*, 6 décembre 1887, p. 751.

L'emploi des traitements précédents, nous ne saurions trop le répéter, provoquera souvent une amélioration considérable, d'autant plus qu'aux topiques et aux médicaments internes on joindra une hygiène plus rigoureuse ; il prolongera la vie des malades ; mais, si marquée qu'ait été l'amélioration, les récidives sont toujours à craindre, et c'est seulement après une observation longtemps prolongée qu'on pourrait prononcer le mot de guérison.

PUSTULE MALIGNE

Exposé clinique et étiologique. — Succédant à bref délai à l'inoculation charbonneuse, la pustule maligne se caractérise à son début par une petite tache ayant l'aspect et les dimensions d'une piqûre de puce ou par une vésicule de 2 à 3 millimètres de diamètre, qui ne tarde pas à s'ombiliquer et à se rompre.

Vers le 2ᵉ jour, elle est remplacée par une eschare jaunâtre, devenant rapidement brune, puis noire, reposant sur une base indurée et un bourrelet rouge et œdémateux. Sur ce bourrelet, se développent de petites vésicules transparentes et citrines, plus rarement rougeâtres ou bleuâtres, formant un cercle complet autour de l'eschare. A mesure que l'eschare s'étend, un cercle vésiculeux se reforme autour d'elle.

Vers le 3ᵉ ou le 4ᵉ jour, l'eschare mesure 2 à 3 centimètres de diamètre ; elle est toujours entourée de sa collerette de vésicules ; les téguments voisins sont luisants, parfois rouges ou violacés, infiltrés de sérosité, et l'œdème peut s'étendre assez loin dans les régions où le tissu cellulaire est lâche, comme aux paupières.

Vers le 5ᵉ ou le 6ᵉ jour, le malade est courbaturé, il éprouve quelques frissons, la température s'élève rapidement, les phénomènes généraux se dessinent, l'infection charbonneuse est constituée ; nous n'avons pas à entrer ici dans sa description. Ajoutons seulement qu'avec cette infection coïncide le plus souvent la chute de l'eschare de la pustule maligne : le tissu cellulaire voisin et la peau sont envahis, des phlyctènes se montrent au pourtour du foyer primitif ou en des points éloignés ; la suppuration est parfois abondante, ou bien il se forme des plaques de gangrène et des infiltrations gazeuses.

La pustule maligne est la manifestation la plus fréquente de l'infection charbonneuse chez l'homme. Elle s'observe surtout chez les sujets qui, par leur profession, sont exposés au contact des animaux charbonneux vivants ou morts : bergers, équarisseurs, maréchaux, vétérinaires, bouchers, mégissiers, tanneurs, selliers, cordonniers, etc. Elle occupe le plus souvent la face, puis les membres supérieurs, le cou et la nuque, plus rarement les membres inférieurs. Elle est presque toujours unique.

Véritable chancre charbonneux, elle doit être reconnue de bonne heure et traitée énergiquement avant l'apparition des phénomènes d'infection générale.

La *prophylaxie* de l'infection charbonneuse ne saurait trouver place dans cet ouvrage, où nous ne parlons de la pustule maligne qu'au point de vue strict de la dermatologie et de la thérapeutique locale.

Traitement. — Celui-ci a consisté pendant longtemps dans la seule cautérisation, l'extirpation étant abandonnée à cause des pertes de substance étendues qu'elle exige pour être réellement efficace. La cautérisation soit avec le fer rouge, soit avec les caustiques chimiques (pâte de Vienne, potasse caustique, sublimé en poudre) donne de bons résultats et devrait être employée dans tous les cas où on n'aurait pas d'autre procédé de traitement à sa disposition. On a reproché à la cautérisation par le fer rouge de nécessiter une destruction étendue et de laisser des cicatrices vicieuses : dans l'espèce cet argument a une médiocre importance, en présence d'une affection contre laquelle il faut agir vite, où et comme on peut.

Il n'en est pas moins vrai que la pratique des injections interstitielles constitue, lorsqu'elle est possible, un perfectionnement considérable dans le traitement de cette affection, contre laquelle elle est remarquablement efficace.

Ces injections peuvent être faites soit avec une solution de sublimé, comme on les pratique en Russie, soit avec une solution iodée ou phéniquée, comme le font les chirurgiens français.

Le liquide (8 à 20 gouttes de solution phéniquée à 2 ou 4 0/0, 2 ou 3 gouttes de teinture d'iode pure, 10 gouttes de solution iodée à 2 0/0) est injecté dans le tissu cellulaire œdématié à 2 centimètres de la tumeur, aux quatre points cardinaux de celle-ci, ou, si elle est volumineuse, en nombre suffisant et à intervalles assez rapprochés pour que les noyaux formés par les injections se touchent et se confondent. Les injections sont répétées matin et soir jusqu'à ce que l'amélioration se manifeste par une diminution de l'œdème, l'affaissement de l'aréole vésiculeuse et l'abaissement de la température. A ce moment, on les éloigne et on diminue leur nombre en se basant sur l'état général du sujet et l'aspect de la lésion locale. Un pansement antiseptique au sublimé ou au naphthol camphré est appliqué simultanément ; après la chute de l'eschare, on panse à l'iodoforme.

M. Verneuil conseille d'associer aux injections iodées l'extirpation de l'eschare et la cautérisation des vésicules au thermo-cautère.

MORVE ET FARCIN

Exposé clinique et étiologique. — Produites toutes deux par un même bacille, découvert presque simultanément par Bouchard, Capitan et Charrin en France, et par Löffler et Schütz en Allemagne, ces deux affections, communes à l'homme et aux animaux, ne diffèrent que par leur localisation, la morve frappant les cavités nasales et le farcin les respectant.

Elles peuvent évoluer d'une façon aiguë ou chronique (1).

La morve aigue se traduit, outre des symptômes généraux et des manifestations douloureuses sur les articulations, par un œdème aigu de la face, d'apparence érysipélateuse, par des plaques gangréneuses sur les membres, une éruption pustuleuse plus ou moins abondante, et surtout par un jetage nasal abondant, muco-purulent, avec ulcérations des narines, du pharynx et de la muqueuse buccale et adénopathies sous-maxillaires considérables.

La morve chronique, qui succède généralement au farcin chronique, se caractérise par l'obstruction des fosses nasales, remplies de mucosités épaisses sou-

____

(1) Voir pour plus de détails l'excellent article de G.-H. Roger dans le *Traité de médecine* de Charcot et Bouchard, t. I, p. 563.

vent striées de sang, qui s'écoulent sur les lèvres et s'y concrètent en croûtes sèches et noirâtres; la pituitaire est ulcérée; la voix est nasonnée, il y a des lésions broncho-pulmonaires souvent antérieures à celles des fosses nasales. La durée, qui était de quelques jours à trois ou quatre semaines dans la morve aiguë, peut être de plusieurs mois, voire même de quatre ou cinq ans, dans la morve chronique, qui n'en aboutit pas moins presque fatalement à la mort.

Le farcin aigu, outre les phénomènes d'infection générale, se traduit par l'apparition d'abcès multiples, tantôt indolents, sans modifications dans la coloration de la peau, pâteux, tantôt douloureux, durs, rouges et violacés, dont l'ouverture provoque le développement d'ulcérations plus ou moins étendues; il aboutit à la mort en quarante à quarante-cinq jours.

Le farcin chronique se caractérise principalement par des abcès apparaissant rapidement et par poussées successives, occupant surtout les membres : le plus souvent peu douloureux, recouverts d'une peau violacée ou bleuâtre, mal limités, parfois rappelant l'aspect d'un phlegmon, ils s'ouvrent ordinairement à l'extérieur, donnant lieu à des orifices multiples, fistuleux, livides, à bords calleux, saillants et décollés s'étendant peu, mais n'ayant aucune tendance à se fermer.

Une mention particulière doit être donnée aux faits que MM. Besnier, Hallopeau et Jeanselme (1) ont fait connaître sous le nom de farcinose mutilante de la face : dans ces cas, les lésions, occupant le centre de la face, consécutivement à des lésions des fosses

____

(1) *Société française de Dermatologie*, 1891 et 1892.

nasales, rappellent les syphilides destructives : les ulcérations qui peuvent détruire des portions étendues des narines, des joues et des lèvres, sont indolentes, à bords décollés, suppurant peu, entourées d'une zone rouge infiltrée. Le diagnostic repose sur les propriétés virulentes du pus qui, inoculé dans le péritoine du cobaye mâle, suivant la méthode de M. Straus, provoque une vaginalite suraiguë.

L'affection farcino-morveuse s'observe presque exclusivement chez les sujets qui sont exposés par leur profession au contact avec des animaux atteints de la même maladie : cochers, palefreniers, cultivateurs, vétérinaires, équarisseurs, bouchers vendant de la viande chevaline.

Traitement. — Le traitement général de la morve, dans les détails duquel nous n'avons pas à entrer ici, réside surtout dans l'emploi du soufre, de l'iode et des toniques.

Le traitement local du farcin chronique, qui seul appartient par ses localisations aux affections cutanées, consiste dans l'ouverture des abcès, dans leur pansement antiseptique, et dans la cautérisation de leur surface soit avec le chlorure de zinc soit mieux encore avec le feu. C'est seulement par une intervention énergique, par la destruction de toute la paroi de ces cavités, qu'on pourra essayer d'empêcher les progrès ultérieurs de la maladie. Si les abcès sont peu nombreux, s'ils sont attaqués dès leur apparition, on arrivera parfois à empêcher la mort du malade. Encore faut-il que celui-ci ne soit pas atteint de localisations viscérales de l'infection et devra-t-il, pendant un temps fort long, être soumis à une surveillance attentive qui permette d'attaquer les lésions nouvelles dès leur début.

Dans les farcinoses mutilantes de la face, les lésions sont trop profondes, trop anciennes et trop multiples pour que le traitement puisse enrayer la marche de la maladie vers une terminaison fatale ; les injections d'eau iodée ou créosotée, les irrigations avec des liquides antiseptiques, la cautérisation de toutes les ulcérations susceptibles d'être atteintes, doivent cependant être utilisées pour modérer l'extension des lésions et retarder les progrès de l'infection générale, en même temps que des mesures rigoureuses de désinfection seront prises pour éviter la contamination des personnes qui approchent et soignent le malade.

RHINOSCLÉROME

Exposé clinique et étiologique. — Sous le nom défectueux de rhinosclérome, on désigne une affection caractérisée par une infiltration dure et ligneuse de diverses portions de la muqueuse des voies respiratoires.

Dans le plus grand nombre des cas, la lésion porte sur les narines et la portion adjacente des lèvres; les narines ne présentent aucune modification extérieure autre que leur augmentation de volume et leur aplatissement; leur orifice est élargi et occupé par un bourrelet ou des nodosités ayant la coloration de la peau ou de coloration rouge, luisantes, recouvertes d'un épiderme lisse, parfois mais non constamment exulcérées; ces lésions, remarquables par leur consistance, finissent par obstruer complètement l'orifice narinaire; elles s'étendent sur la lèvre supérieure, envahissant toute son épaisseur et rétrécissant parfois l'orifice buccal.

Les lésions s'étendent également sur la muqueuse des fosses nasales, peuvent intéresser le voile du palais, parfois la cavité buccale ; plus souvent elles se propagent au larynx, qu'elles peuvent même envahir primitivement, et déterminent tous les accidents de la sténose laryngée.

La marche lentement progressive de la maladie se prolonge pendant plusieurs années pour aboutir à la mort par asphyxie laryngée ou par troubles de la déglutition ; la trachéotomie peut prolonger la vie fort longtemps.

Les lésions du rhinosclérome, constituées essentiellement par une infiltration de cellules embryonnaires, et par des éléments cellulaires d'apparence spéciale, renferment des microorganismes capsulés (bacille de Frisch) présentant une grande analogie avec le diplocoque de Friedländer, auquel ils doivent, jusqu'à plus ample informé, être considérés comme identiques (Netter).

Le rhinosclérome, décrit par Hebra et Kaposi sur des sujets habitant les provinces orientales de l'Autriche, s'observe également en Russie, plus rarement en Italie et dans quelques autres pays d'Europe ; on en rencontre également des cas dans l'Amérique centrale. En France, les quelques cas jusqu'ici connus ont toujours été rencontrés chez des sujets provenant des pays précédents.

Traitement. — Le traitement interne par l'iodure de potassium à hautes doses a donné des résultats satisfaisants à Celso Pellizzari, à MM. Cornil et Alvarez ; par contre, Kaposi ne lui reconnaît aucune efficacité. Si on le tente, il ne peut être considéré que comme un accessoire très aléatoire du traitement local.

L'ablation semble au premier abord le procédé le plus rationnel de traitement du rhinosclérome ; mais, sauf dans quelques cas exceptionnels où la maladie est reconnue dès son début, les lésions sont trop étendues, exigeraient des délabrements trop considérables pour qu'une opération complète puisse être tentée. En outre, le rhinosclérome, s'il ne se généralise pas à la manière des tumeurs malignes, récidive sur place avec une effrayante rapidité, si complète qu'ait été l'exérèse. Aussi celle-ci est-elle formellement contre-indiquée dans presque tous les cas.

Les cautérisations ignées, ou avec des flèches au chlorure de zinc (1), qu'on introduit dans une incision au bistouri — lequel, malgré la dureté apparente du néoplasme à la palpation, pénètre avec la plus grande facilité — n'amènent qu'une amélioration très passagère.

L'emploi des agents antiseptiques a été tenté sous les formes les plus diverses : application de pommades, injections interstitielles, etc., et toujours sans succès apparent : il n'y a guère d'exception que pour un cas de Doutrelepont, qui a obtenu de bons résultats d'une pommade au sublimé au 100e. Cependant Lang a été relativement satisfait des injections interstitielles d'acide salicylique et des badigeonnages avec une solution alcoolique d'acide salicylique.

Le traitement palliatif est donc à peu près la seule ressource contre cette affection (2).

La dilatation des fosses nasales à l'aide de bougies ou de tiges de laminaire, la dilatation du larynx par

---

(1) BESNIER. *Bullet. de la Soc. française de Dermatologie*, 1891, p. 326.

(2) LERMOYEZ. *Rhinologie, otologie et laryngologie à Vienne.* Paris, 1894, p. 239.

l'emploi méthodique des sondes de Schrötter, permettent d'éviter les accidents de sténose nasale et laryngée ; lorsque la dilatation du larynx est impossible, on n'a plus que la ressource de la trachéotomie avec canule à demeure. L'excision d'une partie des productions morbides ou leur destruction partielle avec les caustiques permettent, lorsque l'obstruction est complète, de frayer un passage aux instruments ; mais il faut bien savoir que, en pareil cas, l'occlusion tend toujours à se reproduire et que l'interruption des manœuvres dilatatrices est bientôt suivie d'une oblitération complète contre laquelle il faudra lutter de nouveau.

IMPÉTIGO

Exposé clinique et étiologique. — L'impétigo est une affection contagieuse et inoculable, caractérisée par le développement de vésico-pustules à évolution rapide dont le contenu se concrète en croûtes jaunâtres d'aspect caractéristique.

Les vésico-pustules, précédées de l'apparition d'une tache rouge arrondie, sont d'abord claires et transparentes, difficiles à reconnaître sur la peau ; puis leur contenu se trouble, et, moins de 48 heures après leur apparition, elles sont remplacées par une croûte jaunâtre, couleur de miel ou un peu verdâtre (croûte mélicérique), parfois brunâtre ; ces croûtes humides, peu résistantes, grasses au toucher recouvrent une excoriation rougeâtre, sur laquelle les croûtes se reproduisent si la lésion n'est pas pansée convenablement ; lorsque les croûtes cessent de se montrer, l'épiderme se répare et on ne trouve plus à leur place qu'une tache rougeâtre, légèrement squameuse, qui persiste pendant quelques semaines pour disparaître ensuite ; sauf les cas où l'affection, mal soignée et longtemps persistante, a entamé le derme, il ne reste aucune trace de sa présence.

Les éléments impétigineux se réunissent souvent en groupes plus ou moins étendus, formant des plaques irrégulières ou à contours circinés, recouvertes de croûtes jaunâtres ou brunâtres, au voisinage desquelles se développent des éléments isolés d'aspect variable suivant leur ancienneté, d'où un certain degré de polymorphisme de l'affection.

L'impétigo peut se développer sur toute la surface cutanée ; on l'observe surtout sur le visage, où il peut se montrer sous forme d'éléments isolés et disséminés, ou, dans les cas anciens, sous forme de placards étendus recouvrant la face d'une sorte de masque (impetigo larvalis) et sur le cuir chevelu, où les croûtes sont souvent grisâtres, plus sèches que sur la face, formant des concrétions arrondies, entremêlées aux cheveux (impetigo granulata).

On l'observe également sur les muqueuses, et en particulier sur la muqueuse buccale, où il se traduit par la présence de vésicules éphémères laissant à leur place des érosions arrondies, recouvertes d'un enduit blanc ou grisâtre d'aspect diphthéroïde.

Il s'accompagne fréquemment de lésions suppuratives cutanées et sous-cutanées, ecthyma, furoncles, tournioles, abcès sous-épidermiques et hypodermiques, conjonctivite purulente, etc., dues aux mêmes microorganismes qui l'engendrent. Il retentit sur les ganglions lymphatiques correspondants qui, chez les enfants atteints d'impétigo mal soigné, sont toujours tuméfiés et assez souvent suppurés.

L'impétigo se développe le plus ordinairement sur

la peau saine ou simplement excoriée; mais il peut aussi
venir compliquer d'autres dermatoses, en particulier
l'eczéma, et modifie l'aspect de la lésion primitive :
les vésico-pustules passagères, suivies de la production de croûtes jaunâtres, arrondies et isolées les unes
des autres, qui le caractérisent, ne doivent pas être
confondues avec les croûtes jaunes plus étendues
que l'on observe dans certaines formes d'eczéma
suintant ; la complication impétigineuse guérit d'ailleurs facilement par des moyens simples, auxquels
résistent les productions croûteuses de l'eczéma impétiginiforme.

L'impétigo s'observe surtout chez les enfants : le
lymphatisme si fréquent dans le bas âge, les complications ganglionnaires, l'ont fait considérer comme
une manifestation de la scrofule. Il n'en est rien : le
« tempérament scrofuleux » n'a d'autre action que
de favoriser son éclosion et son extension.

Les affections suppuratives externes, abcès sous-
cutanés ou ganglionnaires, coryzas, conjonctivites,
otorrhées, etc., peuvent être l'origine du développement de l'impétigo, de même qu'elles peuvent lui
succéder, produites qu'elles sont par les mêmes
microorganismes.

Les lésions banales du tégument (excoriations,
brûlures, vaccination, etc.) en sont également le
point de départ, lorsqu'elles sont négligées et que
des agents pathogènes viennent les infecter et en déterminer la suppuration. C'est de cette manière que
la phthiriase du cuir chevelu, par les excoriations
produites par le grattage et l'infection consécutive,
est une cause très fréquente d'impétigo chez les enfants.

Il s'observe également chez l'adulte, soit à la suite

de causes analogues à celles qui président à son apparition chez l'enfant, soit à la suite de troubles digestifs et surtout d'excès alcooliques, qui altèrent la nutrition de la peau et la rendent plus vulnérable aux agents pyogènes vulgaires.

L'impétigo est essentiellement une affection contagieuse et inoculable : la preuve en est, d'abord dans la facilité avec laquelle les excoriations et les lésions cutanées, même les plus minimes, deviennent le point de départ de pustules nouvelles chez les sujets atteints de cette affection, et dans les expériences d'inoculation de Vidal. Elle est fournie encore par les épidémies que l'on observe dans les écoles et les salles d'asile, et par les faits où l'on voit la maladie se transmettre successivement à plusieurs membres d'une même famille. Il n'y a pas lieu d'admettre une forme spéciale d'impétigo méritant le nom d'impetigo contagiosa : toutes ses formes cliniques sont contagieuses.

Les microorganismes rencontrés dans les pustules d'impétigo sont d'une banalité absolue : l'agent qui semble réellement produire cette affection est le staphylocoque pyogène blanc.

Prophylaxie. — La contagion de l'impétigo impose des mesures prophylactiques qui se confondent en grande partie avec le traitement des sujets atteints. Toutes les fois où ce traitement est fait d'une façon régulière, où toutes les régions atteintes sont recouvertes d'un pansement occlusif, les linges de pansement nettoyés ou, mieux, détruits après usage et les vêtements désinfectés par les moyens appropriés, on voit s'arrêter rapidement les épidémies d'impétigo dans les agglomérations d'enfants : il n'y a donc que rarement, en présence seulement de l'incurie des

maîtres et des parents, ou de l'excessive étendue des
lésions, à exiger que les enfants atteints de cette
affection soient renvoyés des écoles ; il est même
préférable de les y conserver, l'exécution de ces prescriptions pouvant être surveillée plus efficacement.

Traitement. — Le traitement général reconstituant,
huile de foie de morue, sirop d'iodure de fer, sirop
antiscorbutique, etc., est utile chez les enfants lymphatiques atteints d'impétigo : il constitue un adjuvant au traitement local, mais ne saurait jamais le
remplacer.

Lorsque l'affection est survenue à la suite de troubles digestifs ou d'excès alcooliques, on administrera
un purgatif et on recourra à l'antisepsie intestinale, également comme adjuvant du traitement
local.

Celui-ci est des plus simples et il n'y a pas lieu de
le compliquer comme à plaisir, ainsi qu'on le fait trop
souvent.

Il faut en premier lieu, au moyen d'applications
émollientes, faire tomber les croûtes : la plus banale
de toutes, le cataplasme de fécule de pommes de
terre préparé à l'eau boriquée suffit le plus souvent ;
le cataplasme, appliqué froid, est changé toutes les
quatre à cinq heures, après lavage à l'eau boriquée
ou avec une solution de phéno-salyl à 1 pour 300.
Au bout de quelques applications de cataplasmes,
les croûtes ont disparu complètement, à la condition
que les cataplasmes aient recouvert toute la surface
malade, et qu'on n'ait pas laissé entre elles d'intervalles pendant lesquels les croûtes aient pu se refor-
mer.

Les pulvérisations à l'eau tiède, simple, boriquée
ou phéno-salylée, peuvent être employées pour aider

l'action des cataplasmes, mais elles ne sont pas indispensables.

L'enveloppement avec des compresses de tarlatane imbibées des mêmes solutions, d'infusion de camomille ou de fleurs de sureau ou même d'eau bouillie et recouvertes d'une couche imperméable (taffetas gommé ou gutta percha laminée) peut encore être utilisé dans ce but, mais est inférieur aux cataplasmes.

L'essentiel est que le pansement soit fait régulièrement, proprement, continuellement, et que toutes les lésions sans exception soient soumises à son action.

Après la chute des croûtes, ces applications peuvent encore être continuées pendant un ou deux jours pour calmer l'inflammation, si elle était intense.

Le plus ordinairement, aussitôt les croûtes tombées, on recourra à l'emploi des pommades antiseptiques ou des emplâtres.

Ici encore les moyens les plus simples sont les meilleurs ; il n'est pas besoin de se servir des préparations irritantes ou odorantes comme l'huile de cade, des pommades hydrargyriques souvent préconisées dans cette affection. De tous les topiques proposés le meilleur est la vaseline boriquée au 10°, qui a le grand avantage d'être inoffensive. Elle sera appliquée en couche suffisamment épaisse sur les parties malades, maintenue par un linge fin et propre et renouvelée deux ou trois fois par jour jusqu'à ce que l'épiderme se soit reformé.

Si les croûtes se reproduisaient à la suite d'un pansement mal fait, on les ferait tomber au moyen de cataplasmes et on reviendrait ensuite à l'usage de la pommade.

Il n'y a pour ainsi dire pas d'impétigo qui, avec ce traitement régulièrement suivi, dure plus d'une semaine.

Lorsque les lésions sont limitées et que le pansement est difficile à maintenir en place, il y a souvent avantage à recourir à des pommades rendues plus épaisses et plus adhérentes par l'adjonction de l'oxyde de zinc, du sous-nitrate de bismuth ou du dermatol, ou aux applications d'emplâtres (emplâtre de Vigo, lorsqu'il est supporté, emplâtre rouge de Vidal, emplâtre adhésif boriqué). On peut encore, comme le fait M. Besnier, faire étendre, sur un morceau de linge avec lequel on recouvre les lésions, un mélange à parties égales de vaseline et de masse emplastique de Vigo.

L'essentiel est d'obtenir une occlusion parfaite des lésions par un corps gras ou un emplâtre : le premier procédé est, à notre avis, supérieur au second au point de vue de la rapidité de la guérison.

Dans quelques cas exceptionnels, chez des enfants profondément débilités, les ulcérations ont tendance à persister : les cautérisations au nitrate d'argent, les pansements à l'iodoforme, au dermatol, etc., succéderont alors à l'emploi méthodique des moyens précédents et amèneront la réparation complète des lésions.

Les taches rouges qui succèdent à la guérison de l'impétigo sont destinées à disparaître spontanément et ne réclament aucun traitement actif. On devra se garder de les combattre par des topiques irritants; il suffit de conseiller des lavages à l'eau très chaude et des applications de pommade à l'oxyde de zinc additionnées ou non de 1 à 2 0/0 d'acide salicylique.

Les lésions impétigineuses des muqueuses seront combattues par les lavages répétés ou les irrigations à l'eau boriquée, les applications de collutoires boriqués ou de naphthol camphré, ou les attouchements au crayon de nitrate d'argent.

La propreté absolue du tégument et des ongles, le pansement occlusif et antiseptique de toutes les solutions de continuité sont de rigueur chez les sujets atteints d'impétigo ; les affections suppuratives des muqueuses oculaire, nasale, des oreilles seront traitées par les moyens appropriés. Lorsque la phthiriase du cuir chevelu accompagne l'impétigo, on aura bien soin de s'attaquer aux parasites en même temps qu'on soignera les lésions cutanées, dont ils sont l'origine ou la complication.

APPENDICE

Impétigo herpétiforme

Exposé clinique et étiologique. — En raison de la similitude de noms, nous plaçons ici une affection qui n'a avec l'impétigo que des ressemblances morphologiques assez éloignées et dont l'étiologie est loin d'être déterminée.

Décrit par Hebra et Kaposi, extrêmement rare en France où il n'a guère été observé que par M. Dubreuilh (1), l'impétigo herpétiforme se caractérise par le développement de pustules de la dimension d'une tête d'épingle à celle d'un grain de chènevis, remplies dès le début de pus assez épais, blanc ou jaunâtre. Disposées en groupes arrondis ou ovalaires à progression très rapide, reposant sur une base enflammée, les pustules qui criblent la surface du groupe se dessèchent, présentent à leur centre une croûte mince ; le groupe se transforme en une sur-

(1) *Annales de Dermatologie*, 1892, p. 353.

face irrégulière, parsemée de croûtes ou excoriée, suintante et recouverte d'un enduit pulpeux et grisâtre. Les lésions, qui débutent par le bas-ventre, la région génito-crurale ou la région mammaire, se généralisent peu à peu, et presque toute la surface cutanée finit par être recouverte de placards semblables, pouvant atteindre jusqu'à la largeur de la main et se réunir les uns aux autres, se montrant par poussées successives.

Des phénomènes généraux accompagnent l'affection cutanée ou se montrent dans son cours : fièvre, abattement, délire, phénomènes nerveux divers, diarrhée, vomissements, albuminurie, et la mort survient généralement dans le collapsus au bout de trois à quatre semaines. La guérison est cependant possible; dans ce cas, la durée moyenne de l'affection est de trois mois et demi; mais le sujet est exposé à des récidives qui peuvent l'emporter.

L'impétigo herpétiforme s'observe le plus souvent chez des femmes enceintes, à une époque variable de la grossesse, et dure jusqu'au delà de sa terminaison, qui est généralement prématurée. Lorsque la première atteinte se termine par la guérison, les récidives ont lieu aux grossesses ultérieures. Il peut cependant se rencontrer chez la femme en dehors de la grossesse; on l'a même vu se développer chez l'homme.

Il a été considéré par les uns comme le résultat d'une pyohémie d'origine utérine (Kaposi, Neumann), par les autres comme dû à un trouble d'innervation (Du Mesnil). En réalité, ses causes sont inconnues; les agents pathogènes qu'on a rencontrés dans les lésions cutanées paraissent être purement accidentels, les récidives s'expliquent mal avec l'hypothèse d'une origine infectieuse et on est réduit à admettre une prédisposition inhérente à l'individu, qui, une fois acquise, peut persister des années à l'état latent, attendant pour se manifester une cause occasionnelle qui est le plus souvent la grossesse (Dubreuilh).

Malgré la confusion faite par quelques auteurs, cette maladie doit être séparée de la dermatite herpétiforme (Duhring, Brocq, Dubreuilh).

Traitement. — La thérapeutique de l'impétigo herpétiforme se ressent forcément des incertitudes de son étiologie.

Il semble rationel de soumettre les malades à l'usage des reconstituants, surtout de la quinine, et des antiseptiques intestinaux.

Le traitement local, purement symptomatique, consistera dans les applications émollientes, les pansements antiseptiques non irritants, les poudres sèches et les pommades à base d'oxyde de zinc.

Les bains permanents, employés par les auteurs allemands, ont soulagé les malades et semblent avoir joué un rôle réel dans les cas terminés par la guérison.

En raison des relations de l'affection avec l'état de grossesse et de sa persistance constante jusqu'à l'accouchement, quelques auteurs ont proposé de provoquer l'avortement ou l'accouchement prématuré.

ECTHYMA

Exposé clinique et étiologique. — On donne le nom d'ecthyma à une forme spéciale de suppuration de la peau caractérisée par le développement de pustules arrondies, reposant ordinairement sur une base enflammée, donnant lieu à la formation de croûtes et laissant ordinairement à leur suite des cicatrices persistantes.

Les pustules d'ecthyma ont des dimensions variant de celles d'une tête d'épingle à celles d'une pièce de 50 centimes. De forme tantôt aplatie, tantôt hémisphérique, elles sont entourées d'une zone rouge plus ou moins étendue. Les croûtes qui leur succèdent sont grisâtres, brunâtres, plus rarement jaunâtres, souvent peu épaisses, parfois volumineuses, stratifiées : les anciens dermatologistes donnaient aux croûtes de cette dernière variété le nom de rupia.

Les croûtes reposent sur une ulcération tantôt superficielle et se réparant rapidement, tantôt profonde (ecthyma térébrant) et recouverte de détritus sanieux et grisâtres.

L'ecthyma s'accompagne très fréquemment de lésions inflammatoires de voisinage, de lymphangites et d'adénites.

Il peut se développer sur toutes les régions du corps, mais atteint principalement les membres inférieurs et la région fessière.

L'ecthyma peut se montrer chez des sujets dont la santé est parfaite ; mais toutes les causes qui débilitent l'organisme favorisent puissamment son apparition : la misère, l'alcoolisme, la diarrhée, le diabète, les néphrites, la convalescence des maladies graves, entre autres de la fièvre typhoïde, de la variole, etc. ; pour la même raison, il est fréquent chez les vieillards.

De même que l'impétigo, il peut succéder à toutes les lésions suppuratives du tégument (exco riations infectées, brûlures, vésicatoires, etc.) et des organes profonds; il est surtout fréquent à la suite des affections prurigineuses qui deviennent l'occasion de l'insertion intra-épidermique des microorganismes pathogènes existant normalement ou accidentellement à la surface de la peau : c'est ainsi qu'il se développe fréquemment chez les sujets atteints de phthiriase des vêtements ou de gale.

L'ecthyma se rencontre avec une grande fréquence dans certaines professions.

Les lésions ecthymateuses des raffineurs de sucre paraissent consécutives aux brûlures qu'ils se font pendant leur travail; la présence de sucre en sirop ou en poudre sur les téguments favorise probablement aussi les pullulations microbiennes.

Les sujets exposés par leur profession aux contacts d'animaux ou d'objets malpropres (vétérinaires, cavaliers, palefreniers, cochers, équarisseurs, chiffonniers, etc.) en sont fréquemment atteints.

Une fois développé, l'ecthyma est inoculable (expériences de E. Vidal) au sujet qui en est porteur et aux sujets sains. La clinique démontre d'ailleurs sa transmission du malade à son entourage, soit directement par contact, soit par l'intermédiaire des objets souillés par ses sécrétions.

Plus encore que pour l'impétigo, les microorganismes qu'on rencontre dans les pustules d'ecthyma sont d'une banalité absolue et variables. On peut incriminer suivant les cas les staphylocoques, le streptocoque, le bacille pyocyanique, etc.

Prophylaxie. — Elle se résume dans l'occlusion des lésions par des pansements antiseptiques, la destruction ou la désinfection des objets de pansement et des vêtements souillés par le pus. Cette désinfection est de rigueur pour empêcher les réinoculations successives et à plus ou moins longue échéance par les vêtements que les malades avaient portés lors d'une atteinte antérieure de la maladie.

La propreté la plus absolue doit être exigée des sujets atteints d'ecthyma : les bains généraux, simples, ou amidonnés s'il y a des phénomènes inflammatoires accusés, ou additionnés de 5 à 20 grammes d'acide phénique, les lavages répétés des mains et des ongles avec une solution de sublimé s'il y a une affection prurigineuse concomitante, rempliront cette indication.

Traitement. — Le *traitement général*, basé sur les indications fournies par l'état général du sujet et par l'état de ses différents viscères, et dans lequel il est souvent utile de faire intervenir l'antisepsie intestinale, est un complément indispensable du traitement local, autrement plus important que dans la plupart des cas d'impétigo; mais ce serait s'illusionner que d'espérer guérir un cas d'ecthyma par une thérapeutique interne, si appropriée qu'elle soit.

Toujours il faut recourir à un *traitement local*, institué et suivi rigoureusement : à cette condition seulement on pourra venir à bout de tous les cas d'ecthyma, mais on en viendra toujours à bout, si ancienne que soit l'affection.

La phthiriase, la gale, s'il y a lieu, seront traitées aussitôt que possible.

Pour peu que les lésions soient étendues, on appliquera un pansement antiseptique humide (solution de sublimé à 1 pour 2000 ou 3000, solution de phéno-salyl à 1 pour 300), qui fera tomber les croûtes; le pansement sera changé 2 fois par jour et on profitera de son changement pour laver soigneusement toutes les ulcérations avec une solution de sublimé au 1000°. Ce pansement sera plus nécessaire encore lorsqu'il existe des lésions des voies lymphatiques. Si les téguments supportent bien le pansement humide, s'il ne se produit pas d'excoriations susceptibles de se réinfecter, ce mode de traitement est de beaucoup supérieur aux autres et donne des résultats beaucoup plus rapides. Nous conseillons en tous cas de commencer par lui pour désinfecter le mieux possible les ulcérations et la peau adjacente.

Lorsque le pansement humide est mal supporté ou lorsque les lésions sont trop limitées pour paraître l'exiger, on recourra aux applications émollientes (cataplasmes pendant un ou deux jours au plus, — si on les prolongeait davantage, on risquerait d'amener le ramollissement de la peau et des inoculations secondaires, — pulvérisations tièdes, etc.) pour faire tomber les croûtes ; puis on fera des badigeonnages au naphthol camphré, on pansera les ulcérations — toutes les ulcérations sans exception, cela est essentiel — avec une rondelle d'emplâtre de Vigo, d'emplâtre rouge de Vidal ou d'emplâtre adhésif boriqué, ou avec un linge enduit d'un mélange à parties égales de vaseline et de masse emplastique de Vigo (Besnier) ; l'emplâtre sera changé au moins une fois par jour et les ulcérations lavées avec une solution de sublimé à 1 pour 1000.

Les ulcérations persistantes, rebelles aux traitements précédents, doivent être touchées au nitrate d'argent, parfois pansées à l'alcool camphré. Chez certains sujets cachectiques dont l'ecthyma affecte la forme térébrante, on se trouvera mieux de pansements secs au salol, à l'iodoforme, au dermatol, etc.; mais toujours à la condition d'avoir fait précéder leur emploi de pansements antiseptiques humides pendant quelques jours.

Dans les ecthymas à tendance gangréneuse, on recourra de préférence aux pansements avec l'alcool camphré ou le vin aromatique.

Il est à peine besoin de dire que, lorsque l'ecthyma occupe les membres inférieurs, le malade devra conserver le repos absolu au lit : c'est là une règle constante, quelle que soit la nature des lésions inflammatoires occupant ce siège.

FURONCLE.

Exposé clinique et étiologique. — Bien que cette affection soit plus spécialement du ressort de la chirurgie, nous devons la mentionner ici, renvoyant seulement aux traités de thérapeutique chirurgicale pour l'étude de sa forme la plus grave, l'anthrax.

Le furoncle est une inflammation des glandes pilosébacées, caractérisée au début par une induration circonscrite et acuminée, avec rougeur de la peau, qui s'étend pendant quatre ou six jours; puis son centre blanchit, se perfore, donne issue à un bourbillon. La douleur, très vive au début, s'atténue alors. L'ulcération laissée par la sortie du bourbillon se cicatrise rapidement. Mais fréquemment des lésions semblables se développent au voisinage de la première ou à distance, constituant une véritable maladie connue sous le nom de furonculose, laquelle peut, si elle est abandonnée à elle-même, persister pendant des mois, par suite de réinoculations successives.

Les furoncles peuvent être l'origine d'infections donnant lieu à des lésions viscérales diverses, en particulier à des méningites, des endocardites, des péricardites, des pleurésies; l'ostéomyélite des adolescents en est aussi parfois la conséquence.

Le furoncle est produit par le staphylocoque doré.

Il se développe fréquemment chez les sujets atteints de diabète, d'albuminurie, de polyurie, et peut provoquer chez eux des complications graves. Les troubles digestifs jouent également un rôle important dans sa production et dans sa pullulation (Bouchard).

Il se transmet par contagion directe ou indirecte : linges de pansement, objets de toilette contaminés par le pus du furoncle, etc.

Traitement. — Les états morbides au cours desquels se développent les furoncles doivent être traités par les médications appropriées. L'antisepsie gastro-intestinale doit également être prescrite, les suppurations externes étant favorisées par les troubles des fonctions digestives et les fermentations dont leurs organes sont le siège.

A cela se réduit le traitement interne de la furonculose : les préparations soufrées et arsenicales souvent préconisées dans cette affection n'ont aucune influence nette sur elle.

Le *traitement local* consiste essentiellement dans l'emploi des antiseptiques et dans l'occlusion des furoncles suppurés.

Le meilleur topique contre les furoncles est incontestablement le sublimé, en solution à 1 pour 1000 ou 2000, lorsqu'il est supporté; on évitera les solutions de sublimé dans l'alcool même très dilué, qui sont plus irritantes que les solutions dans l'eau pure ou additionnée de sel marin. Si le sublimé est mal supporté, on recourra aux pansements avec une solution phéniquée faible ou à l'eau boriquée.

Les pulvérisations tièdes d'eau phéniquée à 1 0/0 jouent à la fois le rôle d'antiseptique et celui de calmant ; elles doivent être répétées, au début surtout, 3 ou 4 fois par jour, pendant 10 à 15 minutes chaque fois. Lorsque la suppuration diminue, les pansements humides peuvent être remplacés par l'occlusion au moyen de rondelles d'emplâtre de Vigo ou, s'il est irritant, d'emplâtre rouge de Vidal, renouvelées une ou plusieurs fois par jour suivant l'abondance de la suppuration, en ayant soin de laver la plaie avec une solution de sublimé chaque fois qu'on change l'emplâtre.

On a proposé, dans le but de faire avorter les furoncles, toute une série de topiques. Celui qui paraît mériter le plus de confiance est la teinture d'iode, en badigeonnages répétés ; son emploi doit être commencé dès l'apparition des nodosités.

Les pansements antiseptiques humides, aidés des pulvérisations phéniquées, calment généralement la douleur vive du furoncle. Ils remplacent, à ce point de vue, l'ancien cataplasme, employé comme émollient, que les auteurs s'accordent presque unanimement aujourd'hui à proscrire : servant de milieu de culture au staphylocoque, il provoque des inoculations multiples et indéfinies de furoncles.

L'incision du furoncle a l'avantage de calmer rapidement la douleur, en débridant les tissus enflammés ; mais elle ne hâte pas la guérison ; elle peut être faite au bistouri ou au fer rouge.

Les pansements antiseptiques, soigneusement faits

et suffisamment rapprochés, sont certainement le meilleur traitement prophylactique de la furonculose : il est indispensable d'inculquer cette notion au patient, qui a toujours tendance à chercher dans une médication interne le remède à une affection dont il peut et doit venir à bout par un traitement externe rigoureux, et qui parfois aussi attribue aux lésions cutanées une action favorable sur sa santé générale, alors qu'au contraire elles l'exposent à des complications graves, voire même mortelles.

La désinfection rigoureuse des vêtements et des linges qui ont été en contact avec les furoncles et leurs sécrétions est de toute nécessité, pour éviter les repullulations successives et les récidives souvent tardives de la furonculose : les retours saisonniers de cette maladie n'ont le plus souvent pour cause que le port de vêtements dont le malade faisait usage à l'époque où il en était atteint pour la première fois.

PEMPHIGUS ÉPIDÉMIQUE
DES NOUVEAU-NÉS.

On observe parfois chez les nouveau-nés une affection épidémique, sévissant surtout dans les maternités et les hospices d'enfants assistés, caractérisée par le développement de bulles plus ou moins volumineuses, généralement peu nombreuses, dont la rupture est suivie de la production de croûtes jaunâtres. Ces bulles, contrairement à ce qu'on observe dans les manifestations bulleuses de la syphilis héréditaire, respectent les régions palmaire et plantaire ; elles peuvent se développer sur toutes les autres parties du corps.

L'affection se termine par la guérison, sauf lorsqu'elle atteint des enfants athrepsiés.

Elle se développe manifestement par contagion, se transmet aux enfants bien nourris et vigoureux aussi bien qu'aux athrepsiés et aux personnes qui les soignent.

Le contenu des vésicules est inoculable et auto-inoculable. L'agent pathogène serait, d'après Almquist, un microcoque particulier; mais de nouvelles recherches sont nécessaires sur ce sujet.

Traitement. — En dehors des indications fournies par l'état général des enfants, cette maladie essentiellement bénigne ne nécessite aucun traitement interne.

Le traitement local consiste surtout dans les soins de propreté, bains courts à l'eau de son ou d'amidon, lotions fréquentes avec une solution antiseptique faible ou astringente (décoction de feuilles de ronces, d'écorce de chêne, etc.) et dans l'application de poudres inertes, talc, oxyde de zinc, sous-nitrate de bismuth, dermatol, additionnées de salol ou d'iodoforme.

VERRUES

Exposé clinique et étiologique. — Les verrues sont constituées par des papillomes de petites dimensions, généralement multiples.

On en distingue plusieurs variétés :

1° Les verrues vulgaires, connues de tous, occupant généralement les parties découvertes; particulièrement fréquentes chez les sujets habitant la campagne, saillantes, atteignant parfois les dimensions d'une lentille et au delà, ces verrues sont contagieuses et auto-inoculables, vraisemblablement d'origine parasitaire.

2° Les verrues planes, de dimensions moins considérables, formant une saillie à peine marquée, dont la surface est presque uniforme, de coloration jaune pâle, occupant en très grand nombre la face et le dos des mains ; elles s'observent surtout chez les sujets jeunes, d'où le nom de verrues planes juvéniles. Elles sont auto-inoculables et très probablement contagieuses.

3° Les verrues séborrhéiques, qui ne sont ni inoculables ni contagieuses et sont indépendantes des verrues vulgaires ; elles seront étudiées avec les séborrhées (T. II, p. 125).

4° Les verrues télangiectasiques, également non contagieuses, qui méritent mieux le nom d'angiokératomes (Voir T. II, p. 46).

Traitement. — On a attribué à divers médicaments la propriété de provoquer la disparition des verrues. Tels sont ; l'arsenic, la teinture de thuya, administrée à la dose de 40 à 80 gouttes par jour en même temps qu'on en badigeonne les verrues, et la magnésie décarbonatée. Cette dernière substance, proposée par Colrat (de Lyon), qui l'administre à la dose de 20 à 30 centigrammes par jour pendant plusieurs semaines, a été expérimentée à doses plus élevées par M. Besnier et par M. Brocq, qui n'en ont obtenu aucun résultat ; les essais que nous en avons faits n'ont pas été plus satisfaisants ; mais il n'y a aucun inconvénient à l'employer chez les sujets qui redoutent une intervention active. Quant à l'arsenic et à la teinture de thuya, leurs bénéfices sont aussi hypothétiques.

Le *traitement des verrues vulgaires* peut être réalisé

par deux procédés : l'exfoliation des productions papillomateuses sous l'influence de divers agents chimiques, ou leur destruction par les caustiques chimiques ou thermiques.

Le premier de ces procédés comprend l'emploi de la résorcine, du naphthol camphré et surtout du savon noir et de l'acide salicylique, qui altèrent la nutrition de l'épiderme et en provoquent la chute.

Le savon noir est employé en nature, étendu en couche uniforme sur des bandelettes de toile ou de flanelle avec lesquelles on recouvre les parties atteintes de verrues et qu'on laisse en place constamment, ou de préférence seulement pendant la nuit ; elles sont maintenues au moyen d'un gant ou d'un masque ; le matin, les parties sont lavées à l'eau chaude, puis poudrées à l'amidon ou avec une poudre renfermant 1 à 4/100 d'acide salicylique ; après trois à quatre applications, la surface des verrues commence à s'exfolier ; par le grattage avec le dos d'un couteau ou avec une curette non tranchante, on détache leur revêtement, et on continue les applications jusqu'à ce que les papillomes aient complètement disparu. Si l'irritation des parties adjacentes devenait trop intense, on suspendrait les applications de savon noir pour quelques jours et, pendant ce temps, on les recouvrirait de pommade à l'oxyde de zinc ou on les poudrerait avec une poudre salicylée. Ce mode de traitement est surtout applicable aux verrues du dos des mains, lorsqu'elles sont en grand nombre ; à la face, il nécessite plus de prudence et doit être surveillé de près.

L'acide salicylique peut être employé sous forme de pommades ou de collodion. L'action des pommades renfermant 5 à 10 0/0 d'acide salicylique est toujours lente et peu marquée ; elles ne sont applicables qu'aux verrues de petites dimensions occupant la face.

Les emplâtres renfermant 10 à 20 0/0 d'acide salicylique, additionné ou non de résorcine à la dose de 5 à 10 0/0, sont plus actifs : tous les 2 ou 3 jours, on enlève l'emplàtre pour le renouveler et on détache par le grattage les couches épidermiques exfoliées.

Le collodion élastique saturé d'acide salicylique constitue également un bon mode de traitement des verrues : on renouvelle les badigeonnages dès que l'enduit se détache, après avoir enlevé toute la portion de la verrue qui vient facilement au grattage. Parfois cependant son emploi est suivi d'une irritation assez vive qui force à en suspendre l'usage.

Les emplâtres habituellement employés en dermatologie et particulièrement l'emplâtre diachylon et l'emplâtre de Vigo, peuvent être utilisés pour décaper les verrues par macération, mais leur action est toujours lente ; ils ne peuvent guère servir qu'à décaper superficiellement les lésions sur lesquelles on fera agir des substances plus énergiques.

Kaposi recommande, dans le traitement des verrues multiples de la face, une pâte composée de 20 grammes de fleur de soufre, 50 grammes de glycérine, et 10 grammes d'acide acétique pur concentré, qui est étalée sur des carrés de toile appliqués sur la peau pendant la nuit.

La plupart des acides forts peuvent être employés pour détruire les verrues, en particulier l'acide nitrique, l'acide chromique, l'acide phénique déliquescent, l'acide acétique cristallisable, l'acide lactique. On les applique au moyen d'un petit morceau de bois, une allumette par exemple, taillé en pointe et trempé dans l'acide ; l'acide doit seulement humecter le bois sans s'écouler en goutte à son extrémité, et on le dépose sur la verrue sans atteindre les parties voisines ; celles-ci peuvent, suivant le conseil de M. Besnier, être protégées au moyen d'une couche de collodion. Les applications sont renouvelées tous les trois ou quatre jours après décapage de la surface au moyen du grattage.

Le nitrate acide de mercure peut être utilisé dans le même but et de la même façon ; mais son usage sera réservé aux cas de verrues peu nombreuses, en raison des accidents d'intoxication mercurielle qu'il peut provoquer ; de même le sublimé corrosif, sous la forme de collodion au 50°, ne sera jamais employé qu'avec précaution.

Le suc laiteux de l'euphorbe est souvent employé comme caustique par les habitants des campagnes.

Les badigeonnages avec le crayon de nitrate d'argent, faits après décapage de la surface, constituent un moyen un peu lent, mais facile et inoffensif (Besnier).

La cautérisation ignée avec la pointe fine du thermo-cautère ou mieux avec le galvano-cautère, avec ou sans anesthésie par le chlorure de méthyle, est, dans les cas rebelles aux traitements précédents, d'un emploi facile et d'une efficacité rapide. Elle est indiquée d'emblée lorsque les verrues ont acquis un certain volume et lorsqu'elles occupent les régions péri-unguéales et sous-unguéales, points dans lesquels elles sont particulièrement gênantes et rebelles.

Parfois, dans des cas de verrues très volumineuses, il sera utile, pour activer le traitement, d'extirper à la curette, après anesthésie au chlorure de méthyle, la plus grande partie de la masse et de cautériser sa base d'implantation au thermo-cautère ou au galvano-cautère.

La destruction complète d'une verrue passe pour amener la disparition graduelle des autres lésions similaires : le fait doit être fort rare, car M. Besnier ne l'a jamais observé. On devra donc autant que possible traiter simultanément toutes les verrues dont le sujet est porteur.

En résumé, lorsque les verrues sont volumineuses et peu nombreuses, destruction par les acides forts ou par la cautérisation ignée.

Lorsqu'elles sont nombreuses, décapage par le savon noir, ou par les emplâtres salicylés ou simples, qui suffisent à détruire les verrues de petites dimensions; puis cautérisation chimique ou thermique des plus volumineuses et des plus résistantes.

Le *traitement des verrues planes juvéniles* est très analogue à celui des verrues vulgaires. Leur prédilection pour les sujets jeunes dont les téguments sont facilement irritables, leur siège fréquent à la face obligent seulement à choisir, parmi les modes de traitement précédents, ceux qui provoquent le moins de réaction inflammatoire. En raison du volume restreint de ces lésions, on n'aura jamais besoin d'employer les caustiques. On aura recours aux préparations salicylées, de préférence sous la forme de pommades faibles (5 à 10 0/0), additionnées de résorcine, ou d'emplâtres salicylés, ou aux applications de savon noir, pur ou étendu de parties égales d'axonge ou de vaseline; on suspendra ou on éloignera les applications de ces topiques, et on les remplacera par des pommades à l'oxyde de zinc légèrement salicylées comme la pâte de Lassar, si elles provoquent une inflammation trop prononcée; les poudres salicylées pourront être employées également comme adjuvant des moyens précédents. En raison de la modération avec laquelle ces applications doivent être faites, des interruptions fréquemment nécessaires dans le cours du traitement, la durée de celui-ci sera nécessairement plus longue que pour les verrues vulgaires.

VÉGÉTATIONS

Exposé clinique et étiologique. — Les végétations ou condylomes acuminés, sont des papillomes de volume généralement plus considérable que celui des verrues, dont la surface est hérissée de prolongements papillaires plus ou moins longs, qui les ont fait comparer à des choux-fleurs ; lorsqu'elles atteignent un certain volume, leur base est généralement moins large que leur partie moyenne (végétations pédiculées). Elles occupent presque uniquement les organes génitaux externes (gland, vulve), l'orifice anal et les plis génito-cruraux et interfessiers. Elles se développent chez les sujets atteints d'affections suppuratives d'origine vénérienne (blennorrhagie) ou non vénérienne (balanite, leucorrhée de la grossesse, rectite, vaginites et métrites), et sont vraisemblablement d'origine microbienne.

Traitement. — Le volume, souvent considérable, de ces lésions se réduit lorsque l'écoulement qui en est la cause déterminante disparaît ou diminue. La première indication est donc de traiter la cause de cet écoulement : injections sous-préputiales de nitrate d'argent dans la balanite, injections légèrement antiseptiques dans la rectite et dans la leucorrhée, introduction de tampons d'ouate dans le vagin, etc.

Diverses substances pulvérulentes, en desséchant la surface des végétations, déterminent la compression de leurs vaisseaux et par suite leur diminution de volume, leur flétrissement et leur chute lorsque leurs dimensions ne sont pas excessives. Les poudres inertes (talc, oxyde de zinc, sous-nitrate de bismuth) peuvent arriver à ce résultat; l'alun, en raison de ses propriétés astringentes, est déjà plus actif; mais les deux substances auxquelles on doit donner la préférence sont la poudre de sabine et l'acide salicylique, employés purs ou mélangés de poudre de talc; le mélange à parties égales d'acide salicylique et de poudre de sabine, constitue une préparation active, vantée récemment par Gémy (d'Alger), et qui provoque rapidement la dessiccation et la chute des végétations de volume petit ou moyen. Ces poudres sont appliquées sur toute la surface des végétations après qu'elles ont été lavées avec une solution légèrement antiseptique ou astringente (eau boriquée, solution de sublimé au 1000ᵉ, eau blanche, solution d'alun, etc.) et essuyées avec un tampon d'ouate hydrophile; elles sont maintenues au moyen d'une légère couche d'ouate et d'un pansement approprié; une nouvelle couche de poudre est appliquée chaque jour; lorsque les végétations sont desséchées, il suffit d'un raclage à la curette pour les faire tomber sans qu'il se produise d'écoulement sanguin, et leur base d'implantation est saupoudrée de talc.

Ce traitement réussit très bien et s'applique au plus grand nombre des cas de végétations des organes génitaux; cependant, en raison de ses propriétés abortives, l'emploi de la poudre de sabine doit être proscrit dans les végétations qui se développent dans le cours de la grossesse

Les badigeonnages de tanin, en solution aqueuse de consistance sirupeuse, flétrissent les végétations, réduisent leur volume, mais ne les font pas disparaître : en raison de leur innocuité, elles sont particulièrement recommandables dans les végétations de la grossesse (Tarnier).

La cautérisation avec les acides forts (acide chromique, acide nitrique, acide acétique cristallisable, acide phénique pur) ne convient que lorsque les végétations sont peu volumineuses et sessiles ; elle sera faite avec les précautions que nous avons indiquées à propos des verrues ; le nitrate acide de mercure peut être également employé, mais avec précaution en raison de ses propriétés toxiques.

Lorsque les végétations sont nombreuses ou lorsqu'elles ont atteint un volume considérable, les meilleurs modes de traitement sont l'ablation au bistouri ou aux ciseaux suivie de la cautérisation de la base d'implantation au thermo-cautère ou au galvano-cautère, et la section de cette base avec ces derniers instruments ; sauf le cas de végétations très volumineuses et nombreuses, ces opérations peuvent être presque toujours pratiquées sans anesthésie ; l'ablation avec la curette tranchante est plus douloureuse que la section aux ciseaux ou au bistouri et ne présente pas d'avantages marqués.

Chez les femmes enceintes, ces intervention actives seront toujours proscrites.

La ligature du pédicule avec un fil de soie ou un fil élastique provoque le flétrissement et l'atrophie des végétations, leur chute en quelques jours ; mais la mortification qu'elle détermine s'accompagne, au contact des secrétions purulentes qui sont la cause ordinaire des végétations, de putréfaction de celles-ci, aussi doit-elle être rejetée dans la plupart des cas.

MOLLUSCUM CONTAGIOSUM

Exposé clinique et étiologique. — Sous le nom de molluscum contagiosum dû à Bateman, et sous ceux moins satisfaisants d'acné [varioliforme (Bazin), d'épithélioma contagiosum (Neisser), on désigne une affection caractérisée par le développement de petites tumeurs transparentes, d'abord sessiles, souvent pédiculées, plus tard déprimées à leur partie centrale, dont les dimensions varient ordinairement de celles d'un grain de mil à celles d'un pois, mais peuvent atteindre des proportions plus considérables. Le signe caractéristique de cette affection est la possibilité de faire sortir des tumeurs, par la pression, une masse ferme, formée de petits lobules blanchâtres, allongés, résistants, du volume d'un grain de mil.

Cette affection, bien plus fréquente chez l'enfant que chez l'adulte, peut se développer sur toutes les parties du corps, mais de préférence sur la face (front, pourtour des yeux en particulier).

Les lésions se multiplient par auto-inoculation et se transmettent par contagion, comme le prouvent les épidémies de famille, d'écoles et d'hôpitaux. Son parasite est encore inconnu. Malgré la comparaison faite avec l'acné, le molluscum contagiosum paraît se développer indépendamment des glandes sébacées.

Traitement. — Les traitements internes sont sans effet sur cette affection.

Les badigeonnages de teinture d'iode, les application de pommades mercurielles, d'emplâtres salicylés peuvent, chez quelques sujets à peau mince, suffire à provoquer une exfoliation épidermique qui entraîne les plus petits éléments du molluscum.

Lorsque ceux-ci ont atteint un certain volume, la cautérisation ignée et mieux encore l'ablation leur sont seules applicables. L'ablation peut être faite par simple expression de la tumeur, que l'on comprime entre les ongles des pouces. Il est préférable de l'exciser avec les ciseaux si elle est pédiculée ou de l'enlever avec une curette tranchante. Cette petite opération est suivie d'un écoulement de sang assez notable, qui nécessite parfois la cautérisation au nitrate d'argent ou au feu; elle ne laisse à sa suite qu'une cicatrice très minime, laquelle cesse d'être visible au bout de quelques semaines. Lorsque la tumeur a été enlevée complètement, elle ne récidive jamais.

Le développement des tumeurs étant très lent, il arrive souvent que des éléments passent inaperçus à l'examen le plus attentif; on devra donc, après avoir détruit ou extirpé toutes les tumeurs appréciables, revoir le malade au bout de quelques semaines pour compléter le traitement. Dans les cas rares où le molluscum est généralisé, la surveillance devra être plus prolongée et ce n'est qu'après plusieurs séances opératoires qu'on arrive à la guérison complète.

BOUTON ENDÉMIQUE DES PAYS CHAUDS

Exposé clinique et étiologique. — Décrite sous des noms divers dérivés de ceux des localités multiples où elle a été observée, cette affection, contagieuse et inoculable, est caractérisée par le développement, après une période d'incubation pouvant durer plusieurs semaines, d'une saillie papuleuse, rouge ou terreuse, recouverte de squames circulaires plus ou moins épaisses. Sur cette saillie, qui atteint peu à peu le volume d'un pois ou d'une fève, apparaissent vers le quatrième mois de petites vésicules correspondant parfois aux follicules pileux, recouvrant une sorte de bourbillon et dont la rupture donne lieu à une ulcération.

Cette ulcération, recouverte de croûtes épaisses, sèches et adhérentes, de coloration blanc jaunâtre ou brunâtre, dépasse rarement le tissu cellulaire sous-cutané ; son fond, parfois lisse et rosé, est plus souvent irrégulier, mamelonné, grisâtre, d'aspect papillomateux, surtout à une période avancée ; ses bords sont taillés à pic, irréguliers, forment souvent un bourrelet assez épais et sont entourés d'une zone livide ou terreuse dans laquelle on voit de petits grains jaunes ; ils peuvent être décollés et présenter des trajets sous-cutanés par lesquels communiquent plusieurs ulcérations voisines.

Au bout d'un temps variant de deux à six mois, pendant lequel l'ulcération reste à peu près indolente, ses bords s'affaissent ; elle se répare de la périphérie vers le centre et laisse après elle une cicatrice indélébile, d'abord livide ou brune, plus tard blanche, sur laquelle les poils ne repoussent jamais.

Quelquefois représentée par un seul élément, l'affection se traduit le plus souvent par plusieurs lésions semblables (de 2 à 5 jusqu'à 15 et 20 dans quelques cas rares.)

Elle occupe presque exclusivement les parties découvertes : face, mains, partie inférieure des avant-bras, pieds et jambes ; elle est exceptionnelle sur le tronc.

Le bouton endémique s'observe surtout dans les pays d'Orient : au Maroc (bords de la Malouïa), en Algérie (Biskra, Gafsa, Laghouat, les Zibans, le Sahara), en Tunisie, en Égypte (vallée du Nil, Le Caire, Suez), à l'île de Chypre, en Syrie (Alep, certains villages du Liban), en Mésopotamie (Orfa, Mossoul, Bagdad), en Asie Mineure (Brousse), en Perse (Téhéran, Ispahan), dans l'Inde (Bombay, Guzerat, Delhi), dans le Turkestan. Les divergences dans les descriptions données par les auteurs qui l'ont observé dans ces diverses régions sont trop légères pour qu'il faille en admettre des variétés différentes suivant les pays.

Cette affection s'observe aussi bien chez les indigènes de ces régions que chez les voyageurs, chez les sujets vigoureux que chez ceux épuisés par une maladie antérieure. Elle paraît plus fréquente en automne (Algérie, Alep) ou après la saison des pluies (Inde). Elle succède à des lésions cutanées très diverses et souvent minimes (plaies, écorchures, piqûres de moustiques, eczéma, impétigo, etc.) et paraît être due à leur infection par un agent pathogène contenu dans les eaux servant aux ablutions. Le paludisme, auquel on l'a rapportée, est certainement hors de cause.

On a rencontré dans les lésions du bouton endémique un coccus (Duclaux, Chantemesse, Depéret et Boinet, Leloir) qui paraît être l'agent de production et de transmission de cette affection, dont la contagion n'est pas douteuse.

Prophylaxie. — Le pansement régulier et antiseptique de toutes les solutions de continuité chez les sujets habitant les régions où se développe le bouton endémique constitue, comme pour toutes les affections d'origine externe, la meilleure mesure prophylactique contre cette affection. On évitera en outre les piqûres d'insectes et surtout de moustiques qui jouent probablement un rôle dans sa transmission, et on ne se servira pour la toilette que d'eau bouillie. La désinfection des vêtements et des linges souillés par les sécrétions des malades complètera la prophylaxie.

Quelques auteurs, en raison de la rareté des récidives, ont proposé l'inoculation préventive aux membres pour empêcher le développement de la maladie sur le visage, mais cette sorte de vaccination n'a pas fait suffisamment ses preuves pour pouvoir être conseillée.

Traitement. — Le traitement général n'a aucune influence directe sur la maladie : le fer, le quinquina, l'arsenic peuvent être indiqués par l'état général du sujet, mais, pas plus que la quinine, ne modifient les lésions locales.

La plupart des auteurs conseillent de respecter les croûtes et prétendent que c'est le meilleur moyen d'obtenir la cicatrisation. Quoique la maladie tende à guérir spontanément, nous croyons avec M. Besnier qu'il ne faut pas admettre cette thérapeutique expectante, qui semble trop dérivée du fatalisme des Orientaux. Une intervention énergique par les caustiques et surtout par la cautérisation ignée profonde au moyen d'une grosse figure de thermo-cautère est infiniment plus rationnelle et presque toujours applicable aux membres, que les lésions soient ou non ulcérées. Après la cautérisation, qui doit détruire tous les tissus envahis et être suivie de pansements antiseptiques rigoureux pour éviter toute contamination ultérieure, les injections interstitielles de sublimé, d'acide phénique et de teinture d'iode mériteraient d'être expérimentées, suivant un procédé analogue à celui employé dans le traitement de la pustule maligne.

Au visage, la cautérisation profonde provoque la formation de cicatrices trop apparentes pour peu que le bouton soit étendu ; on peut se contenter des pansements antiseptiques, avec le sublimé de préférence, après épilation de la bordure s'il y a lieu, ou recourir à des cautérisations superficielles chimiques ou thermiques, ou encore panser avec des poudres astringentes ou antiseptiques sous-carbonate de fer, iodoforme, salol, aristol, dermatol) ou les emplâtres adhésifs habituels.

ULCÈRE PHAGÉDÉNIQUE
DES PAYS CHAUDS

Exposé clinique et étiologique. — Nous rangeons l'ulcère phagédénique des pays chauds à la suite du bouton endémique, bien que nous conservions quelque doute sur la spécificité de cette affection. Il se peut fort bien, comme le pense M. Besnier, qu'il s'agisse en pareil cas d'ulcères modifiés sous l'influence seule des conditions matérielles : climatériques, hygiéniques, sociales, etc., auxquelles sont soumis les sujets vivant dans certaines régions. La question demande donc, à notre avis, de nouvelles études.

M. Treille décrit deux formes d'ulcère phagédénique :

1° La forme légère, la plus fréquente, débute par une petite lésion papuleuse et prurigineuse, qui

devient bientôt rouge, luisante, s'excorie sous l'influence du grattage et se rompt; les bords se sou-
lèvent sous forme de bourrelet entouré d'une auréole
inflammatoire, sont roulés en dedans, déchiquetés;
il se produit des décollements étendus; la suppuration est abondante et de mauvaise odeur, le fond
de l'ulcération est rouge, très anfractueux, recouvert d'un putrilage caséiforme qui peut atteindre un
à deux centimètres d'épaisseur. L'ulcération, de
forme circulaire, douloureuse au toucher, se répare
lentement et sa guérison est parfois entravée par
des récidives.

2° La forme grave présente les mêmes symptômes,
mais plus intenses : l'ulcération rapidement s'étend
en surface et en profondeur, détruisant tous les tissus,
même les cartilages et les os qui peuvent être simplement enflammés (périostite parfois phlegmo-
neuse); les artères peuvent être ulcérées; les ganglions lymphatiques sont enflammés. La guérison
peut encore survenir lentement, laissant des cicatrices vicieuses, des déformations, parfois même
avec chute d'une portion de membre. D'autres fois,
le malade succombe à la suite d'accidents septicé-
miques ou dans le marasme.

Ces lésions, qui occupent ordinairement les
jambes, plus rarement les membres supérieurs,
peuvent se développer à la suite d'excoriations très
minimes des téguments (lésions de grattage, piqûres
de moustiques, etc.), ou se greffer sur des lésions
cutanées diverses (ulcérations syphilitiques ou autres,
ecthyma, etc.).

Elles s'observent surtout dans les régions basses
et marécageuses d'une grande partie de la zone intertropicale, et spécialement sur les côtes occidentale

et orientale de l'Afrique (Sénégal, Mozambique), en Arabie (Yémen), dans l'Inde, en Cochinchine et au Tonkin, à la Guyane, aux Antilles.

Les auteurs sont à peu près tous d'accord pour faire jouer un grand rôle à la déchéance de l'organisme, sous l'influence de la dysenterie et du paludisme. Les microorganismes pathogènes ne sont sans doute pas sans influence sur le développement des accidents, qui rappellent la marche des gangrènes microbiennes, et la contagion observée dans certains cas semble le prouver ; reste à savoir si l'agent infectieux est toujours le même et s'il mérite qu'on le considère comme spécifique.

Prophylaxie. — Le pansement occlusif et antiseptique de toutes les solutions de continuité des téguments est, ici encore, avec l'interdiction de marcher pieds nus et nu-jambes dans la vase et dans l'eau, la mesure prophylactique la plus efficace.

Traitement. — On doit s'efforcer, par un traitement général tonique (fer, quinquina, arsenic) et par une alimentation convenable, de relever les forces du malade, et traiter la syphilis, le paludisme, la dysenterie, etc., dont il peut être atteint.

Quant au traitement local, il devra calmer, par des applications émollientes et par la position convenable du membre, les phénomènes inflammatoires du début, désinfecter les ulcérations par des lavages et des pansements antiseptiques. Lorsque, par ces moyens, on aura amené l'ulcère à l'état à peu près aseptique, on le pansera par les moyens usités contre les ulcères vulgaires (Voir T. II, p. 74).

Dans les formes graves, profondément ulcéreuses, on n'aura d'autre ressource pour sauver le malade que d'amputer le membre : mieux vaudra, pour en arriver à cette extrémité, ne pas attendre que le patient soit miné par une suppuration abondante. Les auteurs recommandent avec raison de pratiquer l'amputation au-dessus de la zone d'anesthésie qui entoure l'ulcère, afin de se mettre à l'abri de la mortification du moignon.

PIAN OU FRAMBŒSIA

Exposé clinique et étiologique. — On désigne sous ce nom une sorte de fièvre éruptive, plutôt qu'une affection cutanée, qui est caractérisée par le développement, sur la peau et sur les muqueuses, de tuméfactions rouges rappelant l'aspect des framboises.

Cette affection, qui s'observe sur les côtes occidentale et orientale d'Afrique, à Madagascar, en Nouvelle-Calédonie, aux Antilles, à la Guyane, est ou paraît être identique à la verruga, ou bouton des Andes, observée au Brésil et au Pérou, aux boubas du Brésil, aux yaws de la Guyane, à la tonga de la Nouvelle-Calédonie, au bouton des Moluques.

Après une période d'incubation de 6 semaines à 3 mois, elle débute par des phénomènes généraux : rachialgie, céphalalgie, douleurs articulaires, sensation de lassitude, fièvre rémittente, etc. ; puis apparaît, en un point variable du corps, le plus souvent sur la face, une vésicule très prurigineuse et bientôt purulente, qui s'entoure d'une couronne de vésicules nouvelles lesquelles se réunissent pour former une bulle ; celle-ci ne tarde pas à se rompre et laisse à sa place une ulcération qui bourgeonne pour former une excroissance rouge pâle, à surface grenue, ayant quelque ressemblance avec une framboise ou une fraise, recouverte d'une croûte ; cette lésion primitive persiste jusqu'à la fin de la maladie et laisse après elle une cicatrice analogue à celle de la vaccine. Bientôt se développent sur tout le corps des vésicules, discrètes ou confluentes, se transformant en croûtes irrégulières d'odeur infecte, moins développées que l'élément primitif ; cette éruption secondaire est complète en 8 ou 10 jours, persiste pendant 16 à 18 mois, puis disparaît. Parfois, à cette époque, on voit apparaître à la plante des pieds une ou plusieurs vésicules bientôt remplacées par des excroissances verruqueuses.

Les lésions frambœsioïdes peuvent être plus ou moins développées et varier d'aspect, suivant les localités où on les observe, mais la marche générale de la maladie est toujours la même.

La mort peut survenir, entraînée par des phénomènes cachectiques ou par des hémorrhagies au niveau des lésions cutanées ou au niveau de celles des muqueuses. Elle est surtout fréquente chez les enfants et les vieillards. Chez l'adulte, la guérison est la règle.

La maladie semble ne pas récidiver.

Elle s'observe surtout chez les nègres et particulièrement chez les jeunes enfants.

Elle est contagieuse, se transmet par contact direct ou indirectement par les vêtements, peut-être par les moustiques ou même par l'eau qui sert aux ablutions et aux bains.

Traitement. — Il consiste surtout dans des mesures d'hygiène : soins de propreté, bains fréquents, alimentation saine et abondante.

En raison de la gravité plus grande de la maladie dans les grandes altitudes (Bordier), on fera descendre les malades le plus possible vers la plaine.

Suivant les indications, on donnera des fébrifuges, des antiseptiques intestinaux, des toniques, des calmants s'il y a des douleurs vives et de l'insomnie.

On a encore recommandé l'emploi du mercure, de l'iodure de potassium, de l'iodoforme, de l'acide phénique, du soufre à l'intérieur ; mais ces médicaments ne semblent pas avoir une action bien nette.

Localement, les lésions cutanées seront traitées par des pansements antiseptiques (sublimé, acide phénique, etc.), ou par l'occlusion au moyen des emplâtres ; lorsque la suppuration est peu abondante, on pourra se contenter de l'application de pommades boriquées ou iodoformées ; les fongosités exubérantes seront cautérisées au nitrate d'argent ou au fer rouge.

PINTA OU CARATHÈS

Exposé clinique et étiologique. — Cette affection, fort mal connue, se caractérise par le développement lent, le plus souvent sans prodromes, de taches arrondies, occupant le visage, les membres surtout à la face dorsale des mains et des pieds, et l'abdomen, de coloration noire, rouge, bleue ou blanche, parfois légèrement saillantes, généralement accompagnées de desquamation.

Elle ne cause pas la mort ; mais, surtout chez les sujets âgés, elle altère parfois pour toujours la coloration du visage.

Cette maladie ne s'observe que dans l'Amérique centrale.

Son étiologie est absolument inconnue : on l'a

attribuée sans raison à une alimentation insuffisante ou malsaine et à la malpropreté.

C'est dire que son **traitement** ne repose sur aucune base sérieuse. Il semble qu'il faille surtout donner aux malades une alimentation abondante et tonique, exiger une propreté méticuleuse, peut-être recourir à l'usage interne du sublimé et de l'iodure de potassium (J. Gomez) et à l'emploi des lotions de sublimé.

CHAPITRE III

DERMATOSES ARTIFICIELLES
DE CAUSE EXTERNE

Les agents physiques et chimiques interviennent fréquemment pour déterminer, par action directe, des dermatoses (affections provoquées directes de Bazin).

Leurs effets peuvent être modifiés par les tendances individuelles du sujet sur lequel elles s'exercent. Il n'en est pas moins vrai que le rôle de l'agent extérieur est primitif et principal.

Nous étudierons dans ce chapitre les éruptions artificielles dues à des contacts irritants, l'intertrigo, le cor, le durillon, les gerçures et crevasses.

ÉRUPTIONS ARTIFICIELLES DUES A DES CONTACTS IRRITANTS

Ces dermatoses comprennent les *éruptions professionnelles*, les *éruptions accidentelles, médicamenteuses* et *simulées* (1).

Les causes de ces éruptions sont extrêmement

(1) Nous écartons de ce chapitre, malgré leur origine externe, les engelures qui seront décrites avec les érythèmes (T. I. p. 307), les éphélides que l'on trouvera au chapitre des troubles de la pigmentation (T. II., p. 50).

multiples ; nous nous bornerons à en donner la classification et l'énumération.

A. **Dermatoses provoquées par des agents atmosphériques :**

a) *Chaleur :* éruptions des boulangers, des cuisiniers, des chaufourniers, des faïenciers, des verriers, des forgerons, des fondeurs de métaux.

b) *Lumière :* solaire : coup de soleil ; — électrique : coup de soleil électrique chez les employés des usines d'électricité, chez les ouvriers travaillant au four électrique. (Voir T. I, p. 306.)

c) *Vent :* hâle des campagnards, des gens de mer.

B. **Dermatoses provoquées par l'incrustation dans la peau de corps solides ou par l'absorption de substances métalliques ne déterminant pas d'irritation :** tatouages des forgerons et des rhabilleurs de meules ; argyrie locale des monnayeurs.

C. **Dermatoses provoquées par des substances agissant en vertu de leurs propriétés physiques** (macération dans l'eau) : blanchisseurs, plongeurs des restaurants, employés des établissements de bains.

D. **Dermatoses provoquées par des substances agissant en vertu de leurs propriétés chimiques.**

a) *Corps inorganiques et produits chimiques définis.*

Acides purs ou étendus (acides sulfurique, azotique, chlorhydrique, phénique, chrysophanique, etc.), métaux, métalloïdes et oxydes métalliques (potasse caustique, chaux vive, soude, ammoniaque, mercure, brome, chlore, arsenic, soufre, iode) ; sels minéraux (sels de mercure, d'arsenic, sulfate de chaux, chlorures de sodium, de zinc et de platine ; sels d'antimoine, de chrome, etc.).

Composés organiques : sels de quinine, iodoforme,

chloroforme ; huiles minérales : pétrole, schiste.

A l'action de ces corps se rattachent les éruptions professionnelles des chimistes, des droguistes, des fabricants de couleurs, des teinturiers, des chirurgiens, des plumassiers, des électriciens, des galvaniseurs, des savonniers, des blanchisseurs, des maçons, des plâtriers, des graveurs, des raffineurs de pétrole, des épiciers, etc.

b) *Produits organiques non altérés :*

d'origine animale : cantharides (ouvriers recueillant et préparant les cantharides) ; vers à soie (mal de ver ou de bassine chez les ouvriers qui dévident les cocons), divers papillons ;

d'origine végétale : huiles essentielles, térébenthine (dermatoses des teinturiers et des ébénistes), essence d'oranges amères (chez les ouvriers employés à les peler), goudrons, huile de cade, rhus toxicodendron, rue, ellébore, clématite (sert à simuler des éruptions, d'où son nom d'herbe aux gueux), renoncules, ortie, moutarde, thapsia, croton tiglium, etc., etc.

c) *Produits organiques altérés par décomposition chimique :*

d'origine animale : graisses rances (éruptions consécutives aux applications de pommades, éruptions professionnelles des imprimeurs, des mécaniciens, des fileurs de laine, etc.) ; cuirs préparés (éruptions professionnelles des mégissiers, des tanneurs, des criniers) ; animaux macérés (éruptions des ouvriers en nacre de perle) ;

d'origine végétale : lin roui (éruptions des fileurs et varouleurs de lin ; huiles rances, etc.).

E. Dermatoses provoquées par des substances organiques agissant par l'intermédiaire des agents pathogènes auxquels elles servent de véhicule :

d'origine animale : cuirs et cornes (éruptions des mégissiers, des pelletiers, des ouvriers en cornes), animaux morts (équarisseurs) ou vivants (éruptions professionnelles des vétérinaires);

d'origine végétale : roseaux (maladie des cannes produite par un champignon parasite de l'arundo donax).

Cette énumération, forcément et volontairement très incomplète, montre combien sont multiples et variées les causes extérieures qui peuvent agir sur le tégument.

Elle suffit à faire comprendre combien peuvent être diverses les réactions cutanées dont elles sont l'origine. Encore faut-il ajouter à la diversité des agents l'inégalité de réceptivité des téguments suivant les sujets.

Si certaines des substances que nous venons d'énumérer provoquent chez tous les sujets des lésions à peu près identiques, il en est nombre d'autres qui, moins irritantes, demandent une prédisposition particulière pour déterminer des lésions cutanées. Cette prédisposition ne se traduit souvent que vis-à-vis d'un petit nombre des agents précédents ; elle peut être constante et innée ou résulter d'une modification passagère ou plus persistante de l'économie sous l'influence de troubles des divers viscères : estomac, intestins, reins, foie, utérus ; elle se révèle souvent par la forme de la dermatose tout autant que par la facilité avec laquelle celle-ci se développe.

Les dermatoses artificielles peuvent donc revêtir les formes les plus variées.

Tantôt elles se traduisent par une congestion vasculaire, par un érythème plus ou moins intense, avec ou sans infiltration des téguments, suivi ou non de desquamation et analogue à la brûlure au premier degré.

Cet érythème peut être accompagné ou suivi du développement de phlyctènes (vésication).

D'autres fois, avec ou sans érythème, on voit apparaître sur le tégument des soulèvements vésiculeux, à évolution plus ou moins rapide, se rompant dans l'espace de quelques heures et ne laissant après eux qu'une mince desquamation, ou plus persistants ; la rupture des vésicules peut être suivie d'une exsudation de sérosité filante, se concrétant en croûtes analogues à celles de l'eczéma, s'accompagner d'infiltration profonde et lichénoïde du derme ; on peut même, chez les sujets prédisposés, voir un eczéma véritable, de longue durée, succéder à une éruption initialement de cause externe.

Les vésicules peuvent, lorsqu'elles sont infectées par les agents pyogènes qui se rencontrent à la surface du tégument, se transformer en pustules de dimensions variées, rappelant les folliculites ou l'ecthyma, d'autres fois évoluant suivant le type de l'impétigo.

Les caustiques déterminent la production de lésions plus profondes encore : eschares sèches ou humides.

La substance irritante peut rester adhérente aux téguments, modifiant l'aspect de l'éruption dont on a ainsi sous les yeux la cause même.

Les éruptions artificielles reproduisent par leur topographie la surface d'application ou d'action des agents irritants : elles sont souvent symétriques, d'autres fois régulières, géométriques. Cependant, lorsqu'elles sont produites par des substances volatiles, elles peuvent dépasser la région en contact direct avec celles-ci, occuper toutes les parties décou-

vertes, souvent même les parties couvertes dont l'épiderme est mince, comme les organes génitaux : les
érythèmes vésiculeux de la face, consécutifs aux
applications d'emplâtre de thapsia sur le thorax, sont
un exemple frappant des éruptions artificielles à distance. En outre, certaines lésions, une fois développées
en un point du corps, peuvent, par réinoculations
ultérieures, être transportées en d'autres régions.

Les éruptions à type eczématiforme et surtout les
éruptions pustuleuses se compliquent fréquemment
de lymphangites et d'adénites.

Traitement. — La multiplicité des causes et des
caractères cliniques des éruptions artificielles de
cause externe rend très complexe l'étude de leur
traitement, dont nous ne pouvons indiquer ici que
les lignes générales.

Malgré l'apparence purement locale des lésions, il
est souvent nécessaire de recourir à un traitement
général : la prédisposition individuelle, les états diathésiques, des lésions viscérales diverses jouent un
trop grand rôle dans le développement, la persistance et les transformations de nombre d'entre elles
pour ne pas appeler l'attention du médecin et nécessiter une thérapeutique appropriée. C'est par une
médication sévère, amenant la régularisation des
fonctions digestives, rénales, hépatiques ou utérines,
qu'on parviendra fréquemment à atténuer une
poussée éruptive en activité, parfois à prévenir les
retours ultérieurs d'une éruption professionnelle.

La médication préventive est souvent cependant
incapable de combattre la prédisposition individuelle
à ces dermatoses : il n'y a alors d'autre ressource
pour les éviter que d'abandonner la profession qui
expose aux contacts irritants ou de protéger les té-

guments contre ces contacts par des vêtements imperméables et des gants de caoutchouc, à moins que les lavages fréquemment répétés et les onctions grasses ne suffisent à ce rôle protecteur.

Le traitement local doit remplir deux indications : 1° débarrasser les téguments des substances irritantes qui ont provoqué l'éclosion des lésions et qui peuvent rester à leur surface ; 2° guérir ces lésions.

On a conseillé, lorsque la dermatose était causée par des substances acides, de faire des lotions avec une solution alcaline, et, lorsqu'elle était produite par des caustiques alcalins, de lotionner avec des solutions acides faibles (eau vinaigrée par exemple). L'action de ces substances est le plus souvent épuisée lorsque le sujet vient consulter le médecin, et il n'y a que rarement indication à les neutraliser.

Les substances pulvérulentes peuvent être enlevées au moyen de lavages et de bains.

Les vernis adhèrent trop à la peau pour espérer les enlever, et leurs dissolvants chimiques risqueraient d'exagérer l'inflammation cutanée : il faut donc se contenter des applications humides qui font tomber plus lentement l'enduit.

Dans les formes érythémateuses simples, le meilleur traitement consiste dans les lavages avec un liquide légèrement astringent ou faiblement antiseptique : eau de camomille, eau de feuilles de noyer, eau boriquée, eau blanche, et dans les larges applications de poudres inertes, parfois les applications de vaseline boriquée. S'il y a des phlyctènes, on les rompra aseptiquement et on pansera à la vaseline boriquée ou, si l'inflammation est intense, au liniment oléo-calcaire.

Dans les éruptions de vésicules fines, abondantes, et

peu durables, comme celles produites par l'acide phénique, le salol, l'iodoforme, les applications de poudres inertes sont de beaucoup préférables à celles de corps gras ; on devra surtout éviter les lavages trop répétés et ne jamais employer de pansements humides.

Les éruptions hydrargyriques se trouvent au contraire rapidement améliorées par les applications de vaseline boriquée suivies de saupoudrage à l'amidon.

Dans les éruptions vésiculeuses se rapprochant de l'eczéma, qui constituent la grande majorité des éruptions professionnelles, le traitement est le même que dans l'eczéma, et consiste surtout dans les enveloppements avec des compresses trempées dans de l'eau bouillie ou dans de l'infusion de camomille, ou dans une solution faiblement antiseptique : eau boriquée, solution de phéno-salyl à 1 pour 500 ; s'il y a des lésions pustuleuses, si surtout les voies lymphatiques sont enflammées, on emploiera de préférence la solution de sublimé à 1 pour 2000, au moins pendant les premiers jours, sauf lorsque l'éruption est provoquée par des composés mercuriels ou lorsque ce pansement provoque une irritation tégumentaire. Si les croûtes sont épaisses, on activera leur chute par des cataplasmes de fécule de pommes de terre ou par des pulvérisations tièdes de liquides antiseptiques.

Lorsque les croûtes seront tombées, dès que le suintement aura cessé ou que la peau commencera à se macérer, on remplacera les pansements humides par des applications de pommades à l'oxyde de zinc ou au bismuth additionnées ou non d'acide salicylique. Nous ne pouvons poursuivre ici l'exposé des méthodes de traitement applicables à ces cas, qui se confondent au point de vue thérapeutique avec l'eczéma. (Voir T. I, p. 384.)

Les éruptions pustuleuses seront traitées par les applications de vaseline boriquée lorsque les pustules sont peu volumineuses, comme celles qui succèdent aux frictions d'huile de croton, par l'enveloppement avec des compresses imbibées de solution de sublimé et des applications d'emplâtres si elles se rapprochent du type de l'ecthyma. (Voir le traitement de cette affection, T. I, p. 228.)

Les lésions gangréneuses nécessitent souvent les enveloppements humides (solution de sublimé, eau boriquée) qui n'offrent aucun inconvénient ici, la gangrène étant limitée ; les ulcérations qui leur succèdent seront pansées aseptiquement, de préférence à sec et leur réparation sera surveillée attentivement pour éviter les cicatrices vicieuses.

INTERTRIGO

Exposé clinique et étiologique. — On donne le nom d'intertrigo à des lésions caractérisées par le développement, dans les plis cutanés, de placards d'abord érythémateux, pouvant devenir suintants plus tard et prenant alors l'apparence eczémateuse.

Ces lésions débutent par la partie profonde du pli sous forme d'une plaque rouge, prurigineuse, qui s'excorie facilement ou conserve les caractères de l'érythème ; la plaque s'étend, finit par envahir toute la surface d'adossement de la peau, la débordant souvent quelque peu ; elle peut conserver l'aspect purement érythémateux, ou s'accompagner de la production de vésicules qui, en se rompant, donnent lieu à un suintement séreux plus ou moins abondant et à la formation de croûtes sur la périphérie du placard.

L'intertrigo, dans ses formes légères et purement érythémateuses, disparaît facilement, mais a une grande tendance à récidiver; sa durée est longue dans les formes suintantes et croûteuses.

Il se développe le plus souvent à la partie supéro-interne des cuisses, sur les parties adjacentes des organes génitaux, dans l'espace interfessier, dans les régions inguinales, poplitées, aux aisselles, dans le pli sous-mammaire, plus rarement dans les plis de la paroi abdominale antérieure et à l'ombilic.

L'intertrigo s'observe surtout chez les sujets gras, chez lesquels l'adossement de la peau dans une grande étendue favorise les frottements pendant les mouvements, et l'accumulation dans les plis de tous les produits de sécrétion épidermique; la chaleur et l'humidité déterminent leur macération et leur décomposition sous l'influence des parasites habituels de la peau.

L'absence de soins suffisants de propreté facilite le développement de l'intertrigo; les exercices fatigants, la marche prolongée par les grandes chaleurs le provoquent souvent chez les sujets gras les plus soigneux; il constitue pour certains alpinistes une véritable infirmité.

Chez la femme, la leucorrhée est fréquemment la cause de l'intertrigo crural et l'approche des règles le provoque souvent.

Les sujets atteints d'intertrigo sont le plus souvent des arthritiques, dont l'état diathésique favorise à la fois la tendance à l'obésité, l'exagération des sécrétions cutanées et la vulnérabilité de la peau : aussi l'intertrigo coïncide-t-il souvent avec l'eczéma, et en particulier l'eczéma séborrhéique, et l'irritation locale peut-elle devenir l'origine d'éruptions eczémateuses véritables. Les troubles digestifs facilitent la production de l'intertrigo et sa transformation eczémateuse.

Traitement. — Malgré le rôle important que jouent les causes locales dans la production de l'intertrigo, le *traitement général* est nécessaire pour combattre la disposition à cette dermatose : ce traitement général est très analogue à celui de l'eczéma (voir T. I, p. 379); il doit lutter contre les tendances constitutionnelles du sujet, combattre la disposition à l'obésité et en même temps les troubles digestifs qui peuvent exister : le régime sec de M. Bouchard, aidé des alcalins et des laxatifs, est, chez beaucoup de sujets disposés à l'intertrigo, le meilleur moyen de venir à bout de cette affection.

Localement, on peut prévenir l'apparition de l'intertrigo par des soins de propreté minutieux, lavages répétés avec de l'eau tiède légèrement alcoolisée, ou avec des liquides faiblement astringents, comme la décoction de feuilles de ronce, de rose de Provins, une solution de borax ou d'alun, l'eau blanche, etc. Après ces lavages, la peau doit être essuyée doucement, puis poudrée au talc, à l'amidon ou à l'oxyde de zinc.

On doit en outre supprimer le contact avec la peau des vêtements irritants, de la flanelle en particulier, interdire l'emploi des tissus de caoutchouc dont les femmes ont l'habitude de garnir leurs corsages et qui exagèrent la transpiration, etc., enfin traiter les affections qui produisent des sécrétions irritantes, comme la leucorrhée.

Lorsque l'intertrigo s'est développé, si l'irritation est peu considérable, les moyens précédents peuvent encore suffire à son traitement; mais, si les parties malades sont fortement enflammées et sécrètent abondamment, il convient de recourir aux émollients : cataplasmes de fécule de pommes de terre, enveloppements humides avec des compresses imbibées de liquides légèrement antiseptiques et lavages répétés avec ces liquides.

Une fois l'irritation calmée, on doit appliquer des pommades ou mieux des pâtes à l'oxyde de zinc additionnées de 1 à 2 0/0 d'acide salicylique, d'acide phénique ou de menthol, et, en cas d'échec des pommades, revenir à l'emploi des astringents.

COR

Exposé clinique et étiologique. — On désigne sous le nom de cor, ou de tylosis, une hypertrophie localisée de la couche cornée de l'épiderme, qui se prolonge plus ou moins loin dans le tégument sous forme d'un clou (racine du cor) occupant sa partie centrale.

Les cors siègent le plus souvent aux pieds, au niveau des saillies métacarpiennes ou phalangiennes ou entre les orteils, où ils sont aplatis et mollasses (œil de perdrix); ils sont presque toujours dus au port de souliers trop étroits. Ils peuvent également se développer à la plante du pied et à la paume de la main, à la suite de pressions répétées.

Traitement. — Le meilleur moyen prophylactique, qui suffit même à guérir souvent les cors, est l'usage de chaussures convenablement conformées, faites sur mesure. L'application au pourtour du cor d'une rondelle d'amadou ou de feutre (corn-plaster) suffisamment épaisse et perforée à son centre, en supprimant la pression de la chaussure sur le cor, calme les douleurs provoquées par les cors et arrête leur développement.

Lorsqu'ils sont gênants par leurs dimensions, qu'ils causent des douleurs vives, on peut soit abraser leur partie saillante au moyen d'une lame bien tranchante maniée avec précaution, soit les extirper avec un couteau mousse et fin, opération qui demande une certaine habileté.

Il est préférable de les ramollir par des bains locaux prolongés suivis d'application de poudre de talc ou d'amidon renfermant 2 à 3 0/0 d'acide salicylique, soit par des emplâtres, et, lorsqu'ils sont ramollis, de les détacher avec l'ongle ou mieux avec une spatule ou une curette non tranchante. Les emplâtres de savon mou de potasse, l'emplâtre de Vigo, l'emplâtre adhésif boriqué et surtout, lorsqu'ils sont supportés, les emplâtres renfermant 10 0/0 d'acide salicylique qui ajoute des propriétés kératolytiques à la macération produite par l'emplâtre, ou encore les emplâtres sur papier connus sous le nom de papiers chimiques, méritent la préférence.

L'emploi des caustiques est souvent dangereux et ne saurait être conseillé. Les collodions salicylés ou autres nous paraissent très inférieurs aux emplâtres.

Lorsque les cors sont nombreux, il est parfois préférable de les détruire en une seule séance au moyen de cautérisations ignées.

On ne saurait trop conseiller aux sujets porteurs de cors de tenir les régions malades et les instruments dont ils se servent dans un état de propreté et d'asepsie absolues, des complications inflammatoires très graves étant souvent la conséquence des interventions tentées contre cette petite infirmité.

DURILLON

Le durillon, ou callosité, est constitué par un épaississement localisé de l'épiderme consécutivement à des pressions ou à des frottements répétés.

Son siège, très variable suivant la cause de ces pressions, dont il peut servir à reconnaître l'origine (durillons professionnels, stigmates de certains métiers), correspond généralement à des saillies osseuses ; le plus fréquemment, les durillons occupent les extrémités (mains et pieds).

Traitement. — Leur traitement, très analogue à celui des cors, consiste surtout dans l'emploi des cataplasmes, ou mieux des emplâtres (savon noir, acide salicylique, etc.), ou de poudres d'amidon ou de talc, renfermant 20 à 30 0/0 d'acide salicylique ; les applications de ces topiques sont répétées pendant plusieurs jours de suite (de 4 à 12 ou 15 jours suivant l'épaisseur du durillon) pour ramollir et exfolier l'épiderme ; après quoi on le fait tomber dans un bain chaud prolongé.

Les soins de propreté et les pansements antiseptiques sont indispensables chez les sujets atteints de durillons, surtout lorsqu'il existe des fissures profondes habitées par des microorganismes divers, qui peuvent devenir l'origine de complications inflammatoires très graves.

GERÇURES ET CREVASSES

Exposé clinique et étiologique. — Les gerçures sont constituées par de petites érosions linéaires, plus ou moins étendues et de forme variable, comprenant l'épiderme seul et accompagnées souvent d'un léger degré de rougeur de voisinage.

Les crevasses sont plus profondes, intéressent les couches superficielles du derme ; leurs bords sont souvent épaissis, renversés en dehors, leur fond sanguinolent.

Ces lésions sont dues à l'action du froid et de l'humidité, souvent aux deux causes réunies.

- Elles s'observent fréquemment aux mains pendant la saison froide, surtout chez les sujets qui se livrent à des professions exigeant le séjour plus ou moins prolongé des mains dans l'eau ou dans des liquides irritants ; l'usage habituel de l'eau chaude pour la toilette, lorsqu'on n'a pas soin d'assécher convenablement les mains avant de s'exposer au froid, y expose également.

On les rencontre encore, surtout chez les sujets lymphatiques, aux lèvres sur leur bord libre ou à son pourtour, et plus rarement à la face en hiver.

Les crevasses du mamelon sont fréquentes pendant la grossesse et surtout la lactation, lorsque les femmes ne prennent pas un soin suffisant de cette région et y laissent séjourner le produit de la sécrétion mammaire, qui s'altère et irrite le tégument ; elles rendent l'allaitement douloureux ou impossible et peuvent être la porte d'entrée d'agents infectieux déterminant des abcès du sein.

Traitement. — L'usage exclusif de l'eau froide, de savons non irritants, l'essuyage des mains avec des linges fins suivi de l'application de poudres inertes pour compléter leur assèchement, l'usage de gants souples, suffisent souvent pour protéger contre le développement des gerçures des mains. Beaucoup de sujets prédisposés se trouvent bien d'enduire les mains pendant la nuit de glycérine pure et neutre, de cold cream très frais ou de lanoline additionnée d'essence de roses.

Ces moyens, les pommades légèrement astringentes (tanin ou extrait de ratanhia au 30°) ou balsamiques (baume du Pérou au 50°), les lotions alcooliques et astringentes (eau-de-vie camphrée étendue d'eau, solution aqueuse de tanin à 1 pour 200, par exemple) suffisent à guérir les gerçures peu développées.

Contre les crevasses, les applications émollientes sont indiquées si elles sont enflammées ; sinon, on recourra aux applications de pommade à l'oxyde de zinc, au sous-nitrate de bismuth, de vaseline boriquée ou aux emplâtres non irritants (emplâtre adhésif boriqué, emplâtre rouge de Vidal).

Le collodion pourra encore être employé contre les gerçures, à la condition qu'il soit très élastique, et on donnera pour cette raison la préférence au collodion à l'acétone.

Les gerçures du sein peuvent être prévenues par les lotions alcoolisées pendant les dernières semaines de la grossesse, les lavages à l'eau boriquée chaude après chaque tétée. Lorsqu'elles se sont produites, on aura recours, si elles sont peu profondes, aux applications de vaseline boriquée, aux lotions alcoolisées et astringentes, aux lotions avec une solution de chloral au 100°, aux badigeonnages avec une solution de cocaïne au 100° après la tétée ; si elles sont plus profondes, aux attouchements avec le nitrate d'argent, aux applications de dermatol en poudre ; le collodion rend la succion moins douloureuse pour la nourrice, mais plus difficile pour l'enfant.

Sur les gerçures des lèvres, on appliquera de la vaseline boriquée, du cold-cream très frais additionné d'essence de roses ou de tanin (1 pour 400), et au besoin on cautérisera légèrement au nitrate d'argent.

CHAPITRE IV

ÉRUPTIONS ARTIFICIELLES DE CAUSE INTERNE

Exposé clinique et étiologique. — Un grand nombre de substances ingérées, ou absorbées par les voies respiratoires ou par la peau, peuvent provoquer des éruptions cutanées. Ces éruptions artificielles ont encore reçu les noms d'éruptions provoquées directes, ou éruptions pathogénétiques (Bazin), et de dermatoses toxiques.

Les substances qui provoquent ces éruptions peuvent être des aliments divers, des médicaments, des poisons absorbés accidentellement ou professionnellement.

Les *aliments* qui peuvent les déterminer sont : les poissons de mer, frais et surtout avariés ou conservés ; les mollusques, en particulier les moules soit normales chez certains sujets prédisposés, soit malades ou avariées et renfermant un poison désigné sous le nom de mytilotoxine, et les huîtres consommées à certaines époques de l'année ; les crustacés, la viande de porc fraîche ou altérée, le gibier faisandé, les viandes conservées ou altérées (botulisme), les fromages fermentés, les fraises chez certains sujets, les asperges, etc. Ces éruptions d'origine alimentaire revêtent souvent l'aspect de dermatoses communes, urticaire, acné, etc., à propos desquelles nous les indiquerons.

Les substances *toxiques* et *médicamenteuses* qui provoquent des éruptions sont extrêmement nombreuses. Nous ne pouvons indiquer ici que celles dont on a le plus souvent l'occasion d'observer les effets.

Parmi les substances d'origine minérale, il convient de signaler en première ligne l'iode et ses composés (iodure de potassium surtout, iodures de sodium, d'ammonium, iodoforme, etc.), le brome et ses composés (bromure de potassium surtout, bromures de sodium, de strontium, etc.), le chlorate de potasse, le borate de soude, l'arsenic et ses composés, le phosphore, le soufre, le mercure et tous ses sels, l'antimoine, le plomb, l'argent.

Les végétaux et les alcaloïdes qui en proviennent provoquent fréquemment des éruptions ; les plus fréquemment en cause sont le quinquina et ses alcaloïdes, la quinine et la cinchonine ; la belladone et l'atropine ; les pavots, l'opium et ses alcaloïdes, la morphine en particulier ; la jusquiame, la stramoine, l'aconit, le chanvre indien, la rhubarbe et la santonine, les écorces renfermant du tanin.

Les goudrons, les résines, les huiles essentielles, le copahu, le santal, etc., sont souvent la cause d'éruptions cutanées.

Un grand nombre de composés organiques, le chloral, le chloroforme, les salicylates, les benzoates, les phénols, presque toutes les substances dérivées de la houille, antipyrine, sulfonal, etc., provoquent également des éruptions médicamenteuses, dont le nombre devient de plus en plus grand à mesure que de nouvelles substances sont introduites dans la thérapeutique.

La constitution chimique de ces substances, leurs propriétés physiologiques ne permettent pas de prévoir la fréquence avec laquelle elles déterminent des éruptions, moins encore la forme qu'elles revêtent. Celle-ci varie non seulement dans un même groupe, mais encore pour une même substance ; ainsi que le fait remarquer M. Besnier, l'influence individuelle joue, dans l'apparition et dans les caractères de l'éruption, un rôle aussi important, sinon plus important, que la substance qui la provoque.

Les troubles digestifs, les altérations du foie et des reins, ont leur part dans la production et dans la la forme de l'éruption, à côté de la prédisposition individuelle innée.

Aussi, en dehors de leur apparition à la suite de l'absorption d'une substance toxique à des doses et pendant un temps d'ailleurs fort variables suivant les substances et les sujets, de leurs récidives sous l'influence d'une nouvelle absorption de la même substance, ces éruptions présentent-elles entre elles des différences considérables.

Elles peuvent se manifester sous forme d'érythèmes rappelant les divers aspects de l'érythème polymorphe, maculeux, papuleux et même noueux ; sous la forme d'érythèmes maculeux à éléments nombreux et disséminés comme la roséole, aspect commun à un très grand nombre d'éruptions médicamenteuses ; sous la forme d'érythèmes scarlatiniformes desquamatifs parfois très persistants, éruption très fréquemment causée par les composés hydrargyriques.

D'autres fois elles revêtent la forme de l'urticaire, ordinairement très prurigineuse, ou celle du purpura.

Fréquemment, aux lésions érythémateuses viennent

s'adjoindre des vésicules de petites dimensions ayant l'aspect de la miliaire ou celui de l'eczéma aigu ; plus rarement il se forme des bulles ou des phlyctènes, ou des vésicules disposées en groupe d'aspect herpétique.

Des lésions pustuleuses, présentant les caractères de l'acné ou l'aspect du furoncle, plus rarement celui de l'ecthyma, sont souvent la conséquence de l'absorption des iodures et des bromures.

Les éruptions à tendance gangréneuse sont rares.

Les éruptions squameuses sont également rares, de même que les productions épidermiques volumineuses (kératodermie) décrites récemment à la suite de l'absorption de l'arsenic.

Les dermatoses toxiques se traduisent parfois uniquement par des pigmentations, soit provoquées par la présence de l'agent toxique dans la peau (argent), soit résultant de son action sur le pigment sanguin (arsenic).

Nous ne pouvons entrer dans de plus grands détails à propos des éruptions toxiques, sur lesquelles on trouvera d'ailleurs aux articles *Erythèmes*, *Urticaires*, *Acnés* quelques renseignements complémentaires. Nous ne saurions cependant assez attirer l'attention du lecteur sur ces éruptions, dont la cause passe trop souvent inaperçue et dans lesquelles on voit trop fréquemment le médecin augmenter les doses du médicament nocif alors que sa suppression enrayerait leur développement.

Traitement. — Les éruptions toxiques sont dues à des causes trop multiples et revêtent des aspects trop variés pour que le même traitement soit applicable indistinctement à tous les cas. La complexité du problème thérapeutique est encore augmentée par la complexité de leur mécanisme : provoquées tantôt par une action directe sur la peau et ses annexes, tantôt indirectement par l'intermédiaire du système nerveux central ou périphérique, elles ne sont pas toujours l'effet immédiat de l'action de la substance toxique sur ces tissus, mais la conséquence des transformations subies par le sang au contact de l'agent toxique absorbé.

Il est cependant certaines règles générales qui s'appliquent à leur presque totalité.

Il convient d'abord de provoquer le plus rapidement possible l'élimination de la substance nocive.

Lorsqu'il s'agit d'une substance absorbée par les voies digestives et surtout d'un aliment toxique ingéré depuis peu, on doit en déterminer le rejet par un vomitif ou un purgatif, salin ou huileux suivant les cas. Le purgatif huileux sera souvent préférable, à cause de la rapidité de son action et aussi parce que, à la suite de l'afflux liquide provoqué par les purgatifs salins, on voit parfois la substance toxique se dissoudre et être absorbée plus facilement, exagérer ainsi les phénomènes que l'on voulait combattre. Un régime alimentaire sévère, l'antisepsie des voies digestives devront suivre l'évacuation intestinale.

Lorsque l'ingestion de la substance toxique remonte à un certain temps déjà, lorsque surtout l'éruption ne s'est montrée qu'à la suite d'un traitement prolongé, les purgatifs pourront encore servir à entraîner les reliquats demeurés dans l'intestin ; mais leurs effets seront plus aléatoires et les évacuants intestinaux seront plutôt destinés à provoquer dans le tube digestif un afflux de sérosité entraînant une partie des substances toxiques ; aussi s'adressera-t-on de préférence aux purgatifs salins.

En même temps, on activera par le régime lacté,

par les diurétiques (tisanes de chiendent, etc., additionnées de lactose), l'élimination rénale pour entraîner, non seulement les agents toxiques eux-mêmes
mais les produits des transformations qu'ils ont fait
subir au liquide sanguin. La diaphorèse est un
moyen trop infidèle pour mériter quelque confiance ;
elle risquerait d'ailleurs parfois, si elle était vraiment
active, de provoquer une aggravation des lésions
cutanées en mettant la peau en contact plus direct
avec l'agent de l'éruption.

L'antisepsie des voies digestives sera un utile adjuvant de la méthode évacuatrice : en arrêtant les
fermentations intestinales, elle combattra directement une des causes d'aggravation, sinon de production des éruptions, et de plus elle facilitera l'action
antitoxique du foie. M. Féré (1) a obtenu de bons
résultats de l'emploi du naphthol et du salicylate de
bismuth chez les épileptiques traités par le bromure
de potassium ou par le borax ; il a pu non seulement
prévenir les éruptions dues à ces médicaments, mais
encore les atténuer lorsqu'elles s'étaient produites.
Cette pratique mérite d'être étendue à d'autres éruptions médicamenteuses.

On a encore proposé quelques antidotes auxquels
on a attribué la propriété de prévenir ou de faire disparaître les éruptions médicamenteuses : l'arsenic
contre les éruptions bromiques et iodiques, le bicarbonate de soude et la belladone contre les éruptions
iodiques, l'acide bromhydrique contre les éruptions
quiniques, l'acide chlorhydrique (Unna) à la dose de
15 à 40 gouttes par jour contre les éruptions provoquées par les acides pyrogallique et chrysopha-

____

(1) *Comptes rendus de la Société de biologie*, 1890, p. 512, et 1891,
p. 58. — GRÉMAUD, Thèse de Paris, 21 mai 1891.

nique. Les effets préventifs et curatifs de ces substances sont des plus douteux.

Le *traitement local* varie suivant la forme revêtue par l'éruption.

Dans les formes érythémateuses simples et passagères, on poudrera largement à l'amidon.

Dans les formes érythémateuses intenses et dans les formes bulleuses, on emploiera les onctions avec la vaseline boriquée ou le liniment oléocalcaire.

Dans les éruptions vésiculeuses, eczématiformes, on s'abstiendra de faire des applications humides, et aura recours surtout aux poudres inertes, plus rarement à la vaseline boriquée ou à la pommade à l'oxyde de zinc.

Dans les formes urticariennes, on fera des lotions avec des solutions antiprurigineuses (eau vinaigrée, eau de Cologne ou alcool de menthe coupés d'eau, eau blanche) ou des onctions avec des pommades mentholées, et on poudrera largement à l'amidon.

Le traitement des formes pustuleuses est le même que celui de l'acné pustuleuse (voir T. II, p. 136).

Il est à peine besoin d'ajouter que, aussitôt la cause de l'éruption soupçonnée, on suspendra l'emploi du médicament incriminé; si, ultérieurement, son usage est indiqué et qu'on ne puisse le remplacer par un succédané non nocif, on aura soin de le prescrire à doses faibles, d'en surveiller de près les effets sur la peau, en même temps qu'on veillera sur les fonctions digestives, rénales et hépatiques pour en combattre les troubles qui pourraient favoriser une nouvelle éruption.

CHAPITRE V

DERMATOSES LIÉES A DES LÉSIONS ET A DES TROUBLES FONCTIONNELS DES ORGANES PROFONDS

Ce chapitre pourrait recevoir de grands développements. Les fonctions de la peau sont trop étroitement liées à celles des divers organes de l'économie pour que les lésions de ceux-ci ne retentissent pas — comme ses propres lésions le font sur les organes profonds — sur elle pour provoquer des altérations multiples et variées.

Il serait cependant sans intérêt réel de décrire séparément les symptômes et le traitement de toutes les dermatoses provoquées par les diverses lésions splanchniques : elles seront étudiées à propos des formes cliniques qu'elles revêtent.

Nous nous contenterons de les indiquer sommairement, au risque de nous exposer à quelques redites, et dans le but surtout d'attirer une fois de plus l'attention du lecteur sur la nécessité de traiter les lésions des organes profonds en même temps qu'on agit par les médications locales sur les affections cutanées qu'elles provoquent, et de montrer l'étroite affinité de la thérapeutique dermatologique rationnelle avec la thérapeutique médicale en général.

Nous terminerons ce chapitre par l'étude thérapeutique du myxœdème.

DERMATOSES LIÉES AUX TROUBLES DE L'APPAREIL DIGESTIF

Les relations des dermatoses avec les affections gastro-intestinales sont des plus étroites. Non seulement ces dernières provoquent des exacerbations de toutes les grandes dermatoses à élément inflammatoire aigu ou chronique : eczéma, psoriasis, lupus érythémateux, etc. ; non seulement elles favorisent le développement de la séborrhée, du pityriasis versicolore, du furoncle, mais encore elles peuvent, soit directement par voie réflexe (?), soit indirectement par les modifications qu'elles apportent dans les fermentations des voies digestives, être la cause à peu près unique de nombreuses affections cutanées à marche rapide ou lente.

L'urticaire, le prurit, certaines formes d'érythème polymorphe, mais surtout l'acné dans ses diverses formes sont parmi les manifestations les plus habituelles de la dyspepsie nervo-motrice, dont le professeur Bouchard a donné la description sous le nom de dilatation de l'estomac et dont la constipation habituelle est un symptôme capital; ils sont aggravés par les exacerbations des phénomènes dyspeptiques.

Le **traitement** des troubles digestifs s'impose en pareil cas, à titre aussi impérieux que le traitement local qui, à lui seul, atténuerait les lésions, mais ne les ferait souvent pas disparaître et surtout ne les empêcherait pas de se reproduire.

Le régime alimentaire permet de combattre ces

troubles digestifs : la suppression des poissons de mer, des crustacés, des mollusques, de la viande de porc fraîche et surtout conservée, des salaisons, des conserves, du gibier faisandé, des fromages fermentés, qui entretiennent les troubles digestifs et introduisent de nouvelles causes de fermentation, sont de rigueur en pareil cas ; de même la suppression des graisses, des végétaux acides (tomate, oseille), de certains fruits irritants, comme les fraises et les framboises, celle des crudités. Il y a cependant lieu de ne pas formuler ces proscriptions en termes exclusifs et d'une manière uniforme, certains de ces aliments n'ayant pas chez tous les sujets une égale nocivité et l'expérience prouvant que quelques aliments, notoirement indigestes pour la généralité des malades, peuvent être tolérés sans inconvénients chez quelques-uns d'entre eux.

Les boissons alcooliques ne doivent être permises qu'à doses modérées ; toutes les fois que l'état général du sujet le permet et que les troubles digestifs sont prononcés, on les remplacera aux repas par le lait et par des infusions aromatiques ou diurétiques, tisane de camomille, de houblon ou de chiendent.

L'antisepsie intestinale est, lorsque les troubles digestifs font craindre le développement de fermentations, une indication formelle. Elle peut être réalisée, soit par le naphthol associé au salicylate de bismuth suivant la formule de M. Bouchard ou à la magnésie, soit, lorsque le naphthol est mal supporté, par le salol ou le benzo-naphthol, associés à la magnésie ou au benzoate de bismuth.

La régularité des garde-robes est indispensable dans toutes les dermatoses causées ou entretenues par des troubles digestifs. Elle peut être obtenue par

des moyens variés; les plus recommandables sont:
l'aloès (les pilules de Lutz contenant 5 centigrammes
d'aloès et 5 centigrammes de savon médicinal, par
exemple), à moins qu'il ne soit contre-indiqué par la
présence d'hémorrhoïdes ou par une tendance aux
métrorrhagies, l'évonymine, le cascara, le podo-
phylle, les poudres à base de crème de tartre et de
soufre, de magnésie (par exemple : crème de tartre,
soufre, magnésie et sucre par parties égales, une
cuillerée à café dans de l'eau au moment du coucher),
aidées ou non du massage abdominal et, au besoin,
de lavements abondants, en ayant le soin de varier
les agents laxatifs pour que leur effet ne soit pas
annulé.

Le séjour hors de la ville, les traitements thermaux appropriés seront d'utiles adjuvants de la
thérapeutique pharmaceutique.

DERMATOSES LIÉES AUX TROUBLES DES
FONCTIONS RÉNALES

Les néphrites, quelle qu'en soit la cause, l'oligurie
entraînent dans le fonctionnement de la peau des
troubles plus ou moins importants : prurit, urticaire, érythèmes papuleux décrits par Huet et Bruze-
lius, purpura; elles peuvent favoriser le dévelope-
ment des lésions pustuleuses, provoquer ou aggraver
des éruptions eczémateuses.

Il est donc de la plus haute importance de s'en-
quérir soigneusement de l'état des fonctions uri-
naires dans les dermatoses, et souvent on trouve
dans cet examen la cause de l'intensité et de la ténacité de certaines d'entre elles.

Lorsqu'on est en présence de néphrites, ou lorsque la sécrétion urinaire est anormale par sa quantité ou par ses qualités chimiques, le régime alimentaire doit être surveillé de près, et on en doit proscrire tous les aliments susceptibles de provoquer des intoxications alimentaires, viandes altérées, etc.

Le régime lacté plus ou moins sévère, l'emploi des boissons diurétiques additionnées de lactose permettent souvent, en rétablissant la sécrétion urinaire à son taux normal ou même en la dépassant, de venir à bout de lésions cutanées rebelles au traitement local et aux autres traitements internes.

DERMATOSES LIÉES AUX TROUBLES DES FONCTIONS GÉNITALES

Les troubles utérins et menstruels peuvent être l'origine de dermatoses diverses : les acnés, plusieurs variétés d'eczéma, l'herpès qui accompagne si souvent les époques menstruelles, l'impétigo herpétiforme qui est presque toujours lié à la grossesse, certains prurits gravidiques.

Chez l'homme, les dermatoses d'origine analogue sont rares : cependant les acnés, les séborrhées sont fréquemment en relation avec l'instauration de la puberté, la continence ou l'onanisme ; l'herpès génital récidivant peut être associé ou consécutif à diverses lésions des organes génitaux externes.

Le mécanisme pathogénique en vertu duquel ces causes agissent pour produire des dermatoses est encore mal connu : s'agit-il d'une action réflexe, ou d'un trouble de la nutrition générale ?

En tous cas, on devra se préoccuper de traiter

les affections causales : les injections vaginales chaudes, l'emploi des emménagogues et en particulier de l'aloès, lorsque ces dermatoses s'accompagnent de leucorrhée et de dysménorrhée, le traitement local approprié des lésions causales sont nécessaires pour obtenir la guérison de l'affection cutanée.

Chez l'homme, les indications seront souvent plus difficiles à saisir et à remplir.

DERMATOSES LIÉES AUX TROUBLES HÉPATIQUES

Les médecins anglais accordent aux troubles des fonctions hépatiques une importance considérable dans la production d'un grand nombre d'états morbides, et en particulier des dermatoses. Cette opinion, sans doute exagérée pour la généralité des cas, comporte une part de vérité.

Il est incontestable que certains prurits sont liés à des obstructions des voies biliaires, soit aiguës soit chroniques, spécialement dans la lithiase biliaire; l'urticaire, des érythèmes divers, des lésions purpuriques peuvent se développer au cours des affections hépatiques avec ictère; le xanthome plan coïncide ordinairement avec l'ictère ou tout au moins avec des troubles des fonctions hépatiques; certains eczémas semblent également sous la dépendance de troubles fonctionnels passagers ou persistants du foie.

Ces troubles doivent donc être recherchés et traités dans les affections précédentes et, d'une façon générale, dans les dermatoses à marche chronique.

Les alcalins, les purgatifs et en particulier le calomel, les antiseptiques intestinaux, la révulsion sur la région hépatique, compléteront, suivant les cas, le traitement local à instituer contre la dermatose.

DERMATOSES LIÉES AU DIABÈTE

Les complications cutanées sont fréquentes au cours du diabète. A côté des lésions gangréneuses se produisant à l'occasion d'un traumatisme ou d'un anthrax, dont l'étude et le traitement sont plus spécialement du domaine de la chirurgie, il faut ranger quelques formes d'érythème, un prurit parfois violent occupant soit les organes génitaux, soit les membres et spécialement leurs extrémités, souvent accompagné de papules de prurigo, des lésions eczémateuses très prurigineuses à localisation génitale et périgénitale, le xanthome des diabétiques, et enfin la mélanodermie qui se développe dans les cas de diabète avec cirrhose hypertrophique pigmentaire du foie.

Le *prurit génital* et les *eczémas* méritent seuls une mention particulière dans ce chapitre.

En raison du contact de l'urine sucrée, les parties génitales sont fréquemment le siège d'un prurit généralement intense, plus accusé chez la femme que chez l'homme ; il est parfois la première manifestation clinique du diabète et, pour cette raison, l'urine de toute femme atteinte de prurit vulvaire doit être examinée.

Le symptôme prurit peut exister seul ; mais, s'il persiste un certain temps sans traitement, on voit apparaître, sous l'influence combinée du grattage et de l'irritation par l'urine, des lésions cutanées : érythème plus ou moins étendu, puis eczéma.

L'eczéma des diabétiques peut occuper des régions diverses : face, membres, tronc; dans ces diverses localisations il est toujours remarquable par l'intensité et la ténacité du prurit qui l'accompagne, par la sécheresse habituelle de sa surface. Mais son siège le plus fréquent et le plus caractéristique est la région génitale et périgénitale : gland, prépuce, scrotum chez l'homme; vulve, périnée, région inguinale, pubis chez la femme. Dans ces points, il se traduit par une rougeur intense, avec tuméfaction et suintement séreux abondant, dans les cas à marche aiguë; par une rougeur moins intense, un épaississement lichénoïde de la peau dans les cas à marche chronique. Chez l'homme, le prépuce se rétrécit sous l'influence de l'infiltration de la peau ; il en résulte un phimosis parfois très étroit.

Traitement. — L'eczéma des diabétiques, lorsqu'il occupe la région génitale, réclame des soins locaux particuliers. De même que le prurit, il est dû à des causes complexes : irritation par l'urine modifiée dans sa composition, altération des sécrétions de la région sous l'influence combinée de l'urine et des microorganismes qui y pullulent.

La propreté la plus absolue est donc nécessaire : lavages et injections chez la femme au moyen de liquides antiseptiques (eau boriquée, solution de sublimé à 1 pour 4000, eau phéniquée à 1 pour 200) ou alcaline (solution de bicarbonate de soude à 1 0/0, eau blanche) répétés plusieurs fois par jour et, autant que possible, après chaque miction ; chez l'homme, on aura recours, outre ces lavages, aux injections de solution de nitrate d'argent à 1 0/0, lorsque la balanite est intense. Après le lavage, applications de pommade boriquée et de poudre de talc additionnée de sous-nitrate de bismuth, de dermatol ou d'oxyde de zinc ; jamais de poudre d'amidon en raison de la facilité avec laquelle elle s'altère ; puis interposition d'un linge ou d'un tampon d'ouate hydrophile saupoudré de la même poudre.

Ces mêmes prescriptions s'appliquent au traitement du prurit génital.

Pour les lésions des cuisses et de la région abdominale, on aura recours aux traitements habituels de l'eczéma.

Mais ces traitements locaux seraient absolument insuffisants — et cela s'applique aux autres manifestations cutanées du diabète — si on se bornait à eux et si on ne leur adjoignait le traitement général du diabète, dans les détails duquel nous ne pouvons entrer ici : c'est seulement lorsque, par ce traitement, on aura fait baisser le taux de la glycosurie, qu'on verra les lésions cutanées s'amender notablement et disparaître, exposées d'ailleurs aux récidives si le malade cesse de prendre des soins locaux suffisants et de se soumettre à la médication générale.

DERMATOSES D'ORIGINE NERVEUSE

L'influence du système nerveux se révèle dans un grand nombre d'affections cutanées, soit par leur coïncidence avec des manifestations nerveuses, auxquelles elles se superposent ou s'associent, soit par leur développement à la suite d'émotions morales.

Si on voulait, comme quelques auteurs ont tenté de le faire, décrire sous le nom de dermato-neuroses toutes les affections cutanées dans lesquelles le système nerveux joue un rôle, ce cadre pourrait englober la plupart des dermatoses.

Le système nerveux n'intervient le plus souvent que comme un intermédiaire entre la cause première de la maladie et la lésion cutanée : il en est ainsi dans un grand nombre d'érythèmes toxiques, dans la plupart des urticaires, des prurits, vraisemblablement dans les lichens ; les herpès, voire même le zona, la plus nettement névropathique des affections de ce groupe, n'ont de nerveux que le mécanisme et sont dus à une cause infectieuse à déterminer ; dans les eczémas dits nerveux, les lésions des nerfs périphériques ne font que localiser une éruption due à une cause générale diathésique ; pour le psoriasis, la question est plus discutable, mais encore doit-on reconnaître qu'il faut au système nerveux pour le produire un *primum movens* de nature inconnue ; à plus forte raison dans la lèpre, dans les névrites périphériques d'origine infectieuse ou toxique, les nerfs ne font-ils que réagir sous l'influence d'une cause locale pour produire les lésions cutanées.

Le même raisonnement pourrait s'étendre aux lésions cutanées déterminées par des affections du système nerveux central.

Quoi qu'il en soit de ces données de pathogénie des dermatoneuroses, il faut reconnaître que les affections, troubles fonctionnels ou lésions organiques, du système nerveux central ou périphérique jouent un rôle dans le développement d'altérations cutanées très diverses.

Nous ne ferons qu'énumérer celles qui font l'objet de chapitres particuliers, pour indiquer avec plus de détails celles où le rôle du système nerveux est primordial.

Parmi les éruptions uniquement congestives, il faut noter les érythèmes, les urticaires, les purpuras névropathiques; parmi les affections papuleuses, les lichens; parmi les affections vésiculeuses et bulleuses, l'herpès, le zona, certains eczémas, la dermatite herpétiforme, les éruptions pemphigoïdes de la lèpre, celles que l'on observe parfois chez les hystériques (pemphigus hystérique); exceptionnellement des éruptions à forme ecthymateuse, résultat combiné de l'influence trophoneurotique et d'infections d'origine externe; parmi les affections ulcéreuses et gangréneuses, certaines ulcérations trophiques et le mal perforant, la gangrène symétrique des extrémités, les eschares du décubitus; en outre les états ichthyosiques consécutifs à des lésions du système nerveux central comme le tabes, ou aux névrites périphériques, les œdèmes névropathiques et hystériques, la sclérodermie, des troubles de la pigmentation cutanée et en particulier le vitiligo, la chute des ongles ou leurs dystrophies, les alopécies d'origine nerveuse rappelant plus ou moins complètement la pelade, enfin les troubles de sécrétion des glandes cutanées.

Ces dermatoses peuvent s'observer dans les états pathologiques les plus divers du système nerveux : névroses, lésions du système nerveux central (tabes, myélites aiguës ou chroniques, atrophie musculaire progressive, syringomyélie, etc.) ou périphérique, dont elles viennent compliquer les symptômes déjà existants ou dont elles révèlent l'existence (dermatoneuroses indicatrices de Leloir).

Traitement. — Elles peuvent, par elles-mêmes, réclamer un traitement local particulier; mais surtout elles exigent le traitement général ou local de la neuropathie dont elles sont la traduction sur la peau. Nous ne pouvons entrer ici dans le détail des médications à opposer aux lésions du système nerveux. Signalons seulement l'heureuse influence de l'hygiène morale et physique, de l'hydrothérapie, en particulier des douches, froides ou tièdes suivant les cas, des médicaments nervins, bromures, préparations de belladone, d'aconit, de valériane, etc., dans les dermatoses dues à des états névropathiques; nous y insisterons de nouveau à propos de chacune d'elles en particulier.

Quelques dermatoses d'origine nerveuse qui ne seront pas étudiées dans le courant de cet ouvrage, doivent faire l'objet d'une description spéciale dans le chapitre des dermatoneuroses. Ce sont : l'asphyxie locale des extrémités, l'érythromélalgie, le mal perforant, les lésions cutanées de la syringomyélie.

Asphyxie locale des extrémités.

Exposé clinique et étiologique. — Le nom de « maladie de Maurice Raynaud », usité à l'étranger, mérite d'entrer dans la terminologie de cette affection pour perpétuer le nom de l'éminent observateur qui l'a tirée du chaos pathologique, quoique, à proprement parler, il ne s'agisse pas d'une maladie au sens propre du terme, mais d'un syndrome clinique.

Caractérisée parfois au début par des crises d'anémie cutanée partielle (syncope locale des extrémités, doigt mort), elle se traduit surtout par des troubles de la circulation veineuse : coloration violacée ou bleuâtre avec algidité et hyperhidrose d'un ou plusieurs doigts ou de la main entière, survenant sous forme d'accès ou persistant pendant des mois, plus accusée en hiver qu'en été, accompagnée souvent de gonflement des parties atteintes. L'affection peut en rester à ce degré, ou aboutir à des lésions plus profondes : phlyctènes se desséchant ou se transformant en ulcérations de longue durée, eschares gangréneuses occupant l'extrémité d'un ou de plusieurs doigts, dont la chute laisse des cicatrices déprimées avec amincissement des doigts, ou même atteignant tout un doigt.

Les lésions qui occupent surtout les mains, souvent de façon symétrique, peuvent également se développer aux pieds, aux oreilles, au nez.

Cette affection se montre de préférence sous ses formes bénignes, non gangréneuses, chez les jeunes sujets lymphatiques, qu'elle prédispose singulièrement aux engelures et chez lesquels elle laisse souvent une hypertrophie des doigts ; elle est exaspérée par le froid extérieur.

Ses formes graves se rencontrent plutôt chez les adultes et les vieillards.

Son développement est favorisé par l'impaludisme, l'arthritisme, les lésions rénales.

Elle reconnaît pour cause des troubles vaso-moteurs d'origine nerveuse : spasme artériel, dilatation veineuse consécutive, dont les effets sont surtout à redouter lorsque les artères sont déjà altérées.

Elle peut être le prélude de la sclérodactylie, ou se montrer au cours de névrites périphériques, dans la lèpre par exemple, ou de lésions du système nerveux central, particulièrement dans la syringomyélie.

Traitement. — Le traitement général joue un grand rôle dans cette affection. Chez les sujets lymphatiques on aura recours à l'huile de foie de morue à haute dose, aux préparations iodurées, au sirop antiscorbutique, ou aux préparations arsénicales et phosphatées, en même temps qu'on prescrira une nourriture abondante et choisie. Chez les sujets nerveux, on s'adressera aux médicaments vaso-moteurs et nervins : quinine, belladone, valériane. Dans les cas d'artériosclérose, on y ajoutera l'usage des iodures.

L'exercice régulier, l'aération, les inhalations d'oxygène (Besnier) doivent être prescrits dans tous les cas ; les bains sulfureux peuvent également être utiles.

Raynaud vantait l'emploi de l'électricité, sous la forme de courants continus, le pôle positif à la région dorsale vers la cinquième vertèbre cervicale, le pôle négatif sur la région malade ou mieux sur le sacrum.

Localement, outre les précautions nécessaires pour protéger la partie malade contre les influences atmosphériques (emploi de poudres absorbantes après la toilette, enveloppements avec des tissus non irritants), on n'a guère qu'à employer les frictions excitantes, avec des liquides alcoolisés, tels que l'eau de Cologne, ou l'alcool camphré étendu d'eau et, lorsqu'il y a des douleurs, les onctions avec des liniments opiacés et belladonés.

Erythromélalgie.

Exposé clinique et étiologique. — On décrit, depuis W. Mitchell, sous le nom d'érythromélalgie ou de paralysie vaso-motrice des extrémités, une affection caractérisée par des accès douloureux de congestion vasculaire avec rougeur et tuméfaction de la peau et élévation de la température locale ; ces accès occupent le plus souvent les membres inférieurs.

Ils se développent souvent à la suite d'un refroidissement ou de fatigues, surviennent à intervalles irréguliers et peuvent se reproduire pendant plusieurs années.

Les maladies infectieuses graves et peut-être la syphilis semblent jouer un rôle important dans l'étiologie de cette affection qui, est incontestablement due à un trouble de l'appareil vaso-moteur.

Traitement. — Le traitement de l'érythromélalgie est des moins satisfaisants, et tous les procédés employés ne déterminent que des modifications nulles ou peu accusées dans les accès et leur mode de reproduction. Le repos semble avoir une influence favorable ; l'électrisation et les douches peuvent être utilisées, quoique leurs effets soient inconstants. Le contact de l'eau froide pendant les accès est parfois le meilleur moyen de calmer les douleurs.

Mal perforant.

Exposé clinique et étiologique. — Le mal perforant est le type le mieux connu des ulcérations d'origine nerveuse.

Le plus souvent précédé d'une production cornée sous forme de durillon, il est constitué par une ulcération généralement arrondie, de la dimension d'une pièce de 2 francs au plus, torpide, parfois à peine bourgeonnante, d'autres fois tapissée de villosités coniques serrées, entourée d'une sorte de couronne d'épiderme corné et d'une zone d'anesthésie ; l'ulcération peut pénétrer profondément, formant une fistule qu'on poursuit avec le stylet jusqu'aux tendons et jusqu'aux os dénudés ou non et parfois cariés. Produit par les pressions extérieures sur des tissus dont la nutrition est altérée par des lésions nerveuses, il occupe le plus souvent la région plantaire au niveau des articulations métatarso-phalangiennes, plus rarement les autres parties du pied ou la main et se rencontre dans le tabes, très souvent à la période préataxique, dans la syringomyélie, la lèpre, les névrites périphériques et le diabète.

Traitement. — En dehors du traitement de l'affection qui le détermine, la thérapeutique du mal perforant est exclusivement locale ; elle consiste en pansements antiseptiques secs ou de préférence humides ; l'amputation ou la désarticulation constituent quelquefois les seuls moyens de traitement de cette affection dans les cas rebelles à toutes les applications topiques ; même après la réparation de l'ulcère, la protection des parties malades contre les chocs et les pressions de toute espèce est indispensable pour empêcher le retour des lésions, dans la production desquelles les influences extérieures jouent un rôle aussi important que les lésions nerveuses elles-mêmes.

Lésions cutanées de la syringomyélie.

Exposé clinique. — La syringomyélie est la lésion médullaire qui donne le plus souvent lieu à des troubles trophiques cutanés : ceux-ci entrent dans sa symptomatologie au même titre que les troubles de la sensibilité et les amyotrophies. Leurs analogies avec les lésions cutanées de la lèpre ont souvent entretenu la confusion entre ces deux maladies.

Ces troubles trophiques occupent surtout les mains

et consistent en épaississement de la peau dont l'épiderme est fendillé, souvent avec des crevasses et des ulcérations rebelles, du type du mal perforant; d'autres fois en un état lisse de la peau qui est rouge ou violacée et peut présenter l'aspect de l'asphyxie locale ou être légèrement pigmentée; d'autres fois, il y a des phlyctènes et des gangrènes, parfois des lésions eczématiformes ou vésiculeuses; les ongles sont striés, atrophiés et déformés.

Les lésions des extrémités supérieures peuvent présenter une grande intensité, s'accompagner ou être précédées de panaris indolents avec nécrose des phalanges, laissant après eux des mutilations plus ou moins graves, et constituer une forme clinique spéciale, dont Morvan (de Lannilis) a fait connaître l'existence : d'où les noms de *maladie de Morvan* ou mieux de *syringomyélie type Morvan* (Charcot), qui lui ont été donnés. Ajoutons cependant que, pour quelques auteurs, l'identité de la maladie de Morvan et de la syringomyélie n'est pas établie, ou du moins, pour eux, tous les cas répondant à la description de cet observateur ne relèvent pas de la syringomyélie et ce syndrôme peut s'observer dans les névrites périphériques.

Traitement. — Le traitement des lésions cutanées de la syringomyélie est d'autant moins satisfaisant que l'affection causale est à peu près fatalement incurable, et que tout au plus on peut espérer en arrêter les progrès par l'emploi des iodures, de l'hydrothérapie et de la révulsion sur le rachis. L'électrothérapie peut cependant être utilisée à la fois contre la lésion médullaire et contre ses manifestations cutanées. Les inhalations d'oxygène peuvent également être tentées dans les formes qui se rapprochent de l'asphyxie des extrémités.

. Localement, on devra se contenter de panser aseptiquement, au moyen de l'iodoforme, de l'aristol, du
salol ou du dermatol, les ulcérations et les fissures,
ainsi que les phlyctènes, et surtout on devra protéger
les parties malades contre les traumatismes et les
brûlures, dont les conséquences sont aggravées par
la mauvaise nutrition du tégument, et auxquels elles
sont d'autant plus exposées que l'anesthésie coïncide
constamment avec les lésions cutanées.

ÉRUPTIONS LIÉES AUX MALADIES INFECTIEUSES

Exposé clinique et pathogénique. — Sans parler ici
des maladies infectieuses à déterminations cutanées
normales, constituant un des symptômes capitaux de
l'infection, nous devons signaler les dermatoses survenant au cours d'un certain nombre de maladies
infectieuses, à titre de complications et d'épiphéno-
mènes.

Les maladies spécifiques, comme la fièvre typhoïde,
les fièvres éruptives, la vaccine, le choléra, la blennorrhagie, la dysenterie, la grippe, la fièvre intermittente, la diphthérie, la pneumonie, la méningite
cérébro-spinale ; les infections banales, comme l'infection purulente, l'infection perpuérale, les angines,
les stomatites, les endocardites infectieuses, les en-
térites, les ictères graves, etc., peuvent s'accompagner ou se compliquer de manifestations cutanées
très diverses.

Le mécanisme de celles-ci est des plus variables.
Parfois, mais bien rarement, produites par des embolies, dans les vaisseaux cutanés, du microorga-

nisme causal ou d'un agent d'infection secondaire, elles sont dues d'autres fois à l'action de ce micro-organisme sur le système nerveux.

Plus souvent encore, elles semblent être produites, non par un agent animé, mais par les poisons qu'il sécrète, comme pour les éruptions de la diphthérie, des angines, des stomatites, de la blennorrhagie, poison agissant sur la peau soit directement, soit par l'intermédiaire du système nerveux.

D'autres fois encore, la maladie infectieuse n'a fait, en affaiblissant l'organisme et en altérant la nutrition du tégument, que préparer le terrain à des infections cutanées secondaires d'origine externe, par exemple les éruptions ecthymateuses de la convalescence de la variole et de la fièvre typhoïde.

Les éruptions survenant au cours des maladies infectieuses revêtent les formes les plus variées, depuis l'érythème jusqu'à l'eschare.

Les érythèmes peuvent se présenter sous les diverses formes de l'érythème polymorphe, comme dans les angines et la diphthérie ; sous l'aspect de la roséole, comme dans la blennorrhagie, le choléra, etc. ; ils peuvent se généraliser, revêtir la forme scarlatinoïde comme dans l'infection puerpérale, la fièvre typhoïde.

D'autres fois, il se développe de l'urticaire (ictères graves, fièvre intermittente), des lésions purpuriques (formes hémorrhagiques des fièvres éruptives, fièvre typhoïde, ictères graves) généralisées, disséminées sans ordre ou symétriques, parfois localisées (embolies microbiennes des endocardites ulcéreuses, de la pneumonie).

Plus souvent, l'éruption se montre sous la forme d'herpès (pneumonie, angines, méningite cérébro-spinale) ou de miliaire, exceptionnellement sous la forme de bulles ou de phlyctènes.

Les lésions pustuleuses sont surtout fréquentes dans la convalescence des infections graves; rarement dues à l'élimination par la peau des micro-organismes pathogènes, elles sont ordinairement le résultat de l'infection de la peau de dehors en dedans et affectent la forme de l'ecthyma ou du furoncle.

Les gangrènes d'origine vasculaire ou produites par la pression sont tantôt sèches, tantôt humides.

Traitement. — Les conditions pathogéniques multiples de ces éruptions, plus encore que la diversité de leurs formes cliniques, montrent que leur traitement est des plus variables.

La plupart d'entre elles se confondent dans un complexus symptomatique grave, dont elles ne forment qu'un élément très accessoire, et ne réclament aucune intervention thérapeutique spéciale ou se trouvent traitées par la médication dirigée contre la maladie primitive : tels sont les érythèmes et les hémorrhagies cutanées survenant dans les fièvres graves.

Les érythèmes, les urticaires, les éruptions purpuriques apparaissant dans des états infectieux bénins doivent être traités comme les éruptions d'origine toxique, dont ils partagent le mécanisme pathogénique : évacuations intestinales, diurétiques, antisepsie des voies digestives; localement application de poudres inertes.

Les éruptions vésiculeuses généralisées réclament le même traitement externe. Le traitement de l'herpès des maladies infectieuses consiste uniquement dans l'application de pommade boriquée.

Les lésions pustuleuses des convalescents seront

soumises aux traitements locaux habituels de l'ecthyma, d'autant plus rigoureusement qu'elles peuvent devenir l'origine de suppurations viscérales,
infections secondaires rendues plus graves encore
par l'état d'affaiblissement des malades; l'usage de
l'antisepsie intestinale sera utile pour combattre la
tendance aux suppurations multiples, mais ne devra
jamais faire négliger le pansement local, alors même
que l'ecthyma paraîtrait dû à des décharges microbiennes par la peau.

MYXŒDÈME

Exposé clinique et étiologique. — Sous le nom de
myxœdème (Ord) ou de cachexie pachydermique
(Charcot), on décrit un état morbide dû au fonctionnement insuffisant (arrêt de développement où atrophie), à l'absence congénitale ou à l'extirpation du
corps thyroïde.

Outre les troubles cérébraux (idiotie ou tout au
moins apathie) qui sont portés au maximum dans
les cas d'origine congénitale, le myxœdème se traduit
par des altérations du tégument externe, qui est blafard, épaissi, infiltré, sans présenter toutefois la
dépressibilité spéciale des œdèmes par troubles de la
circulation sanguine. Ces altérations cutanées,
jointes aux troubles intellectuels et moteurs, impriment au visage un aspect tout particulier d'impassi-
bilité; elles se montrent également sur les autres
segments du corps.

 Les glandes cutanées sont en outre, surtout dans
le myxœdème congénital, le siège de troubles de
sécrétion : séborrhée concrète formant parfois des

placards étendus rappelant l'aspect de l'ichthyose, compliquée de lésions eczémateuses sur le cuir chevelu, absence de sécrétion sudorale.

Traitement. — Ces modifications des sécrétions cutanées sont parfois assez accusées pour nécessiter un traitement local : la séborrhée sera combattue par des lavages répétés avec de l'eau savonneuse ou de la décoction de bois de Panama, par des applications de pommades soufrées et salicylées ; les complications eczémateuses seront traitées par les moyens appropriés : pommades soufrées, pommade à l'oxyde de zinc, etc. L'emploi judicieux de ces modes de traitement parviendra le plus souvent à faire disparaître des lésions, sans gravité il est vrai, et très accessoires même par rapport à la maladie primordiale, mais qui cependant ne doivent pas être entièrement négligées ; nous ne pouvons, après expérience personnelle, admettre avec M. Bourneville que les lésions eczémateuses du cuir chevelu des idiots myxœdémateux résistent aux soins de propreté et au traitement local.

L'absence de sécrétion sudorale et l'infiltration des téguments ont conduit à recourir aux bains de vapeur, aux bains sulfureux, au massage : on peut obtenir par ces moyens un bénéfice léger, mais temporaire, et ils ne peuvent guère que servir d'adjuvants au traitement rationnel du myxœdème.

Horsley a le premier proposé (1), en se fondant sur le rôle du corps thyroïde dans la pathogénie du myxœdème et sur ses expériences de greffe thyroïdienne chez les animaux thyroïdectomisés, de greffer sous la peau des myxœdémateux des glandes thy-

____

(1) *British medical Journal*, 8 février 1890, p. 287.

roïdes d'animaux. Les tentatives de M. Lannelongue,
de Bircher, de Kocher, de MM. Merklen et Walther,
bientôt suivies de celles d'un grand nombre d'opéra-
teurs, ont montré que certains symptômes, notamment les lésions des téguments et les troubles intellectuels subissaient une modification favorable à la
suite de la greffe de corps thyroïde de mouton ou
de fragments de goître (Bircher).

Cependant ces modifications sont loin de persister
dans tous les cas, l'organe greffé se résorbant au
bout d'un temps assez court et cessant de suppléer à
l'absence ou au fonctionnement insuffisant du corps
thyroïde du sujet opéré ; il faudrait donc renouveler
la greffe à plusieurs reprises et à intervalles peu
éloignés.

Cette difficulté, réelle malgré l'innocuité de l'opération, a conduit à remplacer la greffe thyroïde par
l'administration du corps thyroïde (1) en nature ou
de suc thyroïdien, par la voie gastrique et par la voie
hypodermique. De nombreux essais ont été faits, en
Angleterre d'abord, puis en France, et ont donné
des résultats très remarquables.

La médication thyroïdienne, contrairement à ce
que pensaient ses premiers adeptes, n'est pas absolument sans danger. Des doses trop élevées peuvent
provoquer des accidents graves, parfois mortels :
élévation de température, insomnie, douleurs dans
les membres, troubles cardiaques.

La médication doit donc être instituée avec prudence et ses résultats surveillés.

Le mode le plus recommandable d'administration
du corps thyroïde est l'ingestion en nature, qui

____

(1) Voir à ce sujet DERRIEN. Thèse de Paris, 2 février 1893.

permet de contrôler la fraîcheur du produit. Le corps thyroïde, coupé en tranches minces, est donné dans du bouillon. La dose habituelle est, d'après M. P. Marie (1), un lobe de corps thyroïde de mouton par jour pendant les trois ou quatre premiers jours. Sous l'influence du traitement, on voit la température devenir normale ou s'élever au-dessus de la normale, la quantité d'urine augmenter. On donne alors un lobe seulement tous les 2 jours et on voit assez rapidement les téguments prendre un aspect normal, la sueur reparaître, les poils repousser, en même temps que les troubles psychiques s'amendent. Lorsque l'amélioration est bien marquée, on diminue encore la dose, ne donnant plus qu'un lobe tous les 3, 4 ou 5 jours, quitte à rapprocher leur administration si les phénomènes myxœdémateux tendaient à se reproduire.

Le traitement thyroïdien ne guérit pas le myxœdème, mais en pallie simplement les symptômes, de sorte qu'il doit être continué pendant un temps fort long, peut être indéfiniment : la ration d'entretien semble, d'après M. P. Marie, être d'un lobe ou d'un demi-lobe tous les 4 ou 5 jours.

La formule définitive de ce traitement n'est sans doute pas encore trouvée, et il est possible que son mode d'emploi se perfectionne. Tel qu'il est connu aujourd'hui, il donne déjà des résultats satisfaisants tant dans le myxœdème congénital, où il ne faut cependant pas lui demander de rendre aux sujets une intelligence vive, que dans le myxœdème acquis ou opératoire. C'est donc à lui qu'il faudra s'adresser, d'autant que, sauf dans un cas exceptionnel de

____

(1) *Société médicale des hôpitaux*, 9 février et 18 mai 1894.

Kœhler (1), où l'atrophie thyroïdienne d'origine probablement syphilitique a guéri sous l'influence du traitement spécifique, aucune autre médication interne ou externe n'a jamais donné de résultats satisfaisants.

(1) *Deuts. med. Wochenschr*, 1891. — Pospelow, *Monats. f. prakt Dermat.*, 1er août 1894, p. 125, rapporte un cas de myxœdème syphilitique; mais, outre le traitement mercuriel, le sujet a été soumis à la médication thyroïdienne.

CHAPITRE VI

DERMATOSES DE CAUSES COMPLEXES, VARIABLES OU INDÉTERMINÉES

Ce chapitre renferme un grand nombre d'affections cutanées qui n'ont pu trouver place dans les cadres précédents.

Sans les classer à proprement parler, nous les avons rangées, pour y mettre quelque ordre, dans l'ordre suivant :

1° Les érythèmes et leurs transformations : purpura, urticaire, correspondant aux angio-névroses de quelques auteurs.

2° Les prurits, les lichens et le strophulus.

3° Les dermatoses vésiculeuses, comprenant les eczémas, les herpès et le zona.

4° Les dermatoses bulleuses : pemphigus et éruptions pemphigoïdes.

5° Les dermatoses squameuses comprenant : les pityriasis, le psoriasis, les kératoses.

6° Les troubles de la pigmentation cutanée.

7° Les dermatoses caractérisées par la production de tissu fibreux : sclérodermie, chéloïde, aïnhum.

8° Les ulcérations cutanées.

9° Les dermatoses gangréneuses.

10° Les tumeurs cutanées.

ÉRYTHÈMES

On donne le nom d'érythème à toute lésion cutanée caractérisée par une rougeur de la peau disparaissant sous la pression du doigt, due à la congestion vasculaire et accompagnée ou non d'un degré variable d'exsudation et d'infiltration périvasculaires ; l'érythème est le plus souvent passager et constitue la lésion la plus simple de la peau.

En raison même de la banalité de son processus, l'érythème peut se développer sous l'influence des causes les plus variées. Aussi les *érythèmes* forment-ils un groupe très disparate d'affections cutanées, dans lequel il importe d'établir des distinctions.

Nous étudierons successivement les érythèmes dus à l'action des agents thermiques, l'érythème polymorphe, les roséoles, les érythèmes scarlatiniformes, et nous terminerons ce chapitre par l'étude des érythèmes de la première enfance.

Érythèmes produits par les agents thermiques et les rayons lumineux.

Ces érythèmes, qui auraient pu être étudiés avec les éruptions de cause externe, nous semblent cependant devoir être rapprochés des autres érythèmes, dont ils représentent la forme la plus simple.

Ils comprennent les érythèmes caloriques ou coups de soleil, et l'érythème pernio, connu vulgairement sous le nom d'engelures. Nous leur rattacherons

l'érythème pellagreux, dont le mécanisme est le
même que celui du coup de soleil.

COUP DE SOLEIL

Il est caractérisé par une rougeur plus ou moins
vive, occupant les régions exposées à l'action de la
chaleur ou de la lumière (visage, cou, mains principalement); les téguments sont souvent infiltrés
et leur aspect peut rappeler celui de l'érysipèle; la
rougeur peut disparaître au bout de quelques
jours, laissant après elle une légère desquamation
épidermique; mais, parfois, elle s'accompagne de
la production de petites vésicules, ou même de
phlyctènes qui se rompent au bout de quelques
jours, donnant lieu à une exsudation de liquide con-
crété en croûtes minces, ou à une desquamation
plus accusée qui peut persister plusieurs jours.
Ces lésions s'accompagnent d'un prurit assez accusé.
Ces érythèmes peuvent être produits par l'action
du soleil aidée souvent de celle du vent. M. Bouchard a démontré que les rayons plus nocifs étaient
ceux de la portion violette du spectre, ou rayons
chimiques. Ils peuvent également se produire, sous
l'influence de la lumière électrique (*coup de soleil électrique*), chez les ouvriers des usines d'électricité, ou
par d'autres sources de lumière et de chaleur
(combustion du bois, du charbon, métaux en fu-
sion, etc.).

Traitement. — Le coup de soleil est parfois assez
intense et s'accompagne d'un prurit assez prononcé
pour nécessiter un traitement. Celui-ci consiste, dans
les cas légers, en applications de poudre d'amidon
et en lotions avec des solutions antiprurigineuses,

eau blanche de préférence, eau de Cologne ou alcool
de menthe étendus d'eau, etc.

Dans les cas plus intenses, on emploiera les pommades calmantes, à l'oxyde de zinc ou au sous-
nitrate de bismuth.

Lorsqu'il y a des vésicules ou des phlyctènes, on
aura recours au traitement des brulûres et en particulier aux applications de liniment oléo-calcaire.

Pendant la durée de l'érythème, les parties
atteintes seront protégées contre l'action de la lumière
solaire ou du vent par un voile ou des gants, dont le
sujet conservera l'usage après sa disparition pour
éviter sa reproduction rendue plus facile par l'altération antérieure des téguments.

ÉRYTHÈME PERNIO, OU ENGELURES.

Exposé clinique et étiologique. — Les engelures
sont caractérisées par le développement rapide sur les
extrémités (mains, pieds, oreilles, nez, joues) de
plaques d'un rouge violacé, arrondies ou irrégulières,
d'étendue variable, avec tuméfaction des téguments,
accompagnées d'une sensation de prurit ou mieux
de cuisson; à la partie centrale de ces plaques apparaît bientôt un soulèvement vésiculeux, puis une
phlyctène qui se rompt, laissant parfois à sa place
une ulcération souvent fongueuse et persistante.

Les engelures se développent surtout à la suite
de l'exposition successive et sans transition au froid
intense et à la chaleur, et lorsque, à l'action du
froid, s'ajoute localement celle de l'humidité. Elles
ne se produisent guère qu'en hiver.

Tous les sujets ne sont pas également prédisposés
aux engelures : c'est surtout chez les sujets lympha-

tiques, dont les extrémités sont habituellement
froides, cyanotiques et hyperhidrosiques qu'on les
rencontre; l'alimentation insuffisante, la misère physiologique, les lésions rénales, hépatiques, pulmonaires, artérielles, y prédisposent également.

Traitement. — L'état général des sujets atteints
d'engelures comporte presque toujours l'emploi d'un
traitement interne : huile de foie de morue à hautes
doses, préparations de quinquina, d'iodure de fer,
sirop antiscorbutique, préparations arsenicales et
phosphatées chez les sujets à tendances lymphatiques; traitement des affections viscérales chez les
sujets qui en sont porteurs.

Grâce à ces traitements, non seulement on active
la guérison des engelures développées, mais encore
et surtout on combat la tendance à leur reproduction ultérieure au retour de la saison froide, chez les
sujets prédisposés.

L'exercice, l'aération, les inhalations d'oxygène,
les bains sulfureux répondent à la même indication.

De plus, les sujets atteints d'engelures ou exposés
à leur développement doivent couvrir leurs extrémités
de vêtements chauds, non irritants, éviter le contact
de la laine avec leurs téguments; leurs chaussures
doivent être suffisamment épaisses, larges; ils doivent
se servir pour leur toilette d'eau chaude, s'essuyer
minutieusement avant de s'exposer au froid et mieux
encore se poudrer après la toilette avec des poudres
inertes et absorbantes : amidon, talc, oxyde de zinc
additionnés de 1 0/0 d'acide salicylique.

L'emploi des maniluves et des pédiluves astringents (solutions de borax ou d'alun à 2 0/0, décoction
de feuilles de noyer, de feuilles de ronce, de feuilles
d'eucalyptus), les frictions locales avec des liquides

alcooliques, eau-de-vie camphrée, eau de Cologne, sont également à recommander à titre prophylactique.

Ces moyens peuvent encore être employés à titre curatif lorsque les engelures sont peu développées, qu'elles ne s'accompagnent pas de lésions vésiculeuses et surtout bulleuses.

On y joindra les applications de pommades calmantes : pommade à l'oxyde de zinc, au sous-nitrate de bismuth, additionnées de 0,50 à 1 0/0 d'acide phénique ou de menthol, vaseline boriquée, les onctions avec l'huile camphrée.

On pourra encore protéger les engelures contre les irritations extérieures au moyen de collodion élastique et surtout de collodion à l'acétone renfermant 5 0/0 de salol ou d'iodoforme, en ayant soin de suspendre son emploi dès que l'on verra l'épiderme se soulever.

Les emplâtres à l'oxyde de zinc, l'emplâtre adhésif boriqué, l'emplâtre rouge de Vidal pourront également être utilisés à la phase érythémateuse pure.

Lorsque les engelures sont surmontées de vésicules et de bulles, les applications de pommades à l'oxyde de zinc, au sous-nitrate de bismuth, les emplâtres que nous venons d'énumérer sont encore indiqués, en alternant leur usage avec des lotions à l'alcool camphré, à la liqueur de van Swieten, à la liqueur de Labarraque.

Quand elles sont ulcérées et très irritées, on peut les panser avec le liniment oléo-calcaire ; si elles sont moins irritées, avec le baume styrax, avec une pommade renfermant 5 0/0 de tannin, ou 1 0/0 de nitrate d'argent (sauf au visage), et surtout on doit diriger leur cicatrisation au moyen du crayon de nitrate d'argent.

ÉRYTHÈME PELLAGREUX.

Exposé clinique et étiologique. — L'érythème pellagreux est caractérisé par le développement, sur les parties découvertes (face dorsale des mains, avant-bras, face dorsale des pieds, cou, visage), d'une rougeur ayant les caractères du coup de soleil, mais de coloration plus intense, un peu sombre, brunâtre par places, parfois accompagnée de la production de bulles ; à cette phase érythémateuse succède une desquamation en lames grisâtres ou furfuracée, puis l'épiderme s'amincit, reste souvent craquelé, en même temps que la peau prend une coloration brunâtre plus ou moins uniforme et perd son élasticité.

Cet érythème s'observe toujours chez des sujets cachectisés, soit par une alimentation vicieuse, en particulier au moyen du maïs altéré, ou insuffisante, soit par l'alcoolisme ou par quelque lésion viscérale, diarrhée chronique, tuberculose pulmonaire, etc. Dans certains cas, il s'associe à des troubles psychiques médullaires et digestifs constituant l'affection à laquelle on donne le nom de pellagre.

Nous ne pouvons entrer ici dans la discussion de la nature de la pellagre qui, pour un grand nombre d'auteurs, est une entité morbide définie due à une cause déterminée (l'intoxication par le champignon parasite du maïs), tandis que d'autres lui refusent toute spécificité. Disons seulement que, au point de vue dermatologique, la pellagre et les érythèmes pellagroïdes — comme les appellent les auteurs partisans de la spécificité de la pellagre — se confondent absolument et que, dans tous les cas, l'érythème est, comme l'a montré M. Bouchard, le résultat de l'action sur la peau des rayons solaires, aidée par l'altération de l'état général.

Traitement. — Maladie de misère et de cachexie, l'érythème pellagreux ne peut pas être traité seulement par des moyens locaux; il demande un traitement général, dont ses causes, les lésions viscérales et nerveuses concomitantes, préciseront la nature.

Localement, il est justiciable surtout des applications de poudres inertes et des pommades à l'oxyde de zinc ou au sous-nitrate de bismuth additionnées d'acide salicylique ou de naphthol; dans les formes bulleuses, des applications huileuses; en un mot du traitement des érythèmes solaires.

Érythème polymorphe.

Exposé clinique et étiologique. — Depuis Hebra, on décrit sous le nom d'érythème multiforme exsudatif ou érythème polymorphe une série de lésions cutanées considérées auparavant comme autant d'entités morbides distinctes, toutes caractérisées par leur début sous forme de taches érythémateuses circonscrites et évoluant d'une façon aiguë.

La forme la plus simple est constituée par des taches rouges non saillantes ou à peine saillantes (*Erythème maculeux*) de dimensions variables, arrondies, persistant sous la forme de plaques ou disposées en anneaux par suite de la guérison de leur partie centrale (*Erythème annulaire, circiné, marginé, figuré*). Ces taches de coloration rouge, parfois violacée surtout à leur centre, quelquefois purpuriques, peuvent persister à cet état pendant toute la durée de là maladie : elles occupent surtout la face dorsale des mains et le visage.

Les taches peuvent devenir plus saillantes, s'accompagner d'une infiltration plus prononcée de la peau et constituer l'*érythème papuleux* dont les éléments, de coloration rosée ou rouge, ont généralement la dimension d'une lentille : cette forme peut occuper toutes les régions du corps, principalement les membres et la face.

L'infiltration, au lieu de se limiter à la peau, peut s'étendre au tissu cellulaire sous-cutané, constituer des nodosités du volume d'une noisette ou des plaques plus étendues de coloration rouge ou violacée, douloureuses à la pression, rappelant l'aspect d'une contusion (d'où le nom d'*érythème contusiforme* donné à cette variété par les auteurs allemands), occupant de préférence les membres inférieurs, au-devant des tibias, plus rarement les membres supérieurs au voisinage des articulations : c'est là l'*érythème noueux*, dont les caractères spéciaux sont expliqués par la gêne de la circulation en retour (Besnier) et dont certains auteurs ont voulu faire à tort une affection distincte de l'érythème polymorphe.

A l'érythème noueux on rattache souvent une affection caractérisée par la production de nodosités dures, persistant pendant des mois, aboutissant quelquefois à l'ulcération, occupant les membres inférieurs et se développant chez les jeunes filles lymphatiques qui restent longtemps debout : c'est l'*érythème induré* des jeunes filles (Bazin) que nous serions assez tenté, pour notre part, de rattacher à la tuberculose, quoique son étude anatomique n'ait pas été faite jusqu'ici.

La congestion vasculaire qui caractérise l'érythème

peut aboutir à l'exsudation de liquide dans les couches épidermiques, donnant lieu à la production de lésions vésiculeuses et bulleuses. Dans les formes maculeuses et figurées, il n'est pas rare de voir se développer, au centre des éléments érythémateux, une petite **vésicule** qui se rompt bientôt, laissant à sa place une croûtelle brunâtre. Le processus d'exsudation intra-épidermique peut acquérir plus de développement et constituer des vésicules plus larges et plus persistantes (*érythème vésiculeux*), disposées irrégulièrement à la surface des plaques érythémateuses ou formant à leur périphérie des cercles plus ou moins réguliers (*érythème vésiculeux iris* ou *en cocarde*, *herpès iris* de Bateman; *hydroa vésiculeux* de Bazin). Cette forme s'observe surtout sur les extrémités et sur la muqueuse buccale.

D'autres fois, les soulèvements épidermiques, plus larges, méritent le nom de bulles ou de phlyctènes; ils atteignent la dimension d'un pois et au delà, sont remplis de sérosité citrine et rappellent l'aspect des bulles du pemphigus (*pemphigus bénin* des auteurs, *pemphigus à petites bulles, hydroa bulleux, érythème polymorphe bulleux*); ces vésicules, qui évoluent rapidement sur un cercle érythémateux, peuvent se développer sur les diverses parties du tégument et sur les muqueuses ; elles se montrent par poussées successives et multiples qui peuvent prolonger pendant plusieurs semaines la durée de la maladie.

L'érythème polymorphe s'accompagne fréquemment de phénomènes généraux dont la présence prouve qu'il ne constitue pas simplement une dermopathie, mais qu'il est la traduction sur la peau d'une maladie générale.

La fièvre, des troubles gastro-intestinaux, parfois

des troubles cérébraux, des lésions de l'appareil circulatoire (endocardite, péricardite, phlébite) ou de l'appareil respiratoire (bronchite, broncho-pneumonie, pleurésie), l'albuminurie, la tuméfaction du foie et de la rate, etc., peuvent se rencontrer dans son cours. Des douleurs dans les membres, au niveau des masses musculaires ou des articulations, parfois des arthrites avec épanchement, coïncident plus souvent encore avec les lésions cutanées.

La marche de la maladie est variable : le plus souvent rapide, se terminant en quelques jours par la disparition complète des lésions cutanées, elle est parfois plus lente, celles-ci se montrant sous la forme de poussées irrégulières qui se succèdent pendant plusieurs semaines.

Les récidives sont fréquentes, et il n'est pas rare de voir des sujets, antérieurement atteints d'érythème polymorphe, en présenter de nouvelles attaques à intervalles variables, souvent à la même époque de l'année que la première.

Considéré par certains auteurs, au moins dans ses formes papuleuse et noueuse, comme une manifestation rhumatismale, l'érythème polymorphe est trop rarement accompagné d'arthropathies véritablement rhumatismales et les symptômes articulaires trop souvent simplement rhumatoïdes pour qu'on puisse l'enfermer dans le cadre étroit des dermopathies dues au rhumatisme.

Son étiologie est beaucoup plus large et complexe, et il ne peut plus être regardé comme une maladie au sens propre du mot : c'est un syndrôme relevant de causes multiples et souvent associées, comme l'a excellemment dit M. Besnier.

La prédisposition individuelle y entre pour une

part ; le système nerveux intervient à titre de mécanisme instrumental, d'intermédiaire entre la cause première et la dermopathie ; les lésions et les troubles fonctionnels de divers organes, utérus, foie, peuvent en faciliter l'apparition.

La cause déterminante est le plus souvent une intoxication ou une infection, laquelle agit plus fréquemment encore en donnant lieu à la production de toxines que directement par les embolies cutanées d'agents infectieux.

Les intoxications médicamenteuses ou accidentelles peuvent le provoquer, surtout les intoxications alimentaires, absorption de viandes altérées ou auto-intoxications dans les maladies des voies digestives.

Les maladies infectieuses les plus diverses peuvent en être l'origine : fièvre typhoïde, choléra, diphthérie, syphilis, blennorrhagie, etc., et surtout les infections bucco-pharyngées à streptocoques ; ces dernières se rencontrent avec une telle fréquence dans les antécédents proches des sujets atteints d'érythème polymorphe dans ses formes les plus diverses qu'on ne peut manquer de leur attribuer une influence capitale dans sa production ; il ne faut pas, croyons-nous, voir dans ces localisations infectieuses une porte d'entrée de l'agent microbien, mais un lieu de culture où se produisent en abondance des toxines par lesquelles l'organisme est intoxiqué, et la preuve en est dans la rareté des cas, presque tous discutables, où on a trouvé dans le sang l'agent pathogène lui-même.

Traitement. — Les conditions multiples et variables dans lesquelles se produit l'érythème polymorphe montrent que son traitement est extrêmement complexe et variable.

Dans la plupart des cas, on aura avantage au début à provoquer une évacuation intestinale et à donner des antiseptiques gastro-intestinaux pour modérer ou empêcher les fermentations des voies digestives. S'il existe quelque trace de lésions bucco-pharyngées, on fera de larges irrigations de ces régions, afin d'arrêter toute intoxication ultérieure dérivant de leurs agents infectieux.

De même on traitera toute autre lésion ou tout autre trouble fonctionnel qui a pu intervenir dans la production de la maladie.

Lorsqu'il existe des phénomènes généraux d'infection, on aura recours à la quinine et aux antipyrétiques.

En un mot, on traitera toutes les lésions concomitantes à l'érythème polymorphe et toutes ses complications.

Dans les érythèmes de cause toxique, on activera l'élimination de l'agent toxique au moyen des évacuations intestinales et des diurétiques.

Dans l'érythème induré des jeunes filles, on administrera l'huile de foie de morue à hautes doses, l'iodure de fer, l'iodure de potassium à doses modérées.

En dehors des indications tirées de l'état général des malades et de l'état de leurs viscères, on cherchera par une médication interne appropriée à modérer les réactions cutanées.

Villemin (1) avait proposé l'iodure de potassium comme un spécifique de l'érythème polymorphe ; il n'en est rien : si les iodures peuvent, et encore cela

____

(1) *Académie des Sciences*, 18 mai 1886, et *Gaz. hebd. de médec.*, 1886, nᵒˢ 22 et 23.

est-il douteux, favoriser la résorption des infiltrations dans les formes papuleuse et noueuse, ils sont sans action dans les autres formes et même, dans les formes vésiculeuses et bulleuses, ils paraissent aggraver les lésions cutanées.

Les médicaments vaso-moteurs, quinine, ergotine, digitale, belladone, salicylate de soude, etc., peuvent être utilisés pour atténuer la congestion cutanée et modérer la production des lésions érythémateuses et bulleuses. Dans les formes maculeuse, papuleuse et noueuse, avec manifestations articulaires, nous recommandons particulièrement le salicylate de soude à dose de 1 à 3 grammes par jour, qui calme assez bien les douleurs musculaires et articulaires, alors même qu'elles ne sont pas — ce qui est la règle — de nature rhumatismale. Dans les formes bulleuses, le bromhydrate de quinine à la dose de 40 à 60 centigrammes, l'ergotine à la dose de 30 à 40 centigrammes, sont de beaucoup préférables aux autres médicaments.

Après la guérison de l'érythème, on aura souvent à combattre l'anémie de la convalescence par les toniques et l'hydrothérapie.

Le *traitement local* varie beaucoup suivant les formes de l'érythème.

Dans les formes maculeuse et papuleuse, il se réduit à l'emploi de la poudre d'amidon ou de pommade à l'oxyde de zinc, additionnée de menthol (1 0/0) s'il y a du prurit.

Dans la forme noueuse, où le repos au lit est de rigueur à cause du siège aux membres inférieurs, on pourra recourir aux mêmes moyens, aux liniments laudanisés additionnés de 2 0/0 de menthol, ou chloroformés, si les douleurs sont intenses, à l'enveloppement ouaté. Les douleurs sont parfois assez vives pour rendre intolérable la pression des draps et obliger à les soutenir avec un cerceau.

Dans l'érythème induré, les sujets devront garder le lit; les applications d'huile de foie de morue, l'em plâtre de Vigo et le massage nous ont paru hâter la guérison. Les sujets doivent abandonner les professions exigeant la station debout, sous peine de voir la maladie se perpétuer.

Dans les formes bulleuses légères, on peut se contenter de larges applications de poudres inertes; mais, si les lésions sont nombreuses, on doit les panser comme des brûlures au liniment oléo-cal caire pur ou additionné d'acide borique, ou à la vaseline boriquée, et compléter le pansement avec une couche d'ouate. On s'abstiendra de donner des bains et, si l'épaisseur des croûtes obligeait à y recourir pour les faire tomber, on devrait les faire prendre très courts et les faire suivre immédiatement d'un pansement occlusif.

Roséoles.

Exposé clinique et étiologique. — On décrit sous le nom de roséoles des éruptions, le plus souvent généralisées, constituées par des taches érythémateuses arrondies, du diamètre d'une lentille environ, non saillantes ou à peine saillantes, apparaissant rapidement et disparaissant le plus souvent dans l'espace de quelques jours.

Les roséoles reconnaissent des causes très diverses.

L'une d'elles est la rubéole, fièvre éruptive autonome, distincte de la rougeole, à laquelle il faut, croyons-nous, rapporter la plupart des cas désignés

sous les noms de roséole infantile, de roséole esti-
vale, etc.

D'autres sont la manifestation normale de maladies générales comme le typhus ou la syphilis, ou
se rencontrent plus ou moins fréquemment dans le
cours de maladies infectieuses, comme la variole, la
vaccine, le choléra, la blennorrhagie, etc.

D'autres sont d'ordre toxique, comme celles de
l'urémie, celles produites par le copahu, la quinine,
l'antipyrine, le sulfonal, etc.

Quelques-unes sont d'ordre nerveux, comme la
roséole dite pudique.

Traitement. — Il se confond avec celui de la maladie générale dont la roséole est l'expression.

Pour les roséoles toxiques, nous renvoyons au
chapitre des éruptions artificielles de cause interne.
(Voir t. I, p. 275.)

Localement, la lésion cutanée ne réclame aucun
traitement, sauf lorsqu'elle s'accompagne de prurit :
on emploiera alors largement les poudres inertes,
les lotions et les pommades antiprurigineuses
(acide phénique, menthol, lotions alcoolisées, etc.).

Érythèmes scarlatiniformes.

Exposé clinique et étiologique. — Les érythèmes
scarlatiniformes constituent un groupe beaucoup plus
complexe et plus important que celui des roséoles ;
souvent accompagnés de fièvre à leur début, toujours
caractérisés par une rougeur ordinairement vive et
généralisée du tégument ressemblant à l'éruption de
la scarlatine, ils peuvent donner lieu à une desquamation très variable. Cette desquamation est plus précoce
que celle de la scarlatine, de sorte qu'on la voit se

produire en certains points alors que la rougeur persiste en d'autres régions (Besnier); elle est tantôt légère, passant presque inaperçue, tantôt prolongée
et intense, donnant lieu à l'exfoliation de squames
larges et épaisses, parfois à la chute des phanères
(ongles et poils). De là deux formes d'érythèmes
scarlatiniformes : les érythèmes scarlatiniformes
simples (scarlatinoïdes de quelques auteurs) et les
érythèmes scarlatiniformes desquamatifs, sur les
limites précises desquels on est loin d'être fixé.

L'érythème scarlatiniforme semble constituer dans
certains cas une entité morbide particulière, distincte
de la scarlatine, survenant sans cause appréciable,
pouvant ne se développer qu'une seule fois dans le
cours de l'existence, et alors bénigne et légère, ou
récidiver à intervalles variables, parfois un grand
nombre de fois; ces érythèmes scarlatiniformes récidivants sont souvent d'une grande intensité, la desquamation persistant plusieurs semaines et s'accompagnant de la chute des ongles et des poils; leurs
rapports avec le pityriasis rubra ne sont pas nettement établis. La prédisposition individuelle, peut-
être l'intervention d'une intoxication ou d'une infection non encore déterminées, sont les seules causes
qu'on puisse invoquer pour les expliquer.

Quelques maladies infectieuses peuvent déterminer
des érythèmes scarlatiniformes : infection purulente,
infection purpérale, diphthérie, blennorrhagie, etc.,
ils ne revêtent presque jamais le type desquamatif.

Un certain nombre d'aliments, comme les moules,
les viandes avariées, et de médicaments, la belladone, l'opium, la quinine, le chloral, l'antipyrine, etc.,
peuvent également être la cause d'érythèmes scarlatiniformes simples, plus rarement desquamatifs.

Mais la cause la plus fréquente des éruptions scar-latiniformes, sous le type desquamatif le plus habi-tuellement, est le mercure, soit en frictions par suite de l'absorption de mercure par la peau, soit en injec-tions vaginales, soit administré à l'intérieur, et quelle que soit la préparation employée : mercure métallique, sublimé, calomel, iodures, etc., quelles que soient même la dose et la durée du traitement. C'est lui qu'on devra soupçonner et dont on devra rechercher tous les modes d'introduction en pré-sence de cette affection.

Traitement. — Le traitement de l'érythème scar-latiniforme est donc dans la plupart des cas celui des éruptions médicamenteuses. (Voir T. I, p. 275.)

Lorsqu'il existe des phénomènes généraux, on les combattra par les antipyrétiques ; contre les lésions de la muqueuse bucco-pharyngienne on fera, comme dans la scarlatine, des irrigations répétées de solu-tions antiseptiques pour éviter les infections secon-daires ; on veillera à l'intégrité des voies digestives et à leur antisepsie ; les complications rénales, très rares d'ailleurs, nécessiteront le régime lacté et l'emploi des diurétiques, qui seront d'ailleurs toujours utiles dans les érythèmes desquamatifs où le rein doit suppléer à l'insuffisance des fonctions cutanées.

La quinine, l'ergotine, la belladone pourront être employées pour modérer la congestion cutanée. Dans les formes graves, on administrera largement les toniques (quinquina, kola, etc.).

Localement, dans les formes simples, on se con-tentera des applications de poudres inertes et des onctions à la vaseline boriquée.

Dans la forme desquamative, on emploiera le plus souvent le traitement précédent ; dans les cas graves, on aura recours aux enveloppements avec des compresses imbibées de liniment oléo-calcaire, d'infusion de camomille ou de solution d'ichthyol ou de résorcine à 1 0/0, lorsqu'il y a du prurit. Certains malades se trouvent bien des bains prolongés.

Érythèmes des nouveau-nés

Exposé clinique et étiologique. — La délicatesse de la peau des nouveau-nés, le contact de l'urine et des matières fécales les exposent à des éruptions érythémateuses siégeant sur la région fessière, les organes génitaux et les régions adjacentes.

Ces érythèmes ont un aspect spécial. Débutant par une rougeur plus ou moins étendue ou disposée en taches, ils s'accompagnent rapidement du développement de vésicules fines (érythème vésiculeux) qui se rompent bientôt, laissant à leur place des exulcérations (érythème érosif).

A l'anus, ces ulcérations, contrairement à celles de la syphilis qui siègent surtout dans le fond des plis radiés de la région, occupent presque exclusivement le sommet de ceux-ci.

Dans quelques cas, l'exulcération est suivie d'un certain degré d'infiltration de voisinage, rappelant l'aspect d'une papule (érythème papulo-érosif) qui se distingue des papules syphilitiques, avec lesquelles ces faits avaient été confondus par Parrot, par l'aspect radié de l'épiderme (Sevestre et Jacquet).

Une autre forme d'érythème infantile est constituée par des saillies papuleuses recouvertes d'une couche épidermique grisâtre, déprimées à leur partie centrale, rappelant l'aspect des pustules vaccinales (érythème vacciniforme, syphiloïdes vacciniformes), et occupant les plis de la région génitale et les grands plis de la région crurale interne.

Le contact incessant de l'urine, celui des matières fécales, surtout lorsqu'elles sont diarrhéiques, jouent le rôle principal dans la production de ces érythèmes ; il faut y ajouter souvent le contact de linges trop rudes, ou l'enveloppement dans des couvertures trop épaisses, entretenant une chaleur excessive qui congestionne les téguments et facilite la fermentation de l'urine.

Les troubles digestifs et nutritifs ont une importance non moins réelle ; chez les enfants bien nourris et régulièrement alimentés, l'érythème fessier présente rarement une grande intensité et disparaît rapidement ; il en est de même lorsque l'enfant est atteint de diarrhée passagère ; mais chez les enfants mal nourris, dont l'alimentation est défectueuse, qui sont atteints de diarrhée verte intense et prolongée, il devient plus accusé, ne disparaît que lorsque les troubles digestifs se sont amendés ; chez les athrepsiques, il acquiert sa plus grande intensité et fait partie du tableau clinique habituel de cette dystrophie.

Traitement. — Les enfants atteints d'érythèmes doivent donc être soumis à une alimentation régulière, leurs tétées convenablement espacées ; les troubles digestifs doivent être traités par les moyens appropriés : cela est de rigueur.

Ils doivent, en outre, être couverts de linges suffisamment souples et fins ; les couvertures multiples, dont les parents les entourent souvent à l'excès, doivent être réduites, en ne conservant que celles qui sont nécessaires pour les mettre à l'abri du froid.

Les soins locaux de propreté doivent être impérieusement exigés. En outre du bain quotidien, dans lequel les nouveau-nés doivent toujours être plongés à moins de contre-indication spéciale, et que l'on additionnera de son ou d'amidon, on fera faire des lavages répétés des régions malades (cinq à six fois par jour, ou mieux toutes les fois que l'enfant se sera sali) avec de l'eau boriquée, ou, si les selles sont acides, avec une solution de bicarbonate de soude au 200°, jamais à l'eau phéniquée, qui doit être proscrite chez les jeunes enfants; une fois par jour, on pourra faire un lavage avec une solution de sublimé au 5000° ; ces lavages seront faits avec précaution et aussi complets que possible, au moyen de tampons d'ouate hydrophile ; lors de chaque lavage, les langes salis seront changés et lavés.

Après le lavage, on poudrera largement avec une poudre inerte, non susceptible de fermentation : oxyde de zinc, sous-nitrate de bismuth, talc, magnésie, additionnée d'acide borique ou de salol lorsque les téguments supportent cette dernière substance. Parmi les poudres composées, nous signalerons la poudre composée de 2 parties de talc et de carbonate de magnésie et de 1 partie de salol, employée par M. Pinard. La même poudre sera en outre répandue sur les langes.

Ce pansement sec est de beaucoup préférable à l'emploi des pommades, même à base de vaseline, qui irritent parfois les téguments.

PURPURAS.

Exposé clinique et étiologique. —On désigne sous le nom de purpura toute lésion cutanée caractérisée

par la présence de taches rouges ne disparaissant
pas par la pression.

Ce dernier caractère a suffi aux auteurs classiques
pour considérer le purpura comme toujours dû à une
hémorrhagie cutanée. Nous ne saurions assez protester contre cette opinion, qui est erronée dans la
plupart des cas : la résistance de la coloration à
la pression des doigts manifeste plus souvent une
congestion vasculaire intense, susceptible de s'atténuer ou de disparaître par la position horizontale
de la partie affectée et accompagnée ou non d'une
transsudation de sérosité renfermant quelques
globules rouges, mais ne méritant ni histologique-
ment ni cliniquement le nom d'hémorrhagie ; ces
faits se rapprochent singulièrement des érythèmes
se produisant sous l'influence des mêmes causes que
ceux-ci, et d'ailleurs les lésions purpuriques coïncident souvent avec des lésions purement érythémateuses.

Dans certains cas, cependant, les taches purpuriques sont constituées par de véritables hémorrhagies cutanées ; mais elles reconnaissent généralement alors des causes différentes de celles qui
provoquent les érythèmes et sont dues surtout à
des altérations graves du liquide sanguin sous l'influence des intoxications et des infections.

La confusion entre ces deux ordres de lésions purpuriques, congestion simple mais intense et ruptures
vasculaires, a été favorisée encore par les modifications que les taches de purpura présentent au moment
de leur disparition ; mais les diverses teintes des
ecchymoses par lesquelles elles passent traduisent
tantôt la transformation de la matière colorante des
globules sanguins exsudés en petit nombre avec la

sérosité, tantôt celle d'une infiltration sanguine abondante.

Les taches purpuriques simplement congestives sont généralement peu étendues, disposées symétriquement comme les éléments des variétés les plus simples de l'érythème polymorphe, et affectent une prédilection marquée pour les membres inférieurs.

Les taches purpuriques hémorrhagiques sont de dimensions très variables, tantôt punctiformes, tantôt très larges, s'accompagnant parfois d'infiltrations sanguines profondes et sont irrégulièrement disséminées sur toute la surface du tégument.

Les purpuras peuvent reconnaître des causes très diverses; la lésion cutanée purpurique ne peut donc servir à caractériser une maladie : c'est l'expression dermatologique d'états pathologiques souvent complexes, en tous cas très variés.

A côté de lésions locales (purpuras par oblitération vasculaire dans les phlébites, par troubles nerveux localisés dans les névrites), où il n'a qu'une importance très secondaire, à côté d'intoxications et de maladies infectieuses graves (variole, typhus, fièvre typhoïde, ictères graves, etc.), où l'apparition du purpura est un élément de pronostic sans nécessiter pour lui-même une attention particulière et un traitement spécial, il est des états morbides dans lesquels la lésion cutanée purpurique domine les autres symptômes. Ces derniers états morbides doivent seuls nous arrêter ici.

Le plus fréquent mérite le nom de *purpura rhumatoïde;* caractérisé par des taches purpuriques occupant symétriquement les membres inférieurs, plus rarement le tronc ou les membres supérieurs, souvent entremêlées de taches érythémateuses, accompagnées

d'œdèmes passagers des malléoles, il se traduit encore par des douleurs articulaires et musculaires
(d'où le nom de rhumatoïde qui lui a été donné par
M. A. Mathieu), par des douleurs abdominales et des
phénomènes gastro-intestinaux révélant l'intervention du système nerveux, plus rarement par des
hémorrhagies nasales ou viscérales. Ces diverses
manifestations se produisent sous la forme de
poussées se répétant à quelques jours d'intervalle. Le purpura rhumatoïde, qui correspond à
la péliose rhumatismale des auteurs, au purpura
myélopathique de Couty et Faisans, au purpura
exanthématique de Laget, s'observe surtout chez
les sujets fatigués, surmenés par des causes diverses, à la suite de marches forcées, de lésions
des organes génitaux; le rhumatisme y prédispose,
mais ne le produit pas; des infections, et en particulier les infections bucco-pharyngiennes, parfois des
maladies infectieuses spécifiques (fièvre typhoïde,
blennorrhagie, tuberculose, etc.), peuvent le précéder, en être la cause par les toxines que produit
leur agent infectieux, et qui portent leur action sur le
système nerveux; c'est, en effet, essentiellement, par
son mécanisme instrumental, une myélopathie, et
les émotions morales peuvent en être la seule cause
appréciable.

La *maladie de Werlhof* constitue un autre type de
purpura : débutant sans fièvre, sans symptômes généraux, au milieu d'une bonne santé apparente, elle
se traduit par l'apparition de taches purpuriques,
symétriquement ou irrégulièrement disposées, et
d'hémorrhagies diverses, sans altération de l'état
général. Succédant parfois à un traumatisme, à une
émotion morale vive, elle se montre souvent sans

cause appréciable. Sa pathogénie est totalement inconnue : elle forme un type clinique, mais ne saurait être considérée comme une entité morbide.

Certaines infections, à agents pathogènes encore indéterminés et certainement multiples, se traduisent, au milieu de symptômes généraux variables et souvent très graves, par des hémorrhagies cutanées, par des lésions purpuriques souvent considérables et irrégulièrement disséminées. Ces états infectieux, faute de localisations anatomiques plus nettes et de symptômes viscéraux prédominants, sont désignés sous le nom de *purpuras infectieux*, la lésion cutanée semblant l'emporter sur toutes les autres manifestations.

Un type particulier s'observe chez les enfants, caractérisé par des hémorrhagies cutanées et viscérales multiples et abondantes, avec des phénomènes cérébraux graves; il entraîne la mort en quelques heures, quelques jours au plus; sa marche est suffisamment indiquée par le nom de *purpura fulminans* que lui a donné Henoch.

Chez les adultes, ces états infectieux à purpura peuvent présenter les aspects les plus divers : hémorrhagies viscérales, ecchymoses cutanées, souvent suivies de gangrène, congestions et inflammations viscérales, troubles cérébraux graves, altération profonde de l'état général, en sont les expressions communes. Un des types des plus graves est le *typhus angéio-hématique* de M. Landouzy. Nous ne pouvons entrer dans les détails de leur description, non plus que dans l'étude du scorbut et de l'hémophilie, qui elles aussi se traduisent par le développement de lésions purpuriques.

Il nous suffit d'avoir montré combien est complexe le groupe des maladies à purpura, qui relèvent de causes variables et souvent associées.

Traitement. — Les considérations précédentes prouvent assez que le traitement des purpuras doit remplir des indications multiples, variant d'un cas à un autre.

D'une façon générale, le *traitement interne* des maladies à purpura doit répondre à trois indications : combattre la cause ou la maladie générale sous la dépendance de laquelle est le purpura, relever les forces du malade, arrêter la tendance aux hémorrhagies et aux congestions cutanées.

La suppression de toutes les médications susceptibles de produire ou d'aggraver des hémorrhagies cutanées, en particulier de l'iodure de potassium, l'emploi de la quinine à hautes doses dans les états infectieux, l'antisepsie intestinale, l'antisepsie buccale, les antipyrétiques répondront aux deux premières indications.

La seconde sera remplie par l'emploi des préparations de quinquina et des ferrugineux, qui seront continués longtemps pendant la convalescence ; la troisième, déjà en partie remplie par l'emploi de la quinine et des ferrugineux, le sera plus efficacement par l'emploi des boissons froides et acidulées (limonade citrique, limonade sulfurique, etc.), dans certains cas par celui de l'ergotine.

Le purpura rhumatoïde, qui rentre plus spécialement dans le cadre des affections cutanées, sera justiciable des moyens précédents. Les préparations d'iodure de fer, de quinquina, de kola permettront de combattre l'anémie qui y prédispose ; l'alimentation devra être aussi abondante et réparatrice que possible et comprendre, outre les viandes rôties, des légumes verts, cresson, salade, etc.; la tendance aux congestions vasculaires cutanées et aux hémorrhagies viscérales sera combattue par l'emploi de l'ergotine (25 à 30 centigrammes par jour), du sulfate de quinine (40 à 60 centigrammes par jour), de la teinture d'hamamelis virginica (15 à 30 gouttes par jour), de.. la belladone (2 à 4 centigrammes d'extrait par jour); les douleurs articulaires ou musculaires pourront être calmées par le salicylate de soude (1 à 3 grammes par jour), par l'antipyrine (2 à 3 grammes) ou par les préparations opiacées, etc.

Malgré la bénignité apparente de la maladie, les sujets atteints de purpura rhumatoïde doivent conserver le lit : la marche, la simple station verticale provoquent le retour de nouvelles poussées purpuriques, alors même que les précédentes semblent éteintes, et prolongent indéfiniment la durée de la maladie.

Le *traitement local* du purpura dans ses différentes formes se réduit à l'emploi de lotions antiprurigineuses (eau phéniquée faible, par exemple) lorsqu'il existe des démangeaisons. Les lotions alcoolisées avec l'eau de vie camphrée, l'eau de Cologne, l'alcoolat de romarin, sont utiles pour tonifier les vaisseaux cutanés lorsque l'affection, d'origine myélopathique, a quelque tendance à se prolonger ou à se reproduire.

URTICAIRES

Exposé clinique et étiologique. — On donne le nom d'urticaire à toute lésion cutanée caractérisée par la production rapide de saillies rosées ou rouges, décolorées à leur partie centrale, dues à un œdème congestif de la peau et semblables à celles produites par la piqûre de l'ortie.

Les saillies urticariennes peuvent être d'étendue variable, depuis celle d'une tête d'épingle jusqu'à celle de la paume de la main; leur relief est également variable et peut atteindre plusieurs millimètres (urticaire géante, urticaire œdémateuse).

Leur forme est arrondie ou irrégulière par suite de la confluence d'éléments voisins.

Elles durent généralement peu d'heures et disparaissent en laissant à leur place une tache érythémateuse qui ne tarde pas à s'effacer. Aussi le nom d'urticaire chronique s'applique-t-il à des éruptions ortiées se reproduisant pendant un temps parfois fort long, mais dont chacun des éléments n'a qu'une durée éphémère.

Les éruptions ortiées s'accompagnent généralement d'une sensation de brûlure et de chaleur intense, qui tourmente vivement les malades.

L'intensité du processus congestif et exsudatif peut provoquer des ruptures vasculaires et des exsudations indra-épidermiques aboutissant à la production de vésicules, de bulles et de phlyctènes.

On doit ranger dans l'urticaire l'affection désignée sous le nom d'*œdème aigu circonscrit de la peau* (Quincke), qui se produit dans les mêmes circonstances que l'urticaire, évolue comme elle et coïncide souvent avec elle ou se développe chez des sujets prédisposés à l'urticaire.

De même les faits dénommés *dermographisme* ou *autographisme* ne diffèrent pas de l'urticaire; l'aspect des lésions cutanées est le même dans les deux cas, comme le mécanisme physiologique, et leur production sous l'influence des excitations cutanées ne suffit pas à les distraire du cadre de l'urticaire.

L'urticaire ne saurait d'ailleurs, à aucun titre, être considérée comme une affection autonome ; c'est un mode de réaction de la peau sous l'influence de causes diverses et souvent multiples ; c'est, comme le purpura, une lésion cutanée à étiologie variable, d'ordre congestif, une angionévrose.

La lésion cutanée et le prurit qui l'accompagne attirent l'attention au premier abord, mais leur prédominance sur les autres phénomènes morbides ne peut suffire à faire méconnaître ceux-ci ; le nom de fièvre ortiée, appliqué aux cas où l'efflorescence cutanée prend dans la symptomatologie une place plus prépondérante en apparence qu'en réalité, doit disparaître de la pathologie.

L'urticaire, comme l'érythème et le purpura, reconnaît des causes multiples, souvent associées.

La simple pression sur le tégument peut provoquer, en agissant sur les nerfs vasomoteurs périphériques, son apparition chez les sujets prédisposés, qui sont la plupart du temps des névropathes (hystériques, épileptiques, etc.).

La piqûre de l'ortie, celle d'un certain nombre de parasites animaux (puces, poux, punaises, cousins, chenilles, etc.), provoquent souvent des lésions ortiées.

Beaucoup plus fréquentes et plus importantes sont les urticaires de cause interne, et nombreuses sont leurs causes.

Presque toutes sont d'origine toxique.

Les aliments d'origine animale renfermant des toxines par suite de leur putréfaction plus ou moins avancée : viande de porc conservée, salée ou fumée,

gibier, gros poissons de mer, crustacés, mollusques
et surtout les moules, fromages fermentés, etc.; les
aliments d'origine végétale renfermant des substances
toxiques ou provoquant des fermentations intestinales
ou simplement irritant le tube digestif par leur présence : choux, melon, champignons, asperges, truffes,
fraises, framboises, glace, liquides alcooliques,
café, etc., peuvent, chez les sujets prédisposés, provoquer une éruption urticarienne ; les sujets qui présentent cette prédisposition ne la manifestent généralement que vis-à-vis d'un certain nombre des aliments précédents, et ordinairement ils en connaissent
les effets avant de consulter le médecin.

Divers médicaments, la quinine, l'iodure de potassium, l'antipyrine en première ligne, peuvent également chez certains sujets, même à doses très faibles
et à première ingestion, être l'origine d'une poussée
urticarienne.

Des auto-intoxications, dans le cours des maladies
des voies digestives, des affections rénales ou hépatiques, des maladies infectieuses comme la rougeole,
la scarlatine, l'impaludisme, le choléra, les angines,
les kystes hydatiques, quel que soit leur siège, en
sont encore des causes assez fréquentes.

Plus rarement l'urticaire est d'origine nerveuse
pure, à la suite d'émotions morales ou de traumatismes
graves, par exemple.

L'arthritisme et surtout le neuro-arthritisme y
prédisposent singulièrement.

Les causes que nous venons d'énumérer demandent
pour agir, nous y avons déjà insisté, une prédisposition particulière ; leur action se porte soit sur le
système nerveux central soit sur le système nerveux
périphérique, et la réaction cutanée se produit, en

raison de la susceptibilité individuelle, sous la forme urticarienne. Telle est, en quelques mots, l'étiologie de l'urticaire.

Traitement. — Cet exposé sommaire des conditions multiples et complexes dans lesquelles se développe l'urticaire suffit à montrer combien le traitement de cette forme dermatologique est variable et doit répondre à des indications diverses, et pourquoi il doit reposer non pas seulement sur la considération de la lésion cutanée, mais sur un examen complet et un interrogatoire minutieux du malade qui en est porteur.

Traiter, comme on le fait souvent, l'urticaire systématiquement par tel ou tel médicament portant son action sur le système nerveux, n'est qu'envisager une donnée secondaire dans la pathogénie de l'urticaire et expose à des échecs fréquents.

En dehors des états morbides graves où la lésion urticarienne apporte peu de modifications au traitement de la maladie primitive, la thérapeutique de l'urticaire est surtout destinée à combattre les intoxications qui en sont la cause la plus ordinaire et à modérer les réactions nerveuses mises en jeu par elles.

Dans presque tous les cas d'urticaire aiguë, la principale indication sera donc fournie par la connaissance d'une intoxication alimentaire ou médicamenteuse, et cette intoxication nécessitera d'abord l'emploi des évacuants : parfois lavage de l'estomac, plus souvent vomitif si l'intoxication est récente ou s'il existe un état saburral de la langue ; lavements répétés, purgatif salin ou huileux si l'ingestion de la substance toxique est plus éloignée, s'il y a de la constipation ou des signes d'entérite. A la médication évacuante on fera succéder l'emploi des antiseptiques intestinaux, pour modérer les fermentations qui sont la cause première de l'urticaire ou la conséquence de l'intoxication, et on ordonnera un régime alimentaire léger, surtout lacté, d'où seront exclues, temporairement au moins, toutes les substances susceptibles de provoquer une éruption ortiée.

Le régime lacté, qui est déjà indiqué par l'état des voies digestives, remplira un autre but, celui de faciliter la diurèse, et, grâce à elle, l'élimination des substances toxiques. Il suffira bien souvent, avec les moyens précédents, à venir à bout d'une éruption urticarienne même intense; l'ingestion de boissons abondantes et diurétiques (eaux de Vittel, de Contrexéville, d'Évian, etc.) ou alcalines (eaux de Vichy, de Vals, de Royat, d'Alet, de Pougues, etc.), de tisanes diurétiques (chiendent, houblon, queues de cerises, stigmates de maïs, etc.) additionnées de 30 à 40 grammes de lactose, complètera le traitement et devra être continuée jusqu'à la disparition de l'éruption.

C'est seulement chez les sujets nerveux, ou lorsque l'urticaire résistera à la médication précédente, qu'on aura recours à l'emploi des médicaments vaso-moteurs et nervins (bromhydrate de quinine, ergotine, antipyrine, bromure de potassium, préparations de valériane, éther, etc.), cette indication étant beaucoup moins impérieuse, dans la plupart des cas, que celle fournie par la notion d'intoxication.

Lorsque l'urticaire existe depuis longtemps, le traitement général s'inspirera encore des principes précédents.

- L'emploi des purgatifs répétés, salins ou drastiques, pour lutter contre la constipation, l'antisepsie intestinale, l'usage habituel des diurétiques à doses plus faibles, le régime lacté partiel, la suppression des alcools, des excitants, des aliments épicés ou altérés, en seront la base principale; chez les arthritiques, l'usage des eaux alcalines, des préparations bicarbonatées sodiques et de la lithine combattra la prédisposition diathésique.

L'emploi des médicaments vaso-moteurs et nervins, du bromhydrate de quinine à dose de 30 à 50 centigrammes, de l'antipyrine à la dose de 2 à 3 ou 4 grammes, du salicylate de soude à la dose de 2 à 3 grammes, de la teinture de valériane, du valérianate d'ammoniaque, de la belladone (1 à 5 centigrammes d'extrait), parfois de l'ergotine (30 à 50 centigrammes), de l'éther, remplira l'indication tirée du rôle du système nerveux dans la production des saillies ortiées : il sera souvent nécessaire de varier les agents de cette médication et de les expérimenter successivement jusqu'à ce qu'on ait trouvé celui qui convient au malade, l'influence individuelle intervenant aussi bien dans les effets curatifs des médicaments en question que dans la production de l'urticaire elle-même, et une médication systématique par ces agents n'étant pas moins irrationnelle qu'un traitement systématique par une médication. De plus, on devra s'assurer que le médicament employé ne provoque pas lui-même de poussées urticariennes en raison de la prédisposition du malade.

Les traitements thermaux les plus variés (Vichy, Pougues, Royat, La Bourboule, Uriage, etc.) peuvent, suivant les indications fournies par l'état général des malades, produire une amélioration que les médications ordinaires n'ont pu amener chez certains urticariens tourmentés par les récidives incessantes ou la persistance de leur éruption.

Le *traitement externe* de l'urticaire est beaucoup moins important que le traitement interne, pathogénique, des dermatoses ortiées. Il ne peut cependant être négligé : car, s'il ne guérit pas la maladie, il en atténue dans des proportions considérables le symptôme le plus gênant, le prurit.

Les poudres inertes, et, parmi elles, la poudre d'amidon pure ou mélangée de talc, d'oxyde de zinc, de sous-nitrate de bismuth et d'acide salicylique, employées largement et réappliquées fréquemment, calment toujours plus ou moins ce symptôme.

Le contact des poudres est rendu plus prolongé et leur effet accru lorsqu'on fait précéder leur application de lotions chaudes, qu'on fera de préférence avec des préparations antiprurigineuses : eau additionnée d'un dixième de vinaigre aromatique, d'un quart d'eau de Cologne ou d'alcool de menthe, eau phéniquée au 200ᵉ.

Les pommades ou mieux les pâtes à l'oxyde de zinc, au bismuth, additionnées de 1 0/0 d'acide phénique ou de menthol peuvent encore être employées comme antiprurigineux ; leur application, suivie de celle des poudres précédentes, soulage beaucoup les malades.

D'autres antiprurigineux (solution de sublimé au 1000ᵉ, solution d'acide cyanhydrique au 10000ᵉ, glycérolé tartrique, etc.) peuvent encore être essayés lorsque les précédents sont insuffisants.

Nous n'avons pas parlé des bains; nous les croyons, avec M. Besnier, plus souvent nuisibles qu'utiles. Il faut, en tous cas, les réserver exclusivevement aux urticaires chroniques, et nous donnons alors la préférence aux bains sulfureux sur les bains émollients ou alcalins.

L'emploi des gélatines et des colles peut être utile dans quelques urticaires chroniques. mais le nombre nous en paraît très restreint ; dans quelques cas où nous les avons appliquées, les grattages ont bientôt détaché l'enduit, qui avait dès lors cessé de jouer son rôle protecteur, le seul qu'on puisse lui demander.

Les localisations de l'urticaire sur les muqueuses (œdème de la glotte, accès pseudo-asthmatiques, crises gastro-intestinales) peuvent réclamer, outre le traitement général de l'urticaire, des interventions spéciales sur lesquelles nous ne pouvons nous étendre ici. Disons seulement que les accès de dyspnée laryngée, malgré leur intensité et leur brusquerie, nécessitent rarement la trachéotomie, et que ces diverses manifestations sont souvent amendées très rapidement par une révulsion cutanée locale énergique. Malgré cette influence de la congestion de la peau sur leur marche, ces manifestations profondes alternent très rarement avec l'urticaire cutanée, et la crainte de leur apparition ne doit pas faire redouter la guérison même rapide de celle-ci.

Régime alimentaire des urticariens. — Qu'il s'agisse d'une urticaire aiguë ou chronique, le malade doit s'astreindre, pendant son cours et à sa suite, à un régime alimentaire sévère, éviter l'usage des aliments ou des médicaments qui provoquent le retour de l'éruption ; la proscription ne s'étendra, bien entendu, à la totalité des substances que nous avons énumérées plus haut que dans le courant de l'attaque d'urticaire.

L'expérience faite par le malade à ses dépens lui indique, souvent mieux que les prescriptions médicales, celles qu'il peut ingérer impunément et celles dont il ne doit pas faire usage ; le médecin doit souvent se borner à appeler son attention sur les substances dont une observation insuffisante ou trop partiale peut lui faire méconnaître la nocivité.

Dans l'urticaire des enfants à la mamelle, la surveillance du régime alimentaire devra s'étendre à la nourrice, dont le lait peut être le véhicule de substances nuisibles à son nourrisson et, là encore, on se guidera sur les résultats d'une observation attentive.

APPENDICE

Urticaire pigmentée

Exposé clinique et étiologique. — On donne le nom d'urticaire pigmentée à une dermatose des plus rares, propre à la première enfance, caractérisée par la production d'élevures ortiées très prurigineuses, auxquelles succèdent des macules ou des plaques saillantes de coloration brune ; la marche chronique de l'affection est entrecoupée par des poussées aiguës de congestion cutanée avec développement de vésicules ou de bulles, se succédant à intervalles variables pendant plusieurs années.

L'étiologie de cette affection est complètement inconnue ; il s'agit d'une angionévrose, comme dans l'urticaire vulgaire ; mais ses relations avec cette dernière ne s'étendent pas plus loin et la dénomination d'urticaire pigmentée ne peut être considérée que comme une comparaison, non comme une assimilation entre les deux états morbides.

Traitement. — La thérapeutique ne paraît pas avoir d'action nette sur l'évolution de l'urticaire pigmentée. En l'absence d'une pathogénie rationnelle, on ne peut que conseiller l'emploi des médicaments vaso-moteurs et nervins utilisés contre l'urticaire vulgaire, en particulier des préparations de quinine et de belladone au moment des poussées, peut-être celui des antiseptiques intestinaux, enfin celui des divers topiques antiprurigineux.

PRURITS

Exposé clinique et étiologique. — Le prurit est un symptôme de nombreuses dermatoses : son traitement se confond alors avec celui de ces maladies et, lorsqu'il réclame une médication spéciale, a été ou sera indiqué à propos de chacune d'elles.

Mais, à côté des cas où le prurit est le symptôme ou l'épiphénomène d'une maladie cutanée, il en est d'autres où il constitue à lui seul toute la symptomatologie, — tout au moins au début : car ultérieurement il peut devenir l'origine de lésions secondaires du tégument. Ces lésions secondaires peuvent revêtir des types assez divers, par suite de la réaction cutanée propre au sujet ou par suite des infections dont est suivie la rupture de la couche épidermique; elles peuvent, par exemple, revêtir l'aspect de l'urticaire, du lichen ou de l'eczéma, ou se traduire par la production de pustules d'ecthyma; le plus souvent, elles sont constituées par des papules de petites dimensions, persistantes, recouvertes d'une croutelle, lésions qui ont reçu le nom de papules de prurigo.

Aussi prurit et prurigo (voir le chapitre suivant) ne sont-ils souvent que deux aspects cliniques d'une même affection, et la distinction entre ces deux états morbides est-elle parfois plus théorique que clinique, plus apparente que réelle. Dans certaines affections, comme le prurigo de Hebra, les papules constituent un caractère dermatographique trop important et trop constant pour ne pas entrer dans la dénomination de la maladie ; mais dans d'autres affections, prurit et prurigo se confondent et l'une des dénominations est aussi justifiée que l'autre.

Cependant, pour nous conformer à l'usage, nous étudierons ici les prurits toxiques, le prurit dit sénile, les prurits nerveux, le prurit d'hiver de Duhring, ainsi que les prurits localisés.

Les *prurits toxiques* peuvent reconnaître pour cause l'absorption de différentes substances, parmi lesquelles il faut citer surtout la morphine et la cocaïne, ou des auto-intoxications, le diabète, les troubles du fonctionnement du foie avec cholémie (nous ne disons pas ictère, car le prurit peut précéder l'ictère et paraît dû au passage dans le sang des sels biliaires bien plus que des matières colorantes de la bile), les obstructions calculeuses ou autres des voies biliaires, les cirrhoses, etc., les troubles du fonctionnement du rein, néphrites, anurie, oligurie, etc., plus rarement les affections gastro-intestinales chroniques. Ces prurits, parfois très violents, peuvent occuper toute la surface cutanée ; ils se calment lorsque la maladie causale vient à s'amender ou à guérir.

Le *prurit sénile*, attribué par quelques auteurs à l'involution sénile des nerfs cutanés, nous paraît se confondre avec les prurits toxiques et relever des troubles de la fonction rénale produits par la néphrite interstitielle sénile. Il débute vers l'âge de soixante-cinq ans et est remarquable par sa ténacité et sa résistance à tous les traitements.

Les *prurits nerveux* sont moins bien connus que les prurits toxiques : parfois provoqués par des troubles fonctionnels des organes sexuels — le prurit de la grossesse paraît être surtout un prurit nerveux, quoique l'insuffisance des fonctions rénales dont la tâche est accrue par le fait même de la grossesse semble y jouer aussi un rôle important — ils peuvent constituer une manifestation rare des diverses névroses, hystérie, épilepsie, goître exophthalmique, neurasthénie, etc; plus souvent ils traduisent une tendance névropathique, héréditaire ou acquise, sans coïncider avec des accidents nerveux plus caractérisés; ils s'accompagnent fréquemment de lésions tégumentaires lichénoïdes ou eczématiformes et se confondent alors avec les prurigos diathésiques de M. Besnier.

Le *prurit d'hiver* (pruritus hiemalis de Duhring), caractérisé par son développement au commencement de la saison froide, sa persistance jusqu'au printemps, ses exacerbations vespérales, sa localisation habituelle aux membres, particulièrement à la face antérieure de la cuisse et à la face externe de la jambe, nous paraît se rapprocher beaucoup des prurits nerveux; se développant de préférence chez des adultes arthritico-nerveux, il s'accompagne fréquemment de lésions papuleuses ou eczématiformes; à l'influence du froid il faut ajouter, pour en expliquer le retour saisonnier, l'usage de vêtements trop rudes et irritants (Besnier).

Les différentes formes de prurit que nous venons

de rappeler sont généralisées ou tout au moins occupent de larges étendues de la surface cutanée.

Quelques prurits, d'origine arthritico-nerveuse le plus souvent, sont localisés à certaines régions où ils s'établissent avec une désespérante ténacité. Les prurits des régions orificielles méritent, à ce point de vue et aussi en raison des indications thérapeutiques qu'ils fournissent, une mention particulière.

Tels sont le prurit des narines, le prurit du scrotum, le prurit anal et le prurit vulvaire. En dehors des causes générales, qui en exagèrent les effets, le prurit anal et le prurit vulvaire sont souvent déterminés par des causes locales : oxyures, hémorrhoïdes, usage d'aliments excitants comme le poivre, le café, l'alcool, etc., pour le prurit anal ; troubles utérins avec leucorrhée, vaginite, contact de l'urine altérée chez les diabétiques et les uricémiques, pour le prurit vulvaire. Dans ces régions, l'irritation provoquée par les grattages incessants vient souvent transformer un prurit, simple au début, en lésions lichénoïdes ou eczématiformes secondaires.

Traitement. — Les états diathésiques, les lésions et les troubles fonctionnels des viscères, qui provoquent le prurit ou en augmentent l'intensité, doivent être l'objet d'une attention particulière et commandent fort souvent l'intervention thérapeutique. Alors même que les viscères ne sont pas le siège de lésions manifestes, l'emploi de l'antisepsie intestinale et des diurétiques rend souvent de grands services chez les prurigineux, en supprimant des causes d'intoxication qui s'ajoutent aux autres causes de l'affection.

Le régime alimentaire doit également être surveillé attentivement, et on doit en proscrire toutes les substances susceptibles de provoquer l'irritation de la peau : aliments épicés et salés, viande de porc, conserves, gibier, poissons de mer, crustacés, mollusques, fromages fermentés, choux, asperges, végétaux acides, alcools, café et thé. Dans les cas intenses, on prescrira comme boisson aux repas le lait coupé d'eaux minérales alcalines, ou les infusions amères ou aromatiques. L'emploi des laxatifs répétés, huileux, salins ou drastiques, des poudres laxatives, complètera l'effet de l'antisepsie intestinale; comme dans toutes les dermatoses tenaces, la constipation devra être évitée à tout prix.

Lorsque le système nerveux intervient dans la production d'un prurit à titre d'élément primordial ou associé, on cherchera à le calmer par une hygiène physique et intellectuelle convenable, et on interviendra soit par l'hydrothérapie, de préférence sous la forme de douches tempérées (34 à 37°) de 4 à 10 minutes de durée, soit par les médicaments nervins : bromure de potassium, préparations de valériane et antipyrine surtout; les préparations de belladone et d'atropine (1/2 à 1 milligramme par jour) peuvent encore être utilisées; les opiacés doivent être rejetés, en raison du prurit qu'ils déterminent eux-mêmes à la suite de leur usage prolongé. L'acide phénique, à la dose de 20 à 50 centigrammes par jour, en pilules de 10 centigrammes prises au moment des repas, peut encore être administré comme antiprurigineux, à la condition que les voies digestives le supportent et que l'examen des urines soit pratiqué régulièrement pour pouvoir parer dès le début aux accidents d'intoxication; il est quelquefois très utile dans les prurits de diverses causes.

L'électrisation statique vantée par quelques auteurs, Leloir (1) en particulier, dans les prurits de longue durée peut être employée avec les précautions convenables : son rôle nous paraît être surtout suggestif.

Le *traitement local* des prurits varie beaucoup suivant leur intensité et leur extension.

Dans les prurits légers, les applications de poudres inertes, additionnées d'acide salicylique, rendues adhérentes par des lotions chaudes avec des liquides antiprurigineux, peuvent suffire.

Ces dernières lotions, répétées fréquemment (eau blanche, alcool camphré, solution phéniquée à 1/200, solution d'acide cyanhydrique à 1/10000, eau de laurier cerise, solution de chloral à 1/100, alcool de menthe étendu d'eau, etc.), peuvent être employées dans tous les cas, comme adjuvants des autres modes de traitement; elles sont rarement suffisantes à elles seules dans les prurits présentant quelque intensité.

Les enveloppements avec des compresses imbibées de solutions antiprurigineuses (solution phéniquée à 1/300 ou 400, salicylée à 1/200 ou 400, solution de sublimé à 1/2000, salicylate de soude à 1/50 ou 1/100, solution d'ichthyol à 1 ou 2 0/0, etc.), convenablement étanchées, recouvertes d'une toile de caoutchouc ou de taffetas gommé souple et maintenues appliquées par des bandes de tarlatane, constituent un mode de traitement utile dans un grand nombre de prurits rebelles (Besnier). Ils ont l'inconvénient de nécessiter le repos au lit, ou tout au moins de gêner l'existence des malades ; ils doivent de plus être surveillés de près, la présence prolongée de linges humides pouvant amener la macération de

(1) *Académie des Sciences*, 1893.

l'épiderme et son irritation ; il est souvent nécessaire de varier la nature et le titre des solutions, certains malades supportant mal une substance qui chez d'autres donne des résultats excellents. Il y a donc lieu d'expérimenter successivement plusieurs des préparations précédentes et de procéder par tâtonnement pour trouver celle qui convient dans un cas donné.

En règle générale, ces enveloppements seront réservés pour la nuit et, pendant le jour, on se contentera d'appliquer directement sur la peau de la toile de caoutchouc très fine, en forme de vêtements peu lâches ou en morceaux maintenus par des bandes souples. (Besnier.)

L'enveloppement est surtout applicable aux prurits localisés ou peu étendus.

Les effets des bains sont très variables suivant les sujets : certains se trouvent bien de bains simples, de bains d'amidon, d'eau de tilleul, de camomille, de feuilles d'oranger, parfois de bains sulfureux ou boratés, tandis que d'autres, et c'est le plus grand nombre, éprouvent à leur sortie d'un bain, même court, une exacerbation qui dure plusieurs heures. On ne devra donc en user qu'avec modération et suivant les résultats de l'expérience dans chaque cas particulier.

Il n'en est pas moins vrai que, dans les prurits intenses et rebelles, les traitements thermaux de Royat, la Bourboule, Néris, Plombières, etc., peuvent amener une sédation des phénomènes prurigineux, à laquelle participe parfois autant que le traitement thermal lui-même le changement dans les conditions d'existence des malades.

Les pommades peuvent être employées dans le traitement des prurits. Les glycérolés et en particulier]le glycérolé d'amidon additionné d'un 30ᵉ d'acide tartrique (Vidal) sont quelquefois utiles, dans les prurits peu étendus. Le plus ordinairement, il y a avantage à se servir de pommades épaisses, ou mieux de pâtes. M. Besnier emploie une pâte composée de parties égales de vaseline et d'oxyde de zinc ; on peut encore remplacer l'oxyde de zinc par un mélange de poudre d'amidon et d'oxyde de zinc ; ces enduits sont adhérents, couvrent très bien les parties sur lesquelles on les applique ; l'addition de 3 à 5 0/0 de naphthol et surtout de 1 à 2 0/0 d'acide phénique ou de menthol leur donne des propriétés antiprurigineuses très manifestes et les rend précieux dans les divers prurits. Comme ils ne graissent pas le linge, on peut se dispenser de les recouvrir d'une couche de poudre.

Les pommades à la cocaïne et à la morphine ne nous ont jamais paru jouir de propriétés calmantes manifestes ; les pommades au calomel ou au cyanure de potassium, préconisées par quelques auteurs, doivent être proscrites en raison de l'absorption possible de ces substances très toxiques.

Les applications de colles et de gélatines réalisent d'une façon parfaite l'occlusion de la peau, qui joue un si grand rôle dans la suppression du phénomène subjectif prurit ; c'est même là le seul effet que nous leur reconnaissions ; aussi l'addition de substances antiprurigineuses aux colles nous semble-t-elle absolument inutile. On trouvera dans une autre partie de cet ouvrage (T. II, p. 228) les formules et le mode d'application des colles. Disons seulement ici que, dans les divers prurits, toxiques ou nerveux, nous en avons presque toujours obtenu des résultats très favorables, à la condition que la peau ne présente ni excoriations ni lésions secondaires suintantes : tant que l'enduit reste intact, et son intégrité dépend de conditions multiples (composition de la colle, mode d'application, abondance de la sécrétion sudorale), le prurit est supprimé. L'inconvénient de ce mode de traitement est la nécessité de recourir à une nouvelle application de colle lorsque la première a perdu son adhérence.

Les emplâtres (emplâtre adhésif simple ou boriqué, emplâtre à l'oxyde de zinc, emplâtre rouge de Vidal, etc.) peuvent encore être utilisés pour produire l'occlusion de la peau; ils ne sont guère applicables qu'aux prurits très localisés, en raison de leur prix assez élevé.

Il est à peine besoin de faire remarquer que les complications du prurit, lésions eczématiformes, lichénoïdes, ecthymateuses, peuvent nécessiter une modification dans l'emploi de ces divers modes de traitement.

Les règles et les moyens précédents sont applicables à la généralité des cas de prurits; quelques-uns présentent des indications particulières.

Dans le *prurit d'hiver*, on devra faire porter au malade des vêtements suffisamment chauds, en ayant soin de placer toujours sur la peau des linges fins.

Dans les *prurits localisés des régions orificielles*, outre le traitement local des lésions et le traitement général du neuro-arthritisme et celui des affections viscérales concomitantes, on exigera une propreté minutieuse de la région, on prescrira des lavages, répétés chaque fois qu'elle sera souillée par les sécrétions ou les excrétions, avec de l'eau boriquée ou phéno-salylée tiède ou chaude. Les lotions avec des solutions antiprurigineuses, parmi lesquelles l'eau blanche et les solutions phéniquées sont surtout recommandables, des applications de pommade boriquée, de pommade à l'oxyde de zinc, suivies de saupoudrage à l'amidon ou avec une autre poudre inerte, et l'interposition d'un linge fin ou d'un tampon d'ouate recouvert de la même poudre compléteront le traitement et suffiront dans beaucoup de cas à calmer le prurit. Si celui-ci résiste à ces modes de traitement, on pourra recourir à l'emploi des pommades belladonées, morphinées, iodoformées, des pommades à la cocaïne dont il ne faut cependant pas espérer les effets merveilleux indiqués par quelques auteurs, ou aux pommades additionnées de 0,50 à 2 0/0 de menthol, si elles ne provoquent pas une sensation trop pénible de refroidissement suivie d'une ardeur vive.

Dans les cas rebelles de prurit anal et vulvaire, les cautérisations ponctuées avec le thermo-cautère ou le galvano-cautère amènent souvent une amélioration considérable et la disparition rapide du prurit. Il faut, croyons-nous, voir dans leurs effets non seulement le résultat d'une irritation locale substitutive, mais encore et surtout une action suggestive, qui se fait sentir chez les sujets névropathes comme le sont presque tous les malades atteints de ces névroses cutanées. C'est encore à cet effet suggestif que nous croyons devoir rapporter les résultats obtenus parfois par l'emploi de l'électricité, galvanique ou statique.

Dans quelques cas, l'échec de toutes les médications précédentes conduit à pratiquer des scarifications linéaires ou même le grattage de la région, suivi, bien entendu, de l'emploi de minutieuses précautions antiseptiques.

PRURIGOS

On donne le nom de prurigo à des affections cutanées caractérisées par la présence de papules fermes, persistantes, centrées par une croûtelle brunâtre et accompagnées de prurit.

Nous avons déjà montré, dans le chapitre précédent, comment prurit et prurigo se confondaient dans bon nombre de cas, comment le prurit simple pouvait devenir l'origine du prurigo. Nous n'y reviendrons pas et nous décrirons seulement dans ce chapitre l'affection à laquelle l'école de Vienne réserve le nom de prurigo, le prurigo de Hebra, suivant la dénomination proposée par M. Besnier, et les affections auxquelles M. Besnier a donné le nom de prurigos diathésiques.

Prurigo de Hebra

Exposé clinique et étiologique. — Le prurigo de Hebra (encore appelé par Vidal lichen polymorphe chronique) est constitué par des papules de la dimension d'une tête d'épingle environ, saillantes et acuminées au début, dont le sommet se recouvre bientôt, à la suite des excoriations produites par le grattage, d'une croûtelle brunâtre ; s'il ne survient pas d'infection secondaire, la croûtelle est remplacée par une cicatrice blanchâtre qui s'entoure d'une légère zone pigmentée ; mais les lésions peuvent subir d'autres transformations, prendre l'aspect eczémateux, avec sécrétions plus ou moins abondantes, ou être infectées par les microbes pyogènes de la peau et devenir l'origine de pustules d'apparence impétigineuse ou ecthymateuse.

Les papules de prurigo, souvent réunies en grand nombre dans une région, s'accompagnent parfois d'un certain degré d'épaississement de la peau, sur laquelle on observe simultanément des papules à des degrés divers de leur développement, entremêlées de cicatrices de lésions anciennes.

Les ganglions lymphatiques correspondants sont ordinairement tuméfiés, souvent très volumineux, jamais suppurés.

Les lésions du prurigo peuvent se développer sur toutes les régions du corps ; elles prédominent généralement sur les membres, où elles occupent de préférence le côté de l'extension ; à la face, où il est habituel de les rencontrer, elles sont généralement disséminées.

Le prurigo de Hebra s'accompagne toujours de démangeaisons qui sont souvent violentes. Le prurit peut présenter une intensité variable, d'où les dénominations de ferox et de mitis attribuées à ses deux formes cliniques extrêmes.

Cette affection débute généralement dans l'enfance ; souvent précédée de poussées répétées d'urticaire, elle persiste pendant des années, ou plutôt se reproduit pendant plusieurs années, sous la forme de crises ou d'accès survenant de préférence en hiver.

Les sujets atteints de prurigo de Hebra présentent souvent les attributs du lymphatisme ; ils sont généralement de souche nerveuse et peuvent eux-mêmes offrir des manifestations neuropathiques, dont la plus fréquente est l'asthme. Les troubles digestifs, si habituels chez les névropathes, coïncident souvent avec cette affection ; mais il semble au moins exagéré d'attribuer, comme l'ont fait quelques auteurs, une influence prépondérante à l'ectasie gastrique de l'enfance dans son développement.

Traitement. — Le *traitement interne* du prurigo de Hebra consiste essentiellement dans l'emploi de l'huile de foie de morue à aussi haute dose que possible ; ce médicament répond à l'indication fournie par l'état lymphatique des sujets ; il a de plus pour effet d'augmenter les sécrétions cutanées, presque toujours diminuées chez eux.

Pendant la saison chaude, où l'usage interne de l'huile de foie de morue ne peut être continué sans inconvénient, on la remplacera par les préparations iodurées et arsenicales.

On a encore proposé l'emploi de la pilocarpine pour activer la sécrétion sudorale dont l'exagération pendant la saison chaude améliore les lésions cutanées ; mais les difficultés de l'administration régulière de cette substance par la voie hypodermique, ses dangers et le peu de netteté des résultats obtenus par cette méthode ne nous permettent pas de la recommander.

Chez les sujets manifestement nerveux, l'usage des préparations de valériane, plus rarement des bromures, produit parfois une amélioration des symptômes fonctionnels du prurigo de Hebra ; M. Augagneur a préconisé l'acide phénique, qui amène également parfois, à la dose de 20 à 50 centigrammes par jour en pilules de 10 centigrammes, un amendement du prurit.

Les douches tempérées (34 à 37°) réussissent parfois, mais non toujours, à calmer le prurit.

Les bains tièdes et prolongés sont également utiles dans quelques cas, mais c'est l'exception.

Les eaux minérales, la Bourboule en première ligne, Uriage, Saint-Honoré, Luchon, Salies-de-Béarn, Bex, etc., peuvent être utilisées et souvent avec grand profit, suivant les tendances constitutionnelles des sujets ; de même le séjour au bord de la mer, sur les plages non excitantes de l'Ouest en été, sur la rivière de Gênes en hiver.

L'électricité statique ou dynamique, vantée par quelques auteurs, ne nous a pas semblé répondre aux espérances de ses promoteurs.

Le *traitement local* du prurigo de Hebra consiste surtout dans les applications de pommades ou de corps gras additionnés ou non de substances anti-prurigineuses et dans l'occlusion au moyen des colles et des emplâtres.

L'emploi de ces divers topiques doit être précédé, s'il y a lieu, du traitement des complications eczémateuses (applications de compresses trempées dans l'eau bouillie, dans l'eau de camomille, dans la solution de phéno-salyl à 1 pour 300 ou 500, enveloppement de caoutchouc, etc.) ou ecthymateuses (applications de compresses trempées dans une solution de sublimé à 1/3000).

Lorsque le prurigo a été ramené ainsi à l'état de simplicité, on peut employer soit les pommades et les pâtes d'oxyde de zinc additionnées de 1 à 5 0/0 naphthol (Kaposi), de 1 à 2 0/0 d'acide phénique ou de menthol, soit mieux encore les onctions avec l'huile de foie de morue qui est incontestablement le meilleur topique gras contre le prurigo de Hebra. Dans les cas intenses, le corps doit être constamment enduit d'huile de foie de morue et recouvert d'un vêtement complet de flanelle légère ; chaque jour on lave à l'eau chaude et au savon et on fait une nouvelle onction.

Dans les cas moyens ou légers, on peut se contenter d'appliquer l'huile de foie de morue la nuit ; le matin, on lave à l'eau chaude et au savon de toilette ou au savon de naphthol, on fait une friction avec une flanelle aspergée d'un alcoolat aromatique, puis on recouvre les parties malades de toile fine de caoutchouc (Besnier). Le seul inconvénient de cette médication est l'odeur de l'huile de foie de morue ; elle est moins prononcée si on a soin de se servir d'huile blonde ; on peut la modifier par l'addition 1/100 d'acide phénique, sauf chez les jeunes enfants. Il sera prudent de continuer les onctions pendant plusieurs semaines après la disparition des lésions cutanées.

Les colles, appliquées par Unna et Pick au traitement d'un certain nombre de dermatoses, peuvent être très avantageusement utilisées, dans le prurigo de Hebra, même dans ses formes les plus généralisées, ainsi que l'a montré M. Tenneson (1). Elles ne doivent jamais être employées avant la guérison des complications eczémateuses ; mais, après la disparition de celles-ci, elles calment rapidement le prurit, qui ne reparaît que quand l'enduit se détache. Nous ne saurions assez recommander ce mode de traitement, qui, dans tous les cas où nous l'avons mis en pratique, nous a donné des résultats incomparablement plus rapides et plus satisfaisants que les méthodes classiques. (Voir à ce sujet, T. II, p. 228.) Il est évident que les colles ne peuvent être étendues sur la face,

(1) *Médecine moderne*, 11 août 1892, p. 505.

où les onctions grasses restent le seul traitement applicable.

Lorsque les lésions du prurigo sont peu étendues, les emplâtres peuvent être utilisés pour leur traitement (emplâtres adhésif, simple ou boriqué, etc.) ; mais nous leur préférons de beaucoup les colles.

Prurigos diathésiques.

Exposé clinique et étiologique. — M. Besnier désigne sous le nom de prurigos diathésiques des affections caractérisées par un prurit intense et par des lésions cutanées multiformes, reproduisant l'eczéma dans ses diverses variétés morphologiques, ou constituées par des papules tantôt analogues à celles du prurigo de Hebra tantôt ressemblant à celles du lichen.

Ces dermatoses multiformes se montrent par poussées successives, à retours parfois périodiques et saisonniers, d'autres fois provoqués par des troubles dyspeptiques ou des émotions morales. Elles apparaissent à une période plus avancée de l'existence que le prurigo de Hebra, ont une marche moins régulière, et surtout une variabilité de lésions plus grande que cette dermatose. Elles correspondent à certains faits désignés sous le nom d'eczéma nerveux, de prurigo simple, de lichen aigu, etc.

Se développant surtout chez des sujets à tendance névropathique plus ou moins accusée, elles peuvent être provoquées par des troubles gastro-intestinaux, des altérations des fonctions rénales.

Traitement. — La constatation des troubles viscéraux et de l'état névropathique montre la voie à suivre pour le traitement interne de ces dermatoses ; les préparations de valériane, de belladone, plus rarement les bromures, l'hydrothérapie tiède, en constituent les principaux agents ; l'usage du bicarbonate de soude, de la lithine chez les arthritiques, du fer, de l'arsenic chez les anémiques, des préparations iodurées ou de l'huile de foie de morue chez les sujets entachés de lymphatisme, le traitement des troubles gastro-intestinaux ou rénaux, s'il y a lieu, doivent leur être associés.

Localement, les applications de pommades à l'oxyde de zinc additionnées d'acide phénique, de menthol, les enveloppements avec des compresses imbibées d'eau bouillie, d'infusion de camomille, de solution de phéno-salyl, d'ichthyol, etc., les enveloppements de caoutchouc dans les formes eczémateuses, les applications d'emplâtres dans les formes sèches et lichénoïdes, doivent être employés, en variant les topiques suivant l'état des téguments, suivant la tolérance du sujet et suivant les résultats obtenus : les règles plus précises de ces traitements seront exposées au chapitre de l'eczéma (Voir T. I, p. 386).

Les applications de colles nous ont donné dans ces dermatoses, à condition qu'elles ne s'accompagnent pas de suintement, des résultats presque aussi favorables que dans le prurigo de Hebra. Les emplâtres peuvent être utilisés lorsque les lésions sont plus circonscrites.

LICHENS

Les anciens dermatologistes décrivaient sous le nom de lichens une série d'affections papuleuses et généralement prurigineuses ; ils avaient ainsi constitué un groupe hétéroclite. Hebra, dont les doctrines sont encore aujourd'hui presque universellement adoptées dans les pays de langue allemande, a, par une réaction excessive, réduit ce groupe à deux affections encore très dissemblables : le lichen ruber, dont la conception s'est modifiée singulièrement depuis Hebra, et le lichen scrofulosorum, que nous avons décrit dans le chapitre des tuberculoses cutanées.

Sans insister ici sur des points délicats de doctrine encore très discutés, nous n'étudierons dans ce chapitre que le lichen de Wilson et le lichen circonscrit ou lichen simple chronique de Vidal, affections caractérisées toutes deux par la production de papules résistantes accompagnées de prurit, persistant à l'état de papules sans adjonction d'autres lésions cutanées, sauf le cas de complications accidentelles.

Rappelons seulement, pour éviter toute ambiguïté dans l'esprit du lecteur, que le prurigo de Hebra a été décrit sous le nom de lichen polymorphe chronique (Vidal), le strophulus sous celui de lichen simple aigu (Vidal), la xérodermie pilaire sous celui de lichen pilaire (les anciens dermatologistes), le pityriasis rubra pilaire sous le nom de lichen ruber acuminé (Kaposi), et les eczémas avec infiltration dermique ou lichénification secondaire, suivant l'expression de M. Brocq, sous les noms de lichen avec les qualifications diverses (les anciens dermatologistes) ou d'eczéma lichénoïde (auteurs allemands).

Lichen de Wilson.

Exposé clinique et étiologique. — Erasmus Wilson a le premier décrit exactement, sous la dénomination de lichen planus, une dermatose caractérisée par des papules résistantes, de longue durée, à surface généralement plane, accompagnées d'un prurit intense.

Le caractère plan des papules, tout en répondant à la généralité des cas, n'étant pas absolument constant, nous préférons aux noms de lichen plan, généralement usité, et de lichen ruber plan, adopté en Allemagne, celui plus compréhensif de lichen de Wilson.

La lésion élémentaire du lichen de Wilson qui, en raison de la variabilité des aspects de la maladie, en constitue la seule caractéristique clinique constante, est une papule de coloration rouge tirant sur le brun ou le violet, polygonale, de la dimension d'une tête d'épingle ; brillante à sa surface qui est ordinairement plane, avec une très minime dépression de sa partie centrale, la papule est quelquefois au contraire saillante et arrondie ou acuminée, parfois recouverte d'une mince squamule très adhérente.

Les papules peuvent être isolées; plus souvent elles se réunissent en groupes plus ou moins larges, de forme allongée ou irrégulière.

L'éruption peut envahir les diverses régions du corps, simultanément ou à la suite de poussées à marche rapide ou lente; elle peut même se montrer sur les muqueuses buccale et vaginale, sous la forme de petites papules blanc d'argent et brillantes.

Dans certains cas, l'affection, au lieu d'occuper des portions étendues du tégument, se circonscrit à une ou plusieurs régions; parfois alors les papules s'agglomèrent en placards épais, de coloration violacée ou grisâtre, saillants, de consistance ferme, revêtus de minces squames très adhérentes constituant le *lichen corné*, dont le siège de prédilection est la face interne de la jambe.

Dans quelques cas rares, les placards, occupant

ordinairement la partie antéro-inférieure de l'avant-bras, sont au contraire atrophiés, blancs, d'aspect cicatriciel (*lichen atrophique*).

Quels que soient sa forme et son mode de début, le lichen de Wilson est une affection des plus prurigineuses, persistant pendant un temps fort long, qui n'est jamais moindre de plusieurs mois ; mais, une fois guéri, contrairement à nombre de dermatoses prurigineuses, il n'a aucune tendance à récidiver.

Les lésions, et cela est important à spécifier au sujet atteint, laissent toujours après elles, quel que soit le traitement employé, des macules pigmentaires persistant pendant plusieurs semaines.

Le lichen de Wilson est essentiellement une affection d'origine névropathique ; si l'arthritisme y prédispose, c'est surtout en raison de son association fréquente avec une tendance nerveuse plus ou moins accusée; les émotions morales vives, les chagrins, le surmenage intellectuel se rencontrent constamment au début de l'affection, pour peu qu'on les recherche. Dans le cours même de l'affection, les troubles neurasthéniques sont habituels, exagérés par l'intensité du prurit et par l'insomnie qu'il entraîne fréquemment.

Traitement. — Le *traitement interne* du lichen de Wilson doit, surtout dans ses formes généralisées, s'inspirer principalement des données étiologiques précédentes et des complications névropathiques de la dermatose.

Outre le régime alimentaire sévère applicable à toutes les dermatoses chroniques prurigineuses et les soins nécessités par les troubles digestifs, il doit tendre à calmer la susceptibilité nerveuse du sujet. Les préparations de valériane, de belladone, plus rarement les opiacés, les bromures ou le chloral, qui sont surtout destinés à combattre l'insomnie, seront employés dans ce but. Les douches préconisées par M. Jacquet (1) constituent un excellent moyen de traitement des troubles nerveux qui provoquent ou accompagnent le lichen de Wilson : elles doivent, suivant sa recommandation et celle de M. Beni-Barde (2), être tempérées, à une température agréable au malade (34 à 37°), et non froides et avoir une durée de 3 à 6 minutes ; dans les cas intenses, elles peuvent être répétées 2 fois par jour. Sous leur influence, le sommeil se rétablit, les fonctions digestives se régularisent ; cette amélioration n'est cependant pas une guérison de la dermatose et ses lésions, tout en diminuant d'intensité et en devenant moins animées, persistent encore pendant des semaines. Il s'agit donc d'un traitement de longue haleine, dont la suspension amène rapidement le retour des phénomènes qu'il modérait.

Comme tous les névropathes à manifestations sérieuses, les sujets atteints de lichen de Wilson doivent être soumis à une hygiène générale et morale sévère : exercice convenable, travail intellectuel modéré, suppression de toutes les causes de fatigue, éloignement des occupations absorbantes, séjour à la campagne ou dans les stations thermales non excitantes, Plombières, Royat, la Bourboule, Luxeuil, Néris, etc., et à l'emploi des toniques généraux : quinquina, kola, glycéro-phosphates, etc.

L'arsenic a été longtemps considéré comme le véritable agent modificateur du lichen de Wilson, et,

---

(1) *Société française de dermatologie*, 1891 et 1892.
(2) *Académie de médecine*, 1893, et *Gaz. hebd. de médec.* 1893, p. 413.

,s'il ne guérit pas toujours cette affection même lorsqu'on l'administre à hautes doses, s'il n'est pas non
plus indispensable à son traitement, il mérite néanmoins d'être utilisé, principalement sous la forme
de liqueur de Fowler administrée à dose tolérée par
la voie gastrique ou hypodermique (Köbner) ; il
semble agir moins comme spécifique de la lésion
cutanée que comme modificateur de la nutrition
générale.

L'acide phénique à l'intérieur, l'antipyrine et toute
la série des antiprurigineux, vrais ou supposés, ont
été employés dans le lichen de Wilson avec des résultats variables, mais le plus souvent insuffisants.

Le *traitement local* de cette affection est, dans les
formes généralisées, celui des diverses dermatoses
prurigineuses : les lotions vinaigrées, alcooliques et
aromatiques procurent un soulagement réel, mais
passager, et c'est surtout aux pommades et aux pâtes
qu'on doit s'adresser : glycérolé tartrique au tren-
tième, pâtes de zinc additionnées de menthol, d'a-
cide phénique, de naphthol; l'addition de l'acide
salicylique (1 à 3 0/0), de l'acide pyrogallique (3 à
5 0/0), de la résorcine (2 à 5 0/0), facilite la disparition des lésions cutanées.

Les emplâtres (emplâtres adhésifs simples, emplâtre salicylé faible) sont d'un usage moins courant
en raison de la dissémination des lésions, et ne
peuvent être utilisés qu'au niveau des parties les
plus atteintes, où les papules sont réunies en grand
nombre et en groupes larges.

L'emploi des colles nous a donné, dans cette dermatose, des résultats variables et rarement aussi remarquables que dans les prurits et le prurigo de Hebra.

Dans les formes particulièrement irritatives, dans

les poussées aiguës qui surviennent au début ou au cours de l'affection, les lotions émollientes, les enveloppements avec des compresses imbibées de solutions de phéno-salyl, de salicylate de soude, de sublimé, d'ichthyol (voir le traitement du prurit T. I, p. 345), ou même, si ces applications ne sont pas supportées, les onctions à l'axonge benzoïnée ou au liniment oléo-calcaire doivent remplacer temporairement les topiques précédents. Les bains de son ou d'amidon peuvent encore être tentés, s'ils ne provoquent pas une exacerbation du prurit et des lésions cutanées.

Dans les formes localisées, à type corné, le traitement est très différent : on doit se proposer d'abord de produire l'exfoliation des couches épidermiques épaisses qui recouvrent les placards cornés : les applications de savon noir, d'emplâtres salicylés et résorcinés, d'emplâtre de Vigo, aidés de grattages à la curette lorsque l'épiderme est ramolli, permettent d'atteindre ce but. Ces derniers emplâtres, les pommades à l'acide pyrogallique, les badigeonnages à l'acide chrysophanique (Voir T. II, p. 226) peuvent ensuite être utilisés pour faire disparaître les lésions dermiques, qui sont essentiellement rebelles. Lorsque ces moyens échouent, on peut, en dernière ressource, enlever les placards à la curette ou les détruire par la cautérisation ignée (Besnier).

Lichen circonscrit.

Exposé clinique et étiologique. — Nous considérons comme un lichen, en raison de la persistance des papules et de l'absence — sauf complication due au grattage — de toute lésion eczémateuse, une affection désignée par les auteurs allémands sous le nom d'eczéma lichénoïde.

Cette affection, appelée lichen circonscrit par les anciens dermatologistes, désignée par Vidal sous le nom de lichen simplex chronique, par M. Brocq sous le nom de névrodermite circonscrite, est caractérisée par la présence de plaques bien délimitées, de forme arrondie, ovalaire, triangulaire ou irrégulière, d'étendue variable, atteignant rarement la largeur de la paume de la main ; ces plaques sont légèrement saillantes, de coloration rouge généralement sombre, violacée ou brunâtre, sillonnées de plis épidermiques exagérés formant à leur surface un quadrillage irrégulier. A leur périphérie, on voit souvent des papules de la dimension d'une tête d'épingle, fermes et résistantes, et, sur les parties externes de la plaque elle-même, on retrouve parfois la trace des papules initiales qui l'ont constituée par leur cohérence. La consistance des lésions est ferme, la plaque se laisse difficilement plisser.

Ces plaques occupent surtout les parties latérales et postérieure du cou, la région lombaire, la région fessière, la partie supérieure des cuisses, et conservent dans ces régions leur aspect uniquement papuleux, sans lésions secondaires d'apparence eczémateuse. Au niveau des plis articulaires, aisselles, poignets, région inguinale, creux poplité, elles sont souvent déformées par l'action simultanée du grattage et des sécrétions de ces régions, se recouvrent de vésicules analogues à celles de l'eczéma, peuvent devenir suintantes, et on comprend comment ces altérations secondaires ont amené à établir une confusion entre cette affection et l'eczéma.

Le lichen circonscrit est extrêmement prurigineux. Il persiste pendant plusieurs mois, limité à une seule région ou occupant simultanément des points presque toujours asymétriques, et, contrairement au lichen de Wilson, récidive souvent à échéances plus ou moins éloignées.

Cette affection est plus fréquente chez la femme que chez l'homme. Elle se développe presque toujours chez des sujets entachés de névropathie, fréquemment à la suite d'émotions morales vives ou de surmenage intellectuel.

Traitement. — Le *traitement général* du lichen circonscrit est calqué sur celui du lichen de Wilson. Les modificateurs du système nerveux, et en particulier les douches tièdes, y donnent des résultats presque toujours remarquables. L'arsenic, très vanté par Vidal, doit être associé à ces agents thérapeutiques, auxquels il faut ajouter l'hygiène physique et morale. Le traitement interne doit être continué pendant plusieurs semaines après la guérison des lésions cutanées, sous peine de voir celles-ci reparaître.

Localement, on doit commencer par combattre, s'il y a lieu, les complications eczémateuses par les moyens appropriés (enveloppements humides avec des compresses imbibées de solutions de sublimé, de phéno-salyl, de salicylate de soude, etc.; enveloppement de caoutchouc, pommades à l'oxyde de zinc additionnées d'acide salicylique).

Lorsque celles-ci ont disparu ou lorsqu'elles font défaut, on peut recourir aux pommades antiprurigineuses (glycérolé tartrique de Vidal, pâtes de zinc phéniquées ou mentholées, etc.); mais le traitement occlusif est de beaucoup préférable : lorsque ses agents sont bien supportés par les téguments, on voit parfois rapidement disparaître le prurit et les lésions cutanées s'affaisser, puis disparaître complètement dans l'espace de quelques semaines.

Les emplâtres adhésifs simples ou boriqués, l'emplâtre rouge de Vidal, l'emplâtre de Vigo lorsqu'il est supporté, peuvent être utilisés dans le traitement du lichen circonscrit; plus rarement, et lorsque l'affection résiste à leur emploi, on aura recours aux emplâtres salicylés faibles ou résorcinés. Les emplâtres, quels qu'ils soient, doivent être enlevés tous les deux jours, et remplacés après lavage avec une solution antiprurigineuse.

Nous avons fréquemment, mais non toujours, obtenu de bons résultats de l'application de colle dans le lichen circonscrit.

Les traitements précédents échouent dans quelques cas; c'est seulement après la preuve de leur inefficacité qu'on peut recourir à des topiques plus actifs : applications de savon noir, de pommades pyrogalliques ou chrysophaniques, ou d'huile de cade.

STROPHULUS

Exposé clinique et étiologique. — Bien que le nom de strophulus ait disparu de la plupart des traités récents de dermatologie, nous croyons utile de le conserver pour désigner une affection sur la dénomination de laquelle les auteurs ne sont pas d'accord et qui est appelée par les uns urticaire papuleuse infantile, par d'autres lichen simplex aigu (Vidal), prurigo simplex aigu (Brocq), varicelle-prurigo (Hutchinson), prurigo de dentition, etc.

Le nom de strophulus a au moins l'avantage de supprimer les discussions théoriques et de ne pas préjuger une assimilation avec d'autres formes dermatologiques, auxquelles l'affection emprunte des caractères communs sans s'identifier complètement à elles.

Le strophulus est caractérisé par de petites papules rosées, acuminées, apparaissant rapidement, de préférence la nuit, se recouvrant bientôt à leur centre d'un très minime soulèvement vésiculeux qui est remplacé en quelques heures par une mince croûtelle jaunâtre ; à ce moment, la saillie papuleuse est devenue blanche, moins saillante ; elle s'efface en quelques jours, laissant à sa place une macule blanche ou pigmentée. Les éléments, toujours disséminés, apparaissent par poussées se succédant pendant quelques jours, accompagnées d'un prurit souvent intense.

Le strophulus se développe le plus souvent chez es enfants, soit à l'occasion de l'éruption des dents, soit à propos de troubles digestifs engendrés par une nourriture défectueuse et mal réglée, en particulier chez les enfants soumis trop hâtivement à l'alimentation carnée, surtout chez ceux à antécédents héréditaires névropathiques et arthritiques.

Il s'observe également chez les adultes où il a été plus particulièrement décrit sous les noms de prurigo simplex et de lichen simplex, et se développe ordinairement de 15 à 30 ans chez des sujets nerveux ou atteints de troubles digestifs divers.

Traitement. — Le *traitement interne* du strophulus s'adresse aux causes qui en déterminent l'apparition.

Chez l'enfant, on régularisera l'alimentation, on espacera convenablement les tétées, on supprimera les aliments qui ne conviennent pas à l'âge de l'enfant, on fera l'antisepsie intestinale au moyen de bétol, on combattra la constipation, et, si l'éruption est en rapport avec l'évolution dentaire, on donnera de faibles doses de bromure de potassium en même temps qu'on fera faire sur les gencives des frictions avec des collutoires au bromure de potassium et à la cocaïne (1 gramme de bromure et 20 centigrammes de cocaïne pour 20 grammes d'excipient).

Chez l'adulte, on traitera les troubles digestifs, on administrera les antiseptiques intestinaux, les alcalins et les laxatifs, on prescrira un régime sévère, et on combattra la tendance à la congestion cutanée par le bromhydrate de quinine et par les médicaments nervins, belladone, valériane, etc.

Le *traitement local*, très analogue à celui de l'urticaire, consiste dans l'emploi des poudres inertes, des lotions antiprurigineuses et surtout des pâtes de zinc additionnées de menthol ou d'acide phénique. M. Dubreuilh (1) vante particulièrement les onctions avec l'huile mentholée à 4 ou à 10 0/0.

ECZÉMAS

Le groupe des eczémas renfermait, pour les anciens dermatologistes, et renferme encore aujourd'hui, pour certains auteurs, un grand nombre d'affections en réalité fort disparates, caractérisées par la production de vésicules éphémères dont la rupture est suivie de l'exsudation d'un liquide séreux se concrétant en croûtes d'aspect variable, ou laissant une desquamation d'apparence également variable.

(1) *Archives cliniques de Bordeaux*, avril 1894, p. 161.

Rien n'est plus artificiel que la constitution de ce groupe, dans lequel on a confondu comme à plaisir presque toutes les lésions à forme vésiculeuse, qu'elles soient banales et accidentelles, ou qu'elles constituent la maladie entière et relèvent d'une cause générale.

Un certain nombre d'affections en ont été déjà distraites avec raison, et nous décrivons, dans des chapitres différents, des dermatoses que la plupart des auteurs rattachent à l'eczéma.

Les dermites artificielles à forme vésiculeuse, malgré leur ressemblance avec les formes aiguës de l'eczéma, s'en éloignent par leur tendance à la guérison rapide et ne peuvent être considérées, avec l'école de Vienne, comme le type de l'eczéma aigu; nous avons cependant eu soin de faire remarquer que, chez les sujets prédisposés, elles peuvent être l'origine d'eczémas véritables et longuement persistants.

Il convient également de séparer de l'eczéma la dyshidrose, bien que dans quelques cas les vésicules eczémateuses puissent présenter les caractères extérieurs des vésicules dyshidrosiques.

L'impétigo, affection contagieuse, inoculable, manifestement parasitaire, se distingue très nettement par son évolution rapide des eczémas à sécrétions jaunâtres impétiginiformes.

Nous avons rangé parmi les lichens, sous le nom de lichen circonscrit, une affection que les auteurs allemands considèrent comme une variété d'eczéma, l'eczéma papuleux : l'absence de vésicules au début de la maladie et pendant tout son cours, sauf complications produites par le grattage, nous paraît suffisante pour justifier cette manière de voir.

De même, nous avons, avec M. Besnier, décrit, sous le nom de prurigos diathésiques, des affections considérées généralement comme des eczémas, mais dans lesquelles le développement des lésions vésiculeuses est manifestement secondaire, consécutif aux grattages : il s'agit là d'eczématisations secondaires, comme l'a fort bien dit M. Besnier, et non pas d'un eczéma à proprement parler.

A notre avis, la dissociation du groupe eczéma est encore très loin d'être complète : l'avenir en distraira des types cliniques particuliers, que, faute de données suffisantes et d'une étiquette appropriée, on y range encore actuellement : la précision du langage dermatologique et celle de la thérapeutique y gagneront, comme elles ont gagné déjà à la constitution des affections que nous venons d'énumérer; mais le moment n'est pas encore venu de procéder à ce déclassement complet de l'eczéma; il reste encore actuellement dans ce groupe des états morbides qu'on ne peut désigner sous un autre nom et que nous devons étudier à cette place.

Nous exposerons dans ce chapitre les caractères cliniques et l'étiologie des eczémas en général, le traitement qui leur convient; puis nous étudierons à part les localisations de l'eczéma dont les symptômes et le traitement offrent quelque particularité.

Les eczémas en général.

Exposé clinique et étiologique. — Les affections actuellement désignées sous le nom d'eczémas sont caractérisées par le développement de vésicules de petites dimensions, généralement acuminées, se rompant au bout d'un temps assez court, et laissant à leur place de petites perforations épidermiques arrondies, par lesquelles s'écoule une sérosité de consistance gommeuse, empesant le linge ; cette sérosité se concrète en croûtes d'apparence variable, tantôt grisâtres, tantôt jaunâtres, minces ou épaisses, (*eczéma impétigineux* des auteurs, qu'il vaut mieux désigner sous le nom d'*eczéma impétiginiforme*).

Ces lésions reposent le plus souvent sur une base érythémateuse qui les entoure dans une étendue variable ; la rougeur peut, dans certaines variétés, occuper une grande étendue du tégument et constituer la lésion la plus apparente, sur laquelle les éléments vésiculeux sont, au début au moins, disséminés et peu visibles (*eczéma rubrum*) ; la teinte rouge peut s'accompagner d'une tuméfaction et d'une infiltration plus ou moins prononcées du tégument.

Ces deux ordres de lésions, vésicules éphémères et congestion de voisinage, sont surtout apparentes dans les eczémas aigus : cette dénomination s'applique surtout au mode de début de l'affection, car, une fois constitués, les eczémas ont presque toujours tendance à persister pendant un temps fort long, parfois indéfini.

L'évolution ultérieure des lésions eczémateuses est très variable : les perforations épidermiques et les sécrétions auxquelles elles donnent lieu peuvent être, pendant un temps variable, la seule manifestation de la maladie ; puis l'aspect clinique se modifie, les sécrétions deviennent moins abondantes, l'eczéma d'humide devient sec, l'épiderme qui recouvre les surfaces malades desquame plus ou moins abondamment ; la rougeur périphérique s'atténue, mais souvent aussi l'infiltration dermique devient plus prononcée et l'eczéma prend l'aspect lichénoïde ; plus tard, la desquamation persiste seule, finit par devenir moins apparente, et la maladie guérit sans laisser aucune trace de son existence, sans jamais donner lieu à la formation de cicatrices.

Les eczémas primitivement chroniques évoluent souvent d'une manière un peu différente.

Leur début, au lieu d'être caractérisé par la production de vésicules, est ordinairement marqué par une desquamation fine, peu adhérente, qui peut, avec un certain degré de rougeur, constituer seule toute la maladie (*eczéma pityriasique, pityriasis simplex* des auteurs); puis la peau s'épaissit, s'infiltre, la lésion devient saillante, des vésicules très éphémères se développent, puis se rompent, donnant lieu à une sécrétion d'apparence variable, souvent entremêlée de squames; parfois même les squames existent seules pendant toute la durée de la maladie, et peuvent atteindre une épaisseur considérable, constituant une couche résistante (*eczémas cornés*); l'infiltration du tégument peut se traduire par la production de saillies isolées analogues à des papules (*eczéma papuleux*) ou de placards épais (*eczéma lichénoïde*) au niveau desquels il n'est pas rare de voir se produire des sillons et des fissures plus ou moins profonds, suintants ou sanguinolents (*eczéma fissuraire*).

L'*eczéma séborrhéique* de Unna est caractérisé initialement par le développement de disques arrondis, à contours rouges, plus ou moins squameux, à centre jaunâtre ou brunâtre, recouvert ou non de squames sèches ou grasses, ou de croûtes jaunâtres et graisseuses. Les lésions peuvent se déformer plus tard et s'étendre en placards irréguliers. L'eczéma séborrhéique coïncide avec la séborrhée du cuir chevelu et peut occuper les sièges les plus variés : cuir chevelu, face, régions supérieures du thorax, organes génitaux, plis articulaires et continuité des membres. Nous ne pouvons, dans un ouvrage essentiellement pratique, donner des développements plus considérables à la question de l'eczéma séborrhéique, question encore pleine d'ambiguïtés. Le lecteur qui voudrait approfondir ce sujet le trouverait traité dans la dernière publication de Unna (1) : nous indiquerons plus loin les indications particulières au traitement de l'eczéma séborrhéique, et nous aurons à revenir sur ce point à propos de la séborrhée (Voir T. II, p. 125).

Les lésions eczémateuses sont donc essentiellement polymorphes, et ces différences d'aspect s'observent non seulement d'un sujet à l'autre, mais encore chez un même sujet suivant les régions.

Le polymorphisme de cette affection est encore accru par la disposition variable de ses éléments. Ceux-ci peuvent être disséminés irrégulièrement sur le tégument, dont ils occupent une étendue plus ou moins considérable; ils peuvent, par contre, se grouper de façon à former des surfaces généralement arrondies, à contours plus ou moins nets (*eczéma circiné, eczéma en placards, eczéma nummulaire*), au pourtour desquels on rencontre presque toujours des éléments aberrants à disposition irrégulière, présentant ou non les mêmes formes cliniques que ceux des placards principaux.

Ces lésions peuvent se disposer d'une manière systématique, occupant symétriquement les régions homologues, ou se développer sans aucun ordre sur les téguments.

(1) *Sammlung klinischer Vorträge*, 1894 (Analyse par Doyon, in *Annales de Dermatologie*, 1894, p. 573).

Les éruptions eczémateuses sont le plus souvent prurigineuses : le prurit peut précéder ou accompagner leur développement ; il persiste généralement pendant toute leur durée, moins prononcé dans les formes humides et suintantes que dans les formes sèches ; il reparaît souvent avec une grande intensité lorsque le suintement cesse et que la maladie tend à la guérison, en constituant alors le symptôme le plus pénible.

Des complications locales, des lymphangites et des adénites, dues à des infections microbiennes surajoutées, peuvent survenir dans les diverses formes d'eczémas, moins fréquemment cependant que dans les éruptions artificielles eczématiformes. L'érysipèle peut également se développer sur des surfaces eczémateuses, et cette complication est la cause des éléphantiasis consécutifs aux eczémas des membres inférieurs. La possibilité de ces accidents prouve qu'on ne saurait impunément négliger le traitement local des eczémas.

Des complications viscérales peuvent également se produire dans le cours des eczémas, dues tantôt à la pénétration des organismes pathogènes pullulant à leur surface, tantôt aux troubles des fonctions cutanées engendrés par leur présence, tantôt aux états constitutionnels dans lesquels ils se développent, et peuvent toutes réclamer une intervention thérapeutique.

Les causes des eczémas sont des plus variables et des plus complexes : il est peu de dermatoses où on puisse plus justement incriminer l'association de mécanismes pathogéniques multiples.

La prédisposition individuelle y joue un rôle de premier ordre : il est indiscutable que, dans certaines familles, peu de membres échappent pendant toute leur existence à des éruptions eczémateuses plus ou moins étendues, d'apparence variable. Dans ces familles, l'eczéma s'associe presque toujours à la goutte, aux lithiases biliaire et rénale, aux manifestations articulaires chroniques, aux migraines, aux névralgies diverses, en un mot à toutes les manifestations de l'arthritisme, dont l'eczéma est tantôt le compagnon, tantôt l'équivalent morbide. C'est surtout à l'aide de cette dermatose qu'on peut actuellement soutenir, contre l'école de Vienne, les idées de Bazin sur l'origine diathésique des dermatoses.

L'influence de l'arthritisme peut se faire sentir à tous les âges : elle est cependant plus nette chez l'adulte et le vieillard que chez l'enfant; chez ce dernier, le lymphatisme intervient fréquemment, uni à d'autres causes générales ou locales, non seulement pour favoriser le développement de l'eczéma, mais encore pour en modifier l'aspect clinique et lui faire revêtir plus spécialement la forme suintante.

A côté des états diathésiques il faut faire une place importante dans la production de l'eczéma aux lésions des différents viscères, que ces lésions soient elles-mêmes sous la dépendance d'un état diathésique ou qu'elles surviennent accidentellement sous une influence quelconque.

Le rôle des troubles digestifs est reconnu par l'immense majorité des médecins et on comprend difficilement comment quelques-uns persistent à le nier : non seulement les troubles dyspeptiques chroniques, la dyspepsie nervo-motrice, la constipation habituelle entre autres, peuvent provoquer ou entretenir des lésions eczémateuses; mais encore, et cela est d'observation quotidienne, des écarts de régime, une alimentation excitante, l'ingestion de boissons alcooliques déterminent souvent une poussée aiguë dans le cours d'un eczéma chronique.

Les lésions hépatiques chroniques, les congestions hépatiques de toute cause, peuvent produire le même effet.

Les lésions rénales, néphrites aiguës ou chroniques, l'insuffisance passagère de la sécrétion urinaire jouent très souvent un rôle analogue à celui des lésions et des troubles fonctionnels des voies digestives.

L'uricémie a été accusée de jouer le rôle principal dans les manifestations cutanées de l'arthritisme et de l'eczéma en particulier; si elle ne peut en être considérée comme la seule cause, si les autres toxémies concomitantes ne doivent pas être négligées dans l'interprétation de ses effets, elle ne peut cependant être disculpée; elle est, en outre, d'une constatation plus facile que les autres altérations du sang qui l'accompagnent, et fournit ainsi une indication thérapeutique plus facile à saisir.

La glycosurie intervient plus rarement dans la production de l'eczéma: comme l'uricémie, elle est la traduction d'une tare diathésique et d'un état constitutionnel dont les autres manifestations concourent au développement de cette dermatose; mais le parallélisme qu'on observe entre les lésions cutanées et l'intensité de la glycosurie ne permettent pas de nier que celle-ci ne joue un rôle capital dans la détermination des premières.

Le rôle du système nerveux dans le développement de l'eczéma a été très diversement apprécié: alors que quelques auteurs décrivent un eczéma nerveux, dont ils font une sorte de dermatoneurose, d'autres pensent que le système nerveux n'a rien à voir avec cette dermatose. Nous croyons qu'il y a lieu d'adopter une opinion intermédiaire. Il est incontestable que quelques éruptions eczémateuses, dont la plupart devraient sans doute être rapportées au prurigo diathésique de M. Besnier, surviennent chez des sujets fortement entachés de nervosisme, à l'occasion d'une émotion vive, d'un choc moral; mais souvent, dans ces cas, le trouble du système nerveux n'agit pas directement sur la peau, et retentit sur celle-ci par l'intermédiaire de quelque modification de la nutrition générale. Plus souvent les perturbations nerveuses provoquent une exacerbation de lésions eczémateuses préexistantes; c'est ainsi que les fatigues physiques, le surmenage intellectuel, les émotions sont suivis chez les eczémateux de poussées aiguës, dans l'interprétation pathogénique desquelles il faut faire jouer un rôle aux troubles nutritifs et aux altérations humorales provoqués par ces perturbations. Le système nerveux n'est donc le plus souvent qu'un chaînon intermédiaire entre une cause accidentelle et une lésion cutanée consécutive. Dans d'autres cas, le nervosisme du sujet modifie la lésion cutanée dont il est porteur : les eczémas persistants et très prurigineux sont essentiellement des dermatoses de sujets entachés de nervosisme par prédisposition héréditaire ou acquise; d'ailleurs l'association du nervosisme et de l'arthritisme est trop commune pour que le système nerveux n'ait pas fréquemment à imprimer un cachet particulier à une dermatose aussi intimement liée aux états diathésiques.

Le rôle des causes générales et viscérales dans

l'étiologie des eczémas est indiscutable et primordial ; sans elles, les causes externes ou locales ne sauraient déterminer que des lésions passagères, eczématiformes d'aspect, non eczémateuses de nature. Il y a, à notre avis et nous nous sommes déjà expliqué sur ce point, nécessité d'établir une distinction théorique et clinique entre ces deux ordres de dermatoses.

Les irritations les plus diverses peuvent intervenir à titres de causes déterminantes dans le développement des eczémas : des frottements répétés, des traumatismes tels que ceux produits par le grattage dans les dermatoses prurigineuses de toute origine, la présence de parasites animaux dans la gale ou dans la phthiriase, ou végétaux comme dans les trichophyties, le contact accidentel ou professionnel de substances chimiquement ou banalement irritantes, la présence de lésions qui modifient localement la nutrition de la peau comme les varices, etc., peuvent les engendrer chez les sujets prédisposés.

Le rôle des parasites microbiens dans la production de l'eczéma est plus difficile à interpréter. Certains eczémas, dans lesquels on ne découvre pas de parasites déterminés, offrent cependant, dans leur mode de dissémination et surtout dans le mode d'agmination de leurs éléments, des caractères qui semblent indiquer leur origine parasitaire. Unna attribue à la présence d'un microcoque spécial le développement de l'eczéma séborrhéique, dont certaines formes offrent, en effet, nettement l'apparence de lésions parasitaires ; mais cette opinion est loin d'être admise par la majorité des dermatologistes.

Il est vraisemblable que, si les parasites microbiens interviennent dans la production de certains eczémas, les espèces parasitaires en cause sont multiples et peut-être banales, qu'elles ne font que préparer le terrain sur lequel les réactions cutanées se produisent, en raison de la prédisposition du sujet, sous la forme eczémateuse.

Ces parasites peuvent encore jouer dans l'eczéma un rôle différent et, se greffant sur des lésions cons- tuées, modifier leur aspect et leur forme clinique; mais elles produisent alors des complications locales surajoutées à l'eczéma, et non l'eczéma lui-même.

Traitement. — Comme l'a dit avec juste raison M. Besnier à propos du traitement général de cette affection, il n'y a pas un traitement de l'eczéma, mais « des eczémateux qu'il faut traiter suivant l'espèce particulière d'eczéma dont ils souffrent, suivant leur état diathésique, suivant les conditions d'organes et de fonctions qu'ils présentent ».

La multiplicité, la variabilité et la complexité des causes qui interviennent dans la production des eczémas peuvent déjà, à elles seules, faire préjuger le bien fondé de ce précepte : la variabilité des réac- tions cutanées chez les eczémateux sous l'influence des applications externes démontre qu'il s'applique également au traitement local.

On peut dire que le traitement de l'eczéma est un des problèmes les plus embarrassants de la pratique dermatologique : il est peu d'affections qui néces- sitent de la part du médecin plus d'attention, plus d'expérience générale, plus d'observation minutieuse des résultats produits par les agents thérapeutiques.

Une question préjudicielle se pose en présence d'un cas d'eczéma : faut-il le traiter ? N'y a-t-il pas à craindre que cette manifestation d'un état diathésique ne puisse alterner avec d'autres localisations de la dia- thèse et, si on la guérit, être remplacée par quelque autre affection de même origine, plus gênante ou plus grave ?

Les faits d'alternances morbides sont en réalité beaucoup plus rares que ne le prétendent certains auteurs : nous avons, sur ce point, assez nettement formulé notre opinion et ses conséquences au point de vue thérapeutique pour n'avoir pas à y revenir : nous renvoyons le lecteur à ce que nous avons dit précédemment (T. I, p. 3) au sujet de la nécessité et du mode de l'intervention dans les dermatoses, et nous rappelons seulement ici que pour nous, s'il y a parfois lieu de ne pas guérir, ou au moins de ne pas guérir rapidement certains eczémas, il y a toujours lieu de les traiter.

Ce traitement comprend deux modes principaux d'intervention : le traitement interne et le traitement externe.

En aucun cas, le *traitement interne* ou général ne doit être négligé chez les eczémateux ; c'est seulement en modifiant l'état général et les lésions viscérales causales qu'on peut espérer guérir une affection dans laquelle les agents extérieurs ne font que mettre en jeu une disposition constitutionnelle.

Le traitement général est, en outre, la sauvegarde contre les complications viscérales auxquelles l'eczéma pourrait être accusé de donner lieu ; que ces complications soient le résultat d'une alternance entre des manifestations d'une même diathèse ou qu'elles soient produites par la disparition d'un eczéma jouant le rôle d'émonctoire, c'est en traitant la diathèse, en modifiant les échanges organiques et en activant les éliminations par les voies naturelles, qu'on empêchera ces répercussions viscérales.

Ainsi compris, le traitement général des eczémateux peut avoir à remplir des indications très diverses suivant les états pathologiques au cours desquels survient l'eczéma. Tout d'abord, chez les arthritiques, on aura recours aux alcalins, bicarbonate de soude, administré au commencement des repas, sous forme de solutions ou d'eau de Vichy, de Vals, etc., ou en cachets plutôt encore que sous la forme de sirops analogues du sirop alcalin de Bazin, au benzoate de soude, à la lithine administrée en cachets ou en solutions gazeuses et aux diurétiques.

Chez les jeunes sujets lymphatiques, on administrera l'huile de foie de morue, les préparations d'iode et d'iodure de fer, le sirop antiscorbutique, les phosphates terreux, etc.

Chez les sujets anémiques, on donnera du fer.

L'arsenic, dont on a tant abusé dans l'eczéma comme dans d'autres dermatoses, est utile chez les sujets dont la nutrition est languissante, chez les arthritiques déprimés par quelque affection intercurrente et chez ceux qui ont abusé des alcalins. On le proscrira dans les eczémas à marche aiguë et dans les poussées aiguës d'eczéma chronique, et on le réservera presque exclusivement aux formes sèches dans lesquelles on doit, pour en obtenir un effet utile, le porter à doses suffisamment élevées; la liqueur de Fowler, les solutions d'arséniate de soude et l'eau de la Bourboule sont, en pareil cas, les meilleurs modes d'administration de l'arsenic.

Le soufre a été vanté dans l'eczéma, sous des formes très diverses : eaux sulfureuses, iodure de soufre, ichthyol, etc. Il doit être réservé aux jeunes eczémateux lymphatiques et aux formes sèches de l'eczéma chronique des adultes.

Les médicaments vaso-moteurs, la quinine, la digitale, l'ergotine, l'hamamelis, etc., peuvent être utiles dans les formes congestives de l'eczéma, surtout dans leurs localisations faciales.

Les troubles des voies digestives doivent être chez les eczémateux l'objet de l'attention du médecin, et il y trouvera presque toujours des indications thérapeutiques précieuses. D'une façon générale, il devra surveiller tout particulièrement le régime alimentaire des eczémateux, en supprimer toutes les substances susceptibles de provoquer des fermentations intestinales et de réagir sur la peau par l'intermédiaire des irritations des voies digestives ou des intoxications d'origine intestinale : nous renvoyons à ce sujet au chapitre des dermatoses dues aux troubles gastro-intestinaux (Voir T. I, p. 280). L'antisepsie intestinale est indiquée dans tous les cas d'eczéma à marche aiguë et dans les eczémas occupant une grande étendue du tégument.

Les eczémateux doivent toujours éviter la constipation. Les laxatifs répétés doivent en outre être prescrits dans les eczémas aigus, dans les poussées aiguës ou subaiguës des eczémas chroniques et dans les eczémas généralisés à marche chronique.

Les troubles hépatiques et rénaux seront toujours combattus lorsqu'on les rencontrera. Il y aura en outre toujours utilité à entretenir, par l'emploi des diurétiques et surtout du lait, un taux élevé de sécrétion urinaire ; cette indication est plus impérieuse encore lorsque l'urine renferme un excès d'acide urique.

La constatation de la glycosurie impose un traitement antidiabétique plus ou moins rigoureux suivant son intensité et l'état général du sujet.

Les troubles nerveux concomitants à l'eczéma

doivent également être traités par les moyens appropriés (valériane, bromures, chloral, antipyrine, etc.), qui aideront parfois à calmer le prurit et contribueront à rétablir le sommeil, fréquemment compromis dans les eczémas intenses et étendus.

L'hygiène générale doit également être surveillée chez les eczémateux : les excès de toutes sortes, les fatigues physiques, le travail intellectuel intensif leur seront interdits, pour peu que l'éruption soit étendue et persistante; le massage, l'hydrothérapie, l'exercice modéré et régulier, le séjour à la campagne aideront souvent à la guérison de la dermatose.

Le séjour au bord de la mer est utile dans les eczémas non irritables et dans les eczémas peu suintants des jeunes sujets lymphatiques, mais ne peut être prescrit indistinctement à tous les eczémateux : dans les eczémas suintants et étendus, surtout chez les sujets nerveux, l'habitation près des plages excitantes du Nord doit être proscrite, ou tolérée seulement sous bénéfice de l'observation de ses effets sur la dermatose.

Les eaux minérales jouent un grand rôle dans le traitement de l'eczéma; il est peu de stations thermales qui ne puissent, dans certains cas, remplir d'utiles indications; mais il faut remarquer que les eaux minérales sont nuisibles dans les périodes aiguës de l'eczéma, et doivent être réservées aux eczémas chroniques.

Les propriétés excitantes de certaines eaux peuvent servir à modifier l'état de la surface cutanée; plus souvent encore le traitement thermal s'adresse à l'état général du sujet et c'est dans la constitution de celui-ci qu'on trouve à la fois son indication et celle de telle ou telle station en particulier.

D'une façon générale, les eaux sulfureuses de Luchon, Cauterets, Barèges, Saint-Gervais, les eaux sulfo-chlorurées d'Uriage, les eaux bicarbonatées chlorurées de Royat, conviennent aux formes sèches sans infiltration prononcée du tégument, les eaux arsenicales de la Bourboule aux formes sèches et rebelles avec infiltration lichénoïde plus ou moins accusée.

Les eaux sulfureuses de Luchon, Cauterets, Barèges, Saint-Honoré, Challes, sont surtout indiquées chez les sujets lymphatiques porteurs de lésions torpides et quand on ne craint pas de déterminer une poussée inflammatoire ; les eaux d'Uriage et de Saint-Gervais sont utiles chez les sujets lymphatiques et les sujets affaiblis par des causes diverses porteurs d'eczémas irritables.

Les eaux arsenicales comme la Bourboule sont indiquées chez les sujets lymphatiques et chez les arthritiques débilités.

Les eaux chlorurées sodiques fortes de Salies-de-Béarn, de Salins, de Briscous, les eaux de Lavey peuvent être employées chez des sujets fortement entachés de lymphatisme.

Les eaux alcalines, comme Royat, conviennent principalement aux arthritiques atteints d'eczémas peu irritables.

Les eaux faiblement minéralisées comme Plombières, Bourbon-l'Archambault, Néris, sont indiquées chez les arthritiques nerveux, présentant des manifestations articulaires et névralgiques, et dont l'eczéma est peu irritable.

Les eaux alcalines fortes, comme Vichy, Vals, etc., peuvent être utiles chez les arthritiques eczémateux, mais ne doivent être administrées qu'à l'intérieur.

Les eaux de Contrexéville, de Vittel, d'Evian, peuvent également être indiquées chez les arthritiques goutteux auxquels il convient de procurer une diurèse abondante, mais ne sont guère employées qu'en boissons.

Il en est de même des eaux ferrugineuses, comme Bussang, applicables au traitement des eczémateux anémiques.

Les bains prolongés de Louèche peuvent être prescrits dans quelques cas d'eczémas très persistants et généralisés.

Le *traitement local* joue un rôle très important dans la guérison des eczémas : quelque prépondérance qu'ait l'état constitutionnel dans la production de ceux-ci, ils ne sauraient être efficacement traités par les méthodes thérapeutiques internes ; toujours, lorsqu'on veut arriver à les guérir, il faut recourir à l'emploi des topiques.

Mais, nous ne saurions trop le répéter, il est peu de dermatoses où l'institution du traitement local exige plus d'attention de la part du médecin ; il en est peu où il soit susceptible, s'il est mal dirigé, de provoquer des exacerbations plus prononcées et d'aggraver davantage les lésions existantes et où, même avec la direction la plus attentive, on ne voie survenir plus fréquemment des poussées inflammatoires inopinées.

Il n'y a pas un traitement local de l'eczéma, mais un nombre considérable de traitements locaux des éruptions eczémateuses.

Il convient tout d'abord d'établir dans les eczémas deux grandes catégories : les eczémas aigus et les eczémas chroniques. Cette distinction est capitale au point de vue thérapeutique.

A chacune d'elles conviennnent des méthodes de traitement absolument différentes, pour ne pas dire opposées ; il n'y a du reste en cela rien de spécial à l'ezcéma : il ne viendrait pas à l'idée d'un médecin de soigner de la même façon une bronchite aiguë et une bronchite chronique, une uréthrite aiguë et une blennorrhée chronique.

Nous ne saurions trop engager le lecteur à se défier des traitements tout faits de l'eczéma, des prétendus remèdes anti-eczémateux : très efficaces dans certains cas déterminés, ils sont fréquemment sans effet ou dangereux lorsqu'on veut les appliquer à tous les sujets atteints d'eczéma, sans se soucier de la différence des formes cliniques et évolutives de cette affection très polymorphe.

Ces remèdes anti-eczémateux sont presque toujours des agents de la médication substitutive ; ils ne guérissent la dermatose qu'en provoquant une inflammation nouvelle, d'intensité et de gravité différentes. Cette action, que l'on peut et doit rechercher dans les cas d'eczémas chroniques longtemps persistants, peu ou point irritables, est des plus redoutables lorsque les phénomènes inflammatoires qui constituent l'eczéma à ses premières périodes ne sont pas calmés : dans ces conditions les agents en question ne font que déterminer une exacerbation souvent intense, très difficile à modérer, de lésions qui sans elle auraient disparu facilement.

Un autre écueil, beaucoup plus grave et que la prudence la plus grande ne permet pas toujours d'éviter, est la variabilité de la réaction cutanée vis-à-vis des topiques les plus divers et les plus anodins en apparence. Le médecin le plus prudent et le plus expert dans le traitement de l'eczéma peut se trouver à l'improviste en présence d'une de ces susceptibilités individuelles qui rendent presque impossible l'application des topiques les mieux choisis et les plus appropriés en apparence.

Pour ces diverses raisons, le traitement des eczémateux doit toujours, pour peu que la dermatose soit encore à la période aiguë ou au voisinage de cette période, être surveillé de très près; le malade ne doit pas être abandonné à lui-même, mais soumis à une observation médicale attentive et répétée, de même que le médecin a l'habitude de surveiller et d'observer les résultats du traitement dans les affections aiguës d'ordre médical proprement dit.

Le *traitement local des eczémas aigus*, à leur début, lorsqu'ils se traduisent par la rougeur de la peau, la présence de vésicules et du suintement, consiste dans l'emploi des émollients.

Les enveloppements humides au moyen de compresses de tarlatane imprégnées de liquides aseptiques ou de solutions antiseptiques faibles répondent à cette indication dans la grande majorité des cas. L'eau bouillie pure, la décoction de guimauve, de racine d'aunée, l'infusion de mauve, de fleurs de sureau, de têtes de camomille, et surtout les solutions de sublimé au 3000ᵉ ou au 4000ᵉ, de phéno-salyl au 500ᵉ, de résorcine au 100ᵉ ou au 200ᵉ, d'ichthyol aux mêmes doses, l'eau boriquée peuvent servir dans ce but : l'essentiel est que ces liquides soient supportés par les téguments et qu'ils ne déterminent pas eux-mêmes une irritation de la peau. En règle générale, il nous paraît utile, toutes les fois que les surfaces eczémateuses sont le siège de lésions secondaires d'infection, de faire des enveloppements avec une solution de sublimé jusqu'à ce que la suppuration ait disparu, et de recourir ensuite aux applications de phéno-salyl ou des autres liquides que nous avons énumérés.

Lorsque les téguments sont le siège d'une inflammation intense et particulièrement chez les enfants, on se trouve bien d'enveloppements avec des compresses de tarlatane trempées dans de l'eau tiède à laquelle on ajoute, suivant le conseil de M. Besnier, pour chaque litre une à deux cuillerées à bouche d'amidon en poudre et une à deux cuillerées à café d'acide borique.

Dans les mêmes cas et surtout lorsque les lésions eczémateuses sont peu étendues, les cataplasmes de fécule de pommes de terre, appliqués à peine tièdes et renouvelés toutes les 4 à 5 heures, ou les cataplasmes émollients du commerce, peuvent encore être employés avec grand avantage.

Les enveloppements de caoutchouc, en entretenant une humidité constante sur les surfaces qu'ils recouvrent, constituent des bains locaux qui peuvent remplacer les cataplasmes et sont d'un emploi très commun dans l'eczéma. (Voir T. II, p. 206.)

Les pulvérisations de liquides émollients et de solutions antiseptiques faibles rentrent encore dans la médication émolliente : elles sont surtout applicables aux eczémas peu étendus et à ceux qui s'accompagnent de la formation de croûtes, dont elles facilitent la chute.

Les applications précédentes doivent être répétées à intervalles convenables pour empêcher que les sécrétions ne s'altèrent sur les surfaces eczémateuses et n'en provoquent l'irritation ; à chaque changement de pansement, on doit avoir soin de laver les surfaces doucement au moyen d'un linge fin ou de bourdonnets d'ouate hydrophile imbibés d'une solution antiseptique faible ou d'un liquide aseptique : infusion de camomille, décoction de racine d'aunée, etc.

Les applications humides sont bien supportées dans la grande majorité des cas d'eczéma aigu. Il en est cependant où elles sont inapplicables : la macération provoquée par le liquide devient une nouvelle cause d'irritation et on ne peut sans inconvénient continuer les enveloppements ou l'usage des cataplasmes et du caoutchouc. Cet effet peut se produire dès les premières applications humides ou seulement au bout de quelques jours.

Lorsque, dès le début, la peau supporte mal les pansements humides, ce qui s'observe surtout dans les eczémas étendus avec rougeur vive et suintement peu prononcé, il convient de recourir à l'emploi des corps gras ou des poudres.

Les corps gras applicables a ces formes irritables d'eczéma aigu sont l'axonge fraîche et surtout le liniment oléo-calcaire qui est encore la préparation le plus souvent supportée, plus rarement la vaseline pure ou boriquée, plus rarement encore le cold-cream et le glycérolé d'amidon. Au sujet de la tolérance de la peau eczémateuse pour les corps gras, on retrouve les mêmes irrégularités qu'au sujet des applications humides, et il est impossible de savoir à l'avance lequel conviendra dans un cas donné ; il faut encore ici se baser sur l'observation des effets obtenus.

Dans quelques cas, assez rares en réalité, et surtout dans les eczémas érythémateux avec vésicules peu développées, les divers topiques précédents sont à peu près également mal supportés, et les poudres inertes, principalement la poudre d'amidon additionnée d'oxyde de zinc ou de talc, peuvent seules être appliquées sur les parties malades. Lorsqu'on est amené à les employer dans des eczémas suintants, on doit exiger des soins de propreté minutieux : en s'agglomérant avec les sécrétions eczémateuses, elles peuvent en effet former des croûtes épaisses, adhérentes, dans lesquelles se produisent des fermentations et qui sont une cause nouvelle d'irritation ; des pulvérisations tièdes, des cataplasmes de fécule de pommes de terre appliqués pendant quelques heures permettent, au besoin, de faire tomber ces agglomérats. Dans tous les cas où on recourt à l'usage des poudres, celles-ci doivent être employées largement, les surfaces malades recouvertes d'une épaisse couche pulvérulente; si les lésions sont généralisées, le mieux est de faire coucher le malade sans vêtement entre deux draps de toile fine, abondamment imprégnés de poudre.

Les traitements précédents conviennent aux premières périodes des eczémas aigus et aux poussées aiguës intenses des eczémas subaigus et chroniques ; mais ils ne peuvent s'appliquer aux périodes ultérieures; ils entretiendraient la maladie au lieu de la guérir, et surtout les applications humides, en macérant l'épiderme et en le rendant ainsi plus vulnérable, risqueraient d'éterniser l'eczéma.

Mais à quel moment doit-on remplacer les pansements humides par les pommades qui sont la base du traitement de la période de décroissance de l'eczéma ?

C'est encore par l'observation seule qu'on en pourra juger, et par le tâtonnement qu'on parviendra à le faire en temps opportun.

L'épiderme commence-t-il à blanchir, à devenir plus mou, moins adhérent, il convient de supprimer les cataplasmes ou les applications humides. Cette macération épidermique coïncide généralement avec la diminution ou la disparition des sécrétions séreuses à la surface de l'eczéma, et alors on peut de suite en venir à l'emploi des pommades. Si les sécrétions séreuses persistaient alors que l'épiderme se macère, on aurait recours aux poudres absorbantes ou aux corps gras simples avant d'appliquer des pommades.

Les pommades doivent être employées avec prudence, au moins pendant les premiers jours. Il est de bonne pratique de les appliquer pendant quelques heures seulement chaque jour, et de continuer les émollients dans les intervalles ; de la sorte, on peut juger des effets obtenus et, suivant ceux-ci, augmenter la durée des applications de pommades ou revenir à l'usage exclusif des émollients. Ce stade du traitement de l'eczéma est essentiellement un stade amphibole, réclamant une observation répétée et attentive.

Les pommades à l'oxyde de zinc ou au sous-nitrate de bismuth sont les plus employées à cette période de l'eczéma. L'excipient est de préférence la vaseline ; mais il faut compter encore ici avec les différences d'irritabilité de la peau qui ne lui permettent pas toujours de supporter cette substance, et on se trouve parfois mieux de l'emploi des pommades à base d'axonge benzoïnée, de cold cream frais.

La proportion d'oxyde de zinc ou de sous-nitrate de bismuth contenu dans la pommade n'a pas une importance aussi considérable que le disent quelques auteurs. Cependant, pendant les 2 ou 3 premiers jours qui suivent la suppression du traitement émollient, il est bon de se servir de pommades peu épaisses, renfermant, par exemple, 2 à 10 grammes de ces substances pour 30 grammes d'excipient : ces pommades s'étendent facilement sur le tégument et, une fois appliquées, on peut augmenter leur adhérence en saupoudrant à l'amidon ou au talc.

Dès qu'il est prouvé que le tégument est en état de supporter les pommades, il y a tout avantage à employer des pommades épaisses ou des pâtes qui tiennent beaucoup mieux.

Lorsque la tolérance pour les pommades à l'oxyde de zinc est bien établie, on hâte la guérison en les additionnant de substances plus actives : l'acide salicylique en premier lieu, surtout lorsqu'il y a de la desquamation, la résorcine, le baume du Pérou à doses de 1 à 2 ou 3 0/0 sont alors utiles ; dans les eczémas séborrhéiques, le soufre à la dose de 5 à 10 0/0 dans une pommade à l'oxyde de zinc peut être également employé, tant que ces lésions ne sont pas en état de supporter [des pommades soufrées pures.

Au moyen de ces topiques, on parvient presque toujours à obtenir la guérison des eczémas aigus ; la durée du traitement est toujours assez longue, mais au moins risquera-t-on peu de provoquer' des poussées inflammatoires intenses.

Les préparations d'huile de cade et des divers goudrons peuvent servir à activer la guérison, surtout chez les sujets lymphatiques et dans les formes rebelles d'eczéma séborrhéique ; mais on ne doit jamais en faire usage que lorsque les phénomènes inflammatoires ont disparu et qu'on n'a plus lieu de craindre des poussées irritatives intenses ; même alors, elles ne doivent être employées qu'avec précautions, et il faut les suspendre si elles déterminent une inflammation trop vive. Toujours on doit débuter par des doses faibles, par du glycérolé d'amidon renfermant 2 à 3 0/0 d'huile de cade, quitte à augmenter progressivement les doses si l'effet est insuffisant. Nous conseillons également de faire alterner, au moins au début, les préparations cadiques et la pommade à l'oxyde de zinc qu'on applique, par exemple, un jour sur deux. L'huile de cade doit d'ailleurs, en raison de son odeur, être réservée aux cas véritablement rebelles d'eczéma.

Les préparations mercurielles (oxyde jaune, oxyde blanc, calomel) rendent quelquefois des services dans le traitement de la dernière période de l'eczéma, mais elles demandent une surveillance très attentive, en raison des accidents hydrargyriques locaux et généraux qu'elles peuvent déterminer ; elles ne doivent jamais être employées dans les eczémas étendus et leurs applications ne doivent pas être répétées plus de 5 à 6 jours de suite.

A cette période tardive de l'eczéma aigu, on peut recourir aux emplâtres à l'oxyde de zinc, à l'emplâtre adhésif boriqué ou à l'emplâtre rouge de Vidal pour terminer la guérison de lésions limitées persistantes.

Le prurit, parfois intense, qui accompagne les dernières périodes de l'eczéma aigu, peut être calmé par des lotions antiprurigineuses à l'eau phéniquée, à l'alcool de menthe ou à l'eau de Cologne étendus d'eau, etc. ; les pommades à l'oxyde de zinc additionnées de 1 à 2 0/0 de menthol sont très utiles dans ces cas, mais ne doivent être appliquées que lorsque tout suintement a disparu et que l'eczéma est parvenu à la période squameuse.

La période terminale de l'eczéma aigu est le plus souvent désespérante par sa ténacité et sa longue durée; ces raisons ne sont cependant pas suffisantes pour que le médecin se départisse d'une grande prudence et tente l'emploi d'une médication trop active, qui risquerait de compromettre en un temps très court un résultat péniblement acquis.

Pour se décider à employer un traitement énergique, analogue à celui de l'eczéma chronique, il faut que les lésions soient réduites à une très faible étendue, et encore ne doit-il être tenté que sous bénéfice d'une surveillance attentive; si, sous son influence, il survient une poussée trop intense, on doit la combattre par les traitements de la période aiguë. Il en est de même lorsque des exacerbations se produisent spontanément dans cette période.

Les bains ne doivent être employés qu'avec grande prudence dans les eczémas aigus : s'ils sont parfois utiles, plus souvent ils provoquent une irritation quelquefois intense. Ce n'est donc que sous bénéfice de l'observation de leurs effets qu'on prescrira les bains d'amidon et les bains de gélatine, en recommandant aux malades ne pas les prendre trop chauds et de s'essuyer doucement à la sortie du bain. Sauf dans quelques cas exceptionnels, et seulement à la période terminale, on n'aura recours jamais aux bains alcalins ni aux bains sulfureux.

Le *traitement local des eczémas chroniques* ne présente guère moins de difficultés que celui des eczémas aigus; pas plus que pour ceux-ci il n'existe de médications applicables à tous les cas et pouvant être employées sans une surveillance attentive et une direction médicale suivie.

Le traitement le plus régulier échoue d'ailleurs fréquemment et un résultat sérieux ne peut être obtenu que par la continuité et la régularité du traitement.

Sauf dans les eczémas de très ancienne date et peu irritables, il y a presque toujours avantage à commencer le traitement des eczémas chroniques par l'emploi des émollients : enveloppements humides, enveloppements de caoutchouc, pulvérisations et même, s'il y a des croûtes épaisses, applications de cataplasmes de fécule de pommes de terre. On obtient souvent ainsi en peu de jours une amélioration considérable qui hâte singulièrement la guérison.

C'est encore à ces traitements qu'il faut recourir toutes les fois que, avec ou sans intervention thérapeutique, survient une poussée aiguë ou que les lésions eczémateuses se recouvrent de croûtes.

Les pullulations microbiennes qui se font dans ce dernier cas doivent toujours être évitées ; aussi les lésions eczémateuses doivent-elles être toujours maintenues en état de propreté parfaite ; on arrive facilement à ce résultat par l'emploi des pansements humides légèrement antiseptiques ou des pulvérisations.

Il faut reconnaître cependant que certains eczémas chroniques supportent mal les émollients et s'enflamment à leur contact. Dans ces cas, on doit commencer le traitement local par les applications de pommades à l'oxyde de zinc ou au sous-nitrate de bismuth, additionnées ou non de 1 à 2 0/0 d'acide salicylique.

C'est encore à ces pommades qu'on doit avoir recours après la cessation des applications émollientes, lorsqu'on les a employées au début du traitement : les règles que nous avons indiquées au sujet du remplacement des émollients par les pommades dans les eczémas aigus sont également applicables dans les eczémas chroniques.

Quelques eczémas chroniques superficiels peuvent guérir assez rapidement par les applications des pommades précédentes, d'emplâtres à l'oxyde de zinc ou d'emplâtre rouge de Vidal, aidées de bains à l'amidon.

Le plus souvent cependant ces topiques sont insuffisants et il est nécessaire de les remplacer bientôt par des préparations plus actives.

Les pommades à l'acide salicylique, à la résorcine, au baume du Pérou, que nous avons indiquées à propos de l'eczéma aigu, ne sont pas beaucoup plus actives que les précédentes dans les eczémas chroniques ; s'ils leur résistent, on est amené à essayer de substances plus énergiques.

Le naphthol, préconisé par Kaposi, peut être employé en pommades à 5 ou 10 0/0, mais est souvent insuffisant.

L'acide pyrogallique, en pommades à 5 0/0 ou 10 0/0, la résorcine en pommades à 5 0/0, l'ichthyol en pommades à 10 ou 15 0/0 donnent parfois de bons résultats. L'acide chrysophanique est d'un emploi moins pratique.

Les pommades soufrées à 5 ou 10 0/0, additionnées de 2 à 3 0/0 de baume du Pérou, donnent souvent d'excellents résultats dans les formes séborrhéiques.

L'huile de cade jouit dans l'eczéma chronique avec infiltration du tégument d'une réputation bien connue et peut-être un peu exagérée. Outre son odeur qui la rend inapplicable chez beaucoup de malades, elle a l'inconvénient d'être très souvent trop irritante. Elle ne doit être employée que dans les eczémas qui résistent à tous les traitements. On la prescrit sous forme de glycérolé à doses progressivement croissantes variant de 5 à 40 0/0 suivant l'irritation produite et en surveillant de près ses effets.

Elle peut être remplacée par l'huile de bouleau, qui n'a pas son odeur désagréable et n'est pas plus irritante.

Le baume du Pérou à hautes doses (10 à 15 0/0) peut également être employé comme succédané de l'huile de cade, mais est moins actif.

Dans certains eczémas très rebelles, peu irritables, avec infiltration prononcée du tégument et surtout avec épaississement de l'épiderme, les frictions de savon de potasse, recommandées par Hebra, suivies d'application d'emplâtre rouge de Vidal ou d'emplâtre adhésif borique, peuvent être employées comme moyen de révulsion énergique ; mais ce mode de traitem ent est d'un emploi tout à fait exceptionnel.

De même les badigeonnages avec des solutions de n itrate d'argent au 50e, qui sont également très irritants.

Dans les eczémas secs et prurigineux, le glycérolé tartrique de Vidal peut rendre des services, mais son action doit être surveillée de près.

Les emplâtres sont très employés actuellement par quelques dermatologistes dans le traitement de l'eczéma : les emplâtres à l'oxyde de zinc, au dermatol, l'emplâtre rouge de Vidal, l'emplâtre adhésif boriqué peuvent être utilisés dans le traitement des eczémas localisés, squameux et non suintants ; mais nous ne croyons pas qu'ils conviennent au traitement des autres formes d'eczéma chronique.

Il en est de même des divers vernis et pellicules préconisés dans ces derniers temps.

Un grand nombre d'autres substances ont été proposées contre l'eczéma chronique; la plupart de ces substances n'ont pas répondu aux espérances qu'elles avaient fait concevoir et, pour rester dans le cadre essentiellement pratique de cet ouvrage, nous n'entreprendrons pas de les énumérer. D'ailleurs, à propos de quelques localisations de l'eczéma, nous signalerons celles qui peuvent être utiles dans certains cas particuliers.

Les bains rendent fréquemment des services dans le traitement des eczémas chroniques, auxquels ils sont plus applicables qu'aux eczémas aigus; mais encore faut-il savoir qu'ils sont très inégalement supportés, que parfois ils provoquent des poussées intenses et étendues : aussi ne doit-on les prescrire que sous réserve de l'observation de leurs effets. On devra particulièrement recommander aux malades de ne pas les prendre trop chauds, et de ne pas s'essuyer trop vigoureusement à la sortie; après le bain il est bon de compléter l'assèchement au moyen de larges applications de poudres inertes et, lorsque les bains alternent avec des applications humides, celles-ci doivent être renouvelées aussitôt après un essuyage modéré, sans laisser aux surfaces suintantes le temps de se dessécher.

Les bains d'amidon et de gélatine conviennent aux eczémas irritables; les bains alcalins ne doivent être prescrits que chez les sujets porteurs de lésions non irritables et surtout d'eczéma sec; les bains sulfureux, très utiles dans des cas analogues et surtout dans les eczémas séborrhéiques, doivent être absolument proscrits dans les eczémas suintants et irritables.

Eczémas considérés suivant leurs localisations topographiques.

Nous avons envisagé jusqu'ici les eczémas en général sans tenir compte de leur siège, et ce que nous venons de dire s'applique surtout aux eczémas généralisés des régions glabres.

Il nous faut, pour préciser exactement quelques indications du traitement des eczémas, envisager à part les eczémas de quelques régions où ils présentent des aspects particuliers et où ils nécessitent un traitement adapté à leurs formes cliniques et aux conditions spéciales de la structure de la peau dans ces régions.

ECZÉMAS DE L'EXTRÉMITÉ CÉPHALIQUE

Eczémas du cuir chevelu.

Les eczémas du cuir chevelu sont le plus souvent des eczémas séborrhéiques. Ils peuvent revêtir la forme sèche ou la forme humide et croûteuse et occuper une portion restreinte du cuir chevelu ou se généraliser à toute son étendue. Ils s'accompagnent souvent de la chute des cheveux. (Voir pour plus de détails le chapitre de la séborrhée, T. II, p. 117.)

Chez les enfants, l'eczéma du cuir chevelu est souvent encore lié à la séborrhée, mais il peut succéder à la phthiriase, quoiqu'il s'agisse plus fréquemment alors d'impétigo que d'eczéma.

Le **traitement** de l'eczéma du cuir chevelu se confond avec celui de la séborrhée dans un grand nombre de cas, et surtout dans ses formes légères.

Chez l'homme et chez l'enfant, il nécessite la coupe

des cheveux, qui doivent être tenus ras; chez la femme, à condition que les soins soient exécutés rigoureusement, la chevelure peut être conservée; mais, lorsque les lésions sont très étendues et intenses et que la vitalité des cheveux est compromise, il y a grand avantage à les couper.

Lorsqu'il existe des croûtes, leur chute peut être obtenue au moyen des pulvérisations tièdes et du bonnet de caoutchouc, ou par des onctions grasses.

La propreté du cuir chevelu est entretenue au moyen de lavages avec de la décoction d'écorce de bois de Panama ou de l'eau chaude et du savon doux pur ou additionné de naphthol, les savons au soufre ou au goudron étant réservés aux formes non irritables.

Les pommades au naphthol conviennent aux formes irritables; celles-ci sont d'ailleurs plus rares que sur les parties glabres.

Le plus souvent, les pommades contenant 5 à 10 0/0 de soufre sont bien tolérées. On peut les additionner de 1 à 2 0/0 de résorcine, d'acide salicylique et de baume du Pérou, comme le fait très fréquemment M. Besnier.

L'huile de cade, sous forme de glycérolé cadique à doses variables et progressives, donne de bons résultats dans les eczémas rebelles du cuir chevelu; elle peut être souvent remplacée par l'huile de bouleau ou par le baume du Pérou en pommades à 5 ou 8 0/0.

Eczémas des régions ciliaires.

La localisation de l'eczéma sur le bord libre des paupières peut affecter la forme sèche ou la forme humide ; elle se traduit souvent par de la rougeur avec rétraction des paupières, produisant l'ectropion ou l'entropion, et donne fréquemment lieu à la chute des cils.

Elle s'observe chez les arthritiques et chez les lymphatiques ; chez ces derniers, elle peut se développer dans le jeune âge (eczémas des enfants strumeux) ou à un âge plus ou moins avancé.

Son **traitement** est souvent très laborieux.

Dans la plupart des cas, les lavages avec des solutions faibles de sublimé, des pulvérisations tièdes, des applications de pommades à l'oxyde de zinc en viennent à bout. Si les lésions résistent à ces moyens, les meilleurs topiques, après la disparition des lésions inflammatoires, sont les pommades au précipité jaune au 30e ou au 20e.

Eczémas des sourcils.

Les lésions eczémateuses des sourcils sont très analogues à celles du cuir chevelu et sont justiciables des mêmes traitements.

Eczémas de la barbe (menton et joues).

L'eczéma de la barbe coïncide souvent avec les folliculites de la région qui le précèdent, l'accompagnent ou lui succèdent.

Il peut se présenter sous des aspects divers : état squameux avec rougeur plus ou moins accusée, vésicules avec suintement souvent abondant et croûtes, et peut être suivi ou non de la chute des poils.

Il se rencontre tantôt chez les arthritiques, tantôt

chez les sujets lymphatiques et est très souvent en rapport avec des troubles digestifs.

Son **traitement** local varie suivant les formes cliniques.

Dans toutes les formes, la barbe doit être coupée court aux ciseaux, l'usage du rasoir irritant vivement le tégument; de plus la toilette du visage doit toujours être faite à l'eau chaude.

Dans les eczémas rebelles, nous croyons, avec M. Besnier, que l'épilation est nécessaire et doit être répétée périodiquement dès que les poils repoussent.

Dans les formes croûteuses, on doit d'abord nettoyer les parties malades au moyen des pulvérisations tièdes, des applications de cataplasmes de fécule de pommes de terre et des enveloppements humides.

Lorsque les croûtes sont tombées, on peut recourir à l'emploi du caoutchouc, qui donne de très bons résultats dans les eczémas de la barbe avec infiltration de la peau.

Les pommades à l'oxyde de zinc, additionnées de 1 0/0 d'acide salicylique ou de résorcine, peuvent amener la guérison dans les formes légères, et peuvent servir dans les autres cas à modérer l'inflammation consécutive aux applications plus actives, mais sont le plus souvent insuffisantes à elles seules.

Les applications d'ichthyol (badigeonnages et pommades), de glycérolé cadique surtout à une période avancée des formes suintantes, les pommades soufrées dans les mêmes cas et dans les formes légères sont les agents les plus efficaces. La pommade au calomel au 30⁰ est surtout indiquée dans les formes superficielles persistantes et localisées.

Cette localisation de l'eczéma est particulièrement rebelle et persistante : il est souvent nécessaire de varier et d'alterner les traitements que nous venons d'indiquer. Vidal préconisait les scarifications linéaires, qui doivent être réservées aux cas dans lesquels les médications précédentes ont manifestement échoué.

Eczémas des lèvres.

Les eczémas des lèvres ne sont souvent qu'une localisation de l'eczéma des régions pilaires de la face, et ne diffèrent ni au point de vue clinique ni au point de vue thérapeutique des eczémas de la barbe en général.

Mais il en existe une forme spéciale par son siège et son étiologie sur laquelle M. Besnier a spécialement appelé l'attention : c'est l'*eczéma récidivant de la lèvre supérieure;* limité à la portion sous-narinaire de celle-ci, il se traduit au début par le développement de vésico-pustules centrées par un poil et entourées d'une zone rouge ; les lésions se réunissent en un placard saillant et rouge, recouvert ou non de croûtes ; après la disparition des lésions pustuleuses, la tuméfaction et la rougeur persistent pendant fort longtemps.

Cette affection, qui tend à récidiver avec une désespérante facilité, s'observe chez les arthritiques, de vingt-cinq à quarante-cinq ans, et est essentiellement en rapport avec des lésions des fosses nasales, accompagnées de sécrétions séreuses ou purulentes plus ou moins abondantes : coryza subaigu ou chronique, rhinite atrophique, eczéma narinaire, etc., Les exacerbations des lésions narinaires sont suivies de la récidive de l'eczéma.

Le **traitement** de cette localisation de l'eczéma comporte tout d'abord l'emploi des moyens propres à faire disparaître la lésion nasale initiale, dont la persistance empêche sa guérison. Lorsque cette lésion nasale est elle-même de nature eczémateuse, l'introduction dans les narines de bourdonnets d'ouate imprégnés d'huile de foie de morue ou recouverts de vaseline boriquée ou de pommade à l'oxyde de zinc est particulièrement à recommander. Nous ne pouvons entrer dans le détail du traitement des diverses autres lésions des narines ; mais il convient de faire remarquer que, toutes les fois que les sécrétions sont abondantes, il y a avantage à oblitérer les fosses nasales, au moins pendant la nuit, au moyen de bourdonnets d'ouate recouverts de vaseline boriquée, afin d'empêcher l'action directe des sécrétions sur la lèvre.

L'épilation, suivie d'applications émollientes, est le premier acte du traitement de cette variété d'eczéma et doit être répétée jusqu'à guérison, dès que les poils repoussent. Les pommades à l'oxyde de zinc, au sous-nitrate de bismuth peuvent servir ensuite à calmer l'inflammation ; les badigeonnages avec une solution d'ichthyol, les pommades à l'ichthyol ou au naphthol, les emplâtres à l'oxyde de zinc et au dermatol procurent parfois une amélioration notable ; mais le meilleur mode de traitement consiste, ainsi que l'a montré M. Besnier, dans l'application d'une bandelette de caoutchouc maintenue au moyen de cordons noués derrière la tête de façon à exercer un certain degré de compression : cette bandelette est conservée constamment dans les premiers temps du traitement, puis appliquée uniquement pendant la nuit, le malade enduisant la lèvre, pendant le jour, d'une pommade à l'oxyde de zinc résorcinée à 1 0/0.

Le traitement exige toujours un temps assez long; mais c'est seulement en cas d'échec qu'on peut recourir aux scarifications linéaires préconisées par Vidal.

Eczémas des joues et des régions glabres du visage.

Les eczémas des joues peuvent offrir tous les types des lésions eczémateuses : formes sèches, formes humides, eczéma séborrhéique.

Fréquemment, chez les sujets arthritiques, souffrant de troubles digestifs, et surtout chez la femme, les lésions sont très superficielles, caractérisées par une rougeur plus ou moins nette et par une fine desquamation furfuracée. Ce type correspond au *pityriasis simplex* des auteurs.

Son **traitement** local est assez simple et consiste en lavages à l'eau chaude et de préférence à l'eau de son, suivis de lotions avec de l'eau additionnée de glycérine (un quart de glycérine neutre pour un quart d'eau de roses et moitié d'eau pure, par exemple), ou en applications de glycérolé d'amidon; dans les cas rebelles, on peut recourir à l'emploi des pommades soufrées à 5 0/0 additionnées de 1 à 2 0/0 d'acide salicylique ou de résorcine.

Chez les femmes et les jeunes sujets des deux sexes, les eczémas des lèvres se rapprochent par leurs caractères des eczémas des joues.

Fréquemment ils revêtent le type de l'eczéma séborrhéique surtout au voisinage du bord libre des lèvres; ils doivent alors être traités par les applications soufrées.

Parfois, l'eczéma du bord libre des lèvres se traduit, surtout chez les sujets strumeux, par des fissures plus ou moins accusées, avec soulèvements épidermiques dans leurs intervalles.

Le **traitement** de cette localisation de l'eczéma peut être fait au moyen de pommades à l'oxyde de zinc; mais elle leur résiste souvent et nécessite alors l'emploi des pommades au calomel ou au précipité jaune et mieux encore, suivant la pratique de M. Besnier, l'emploi du caoutchouc sous forme de bandelettes fendues à leur partie moyenne correspondant à la fente buccale et maintenues par des cordons noués derrière la tête.

Eczémas des oreilles.

Les localisations de l'eczéma sur les oreilles accompagnent très fréquemment des lésions semblables de la face et surtout du cuir chevelu. Elles occupent le plus souvent le sillon rétro-auriculaire sous la forme d'une fissure plus ou moins suintante, mais peuvent s'étendre à tout le pavillon de l'oreille qui est rouge, tuméfié, suintant ou sec, et même au conduit auditif externe.

Ces lésions, souvent très rebelles, s'observent chez les sujets lymphatiques et surtout chez les arthritiques.

Leur **traitement** est le même que celui des formes correspondantes des eczémas en général. Il demande une grande persévérance, en raison de la longne persistance des lésions au niveau du sillon rétro-auriculaire, d'où elles menacent toujours de s'étendre au reste du pavillon, tant que leur guérison n'est pas

complète et que le tégument du pavillon reste infiltré et tuméfié.

ECZÉMAS DU TRONC

Les eczémas du tronc peuvent offrir tous les aspects de l'eczéma généralisé.

Il est cependant quelques localisations qui méritent une mention particulière.

Eczémas marginés des régions médianes du tronc.

Ces lésions, qui constituent le type le plus net des
eczémas séborrhéiques, sont représentées par des
cercles de coloration rouge, dont le centre est jaunâtre, le bord très finement incisé et soulevé. Les
cercles d'étendue variable, parfois réunis les uns aux
autres en contours festonnés, occupent les régions
supérieures et médianes du thorax, en avant et en
arrière, régions où M. Arnozan a montré l'abondance
des sécrétions grasses.

Elles s'observent chez les sujets arthritiques et
dyspeptiques atteints de séborrhée du cuir chevelu,
et constituent le type le mieux défini de l'eczéma
séborrhéique. Le contact direct du gilet de flanelle
ou de tissus de tricot changés à intervalles trop
éloignés joue un grand rôle dans leur développement.

Le **traitement** de cette forme d'eczéma consiste dans
l'application de pommades soufrées à 5 ou 10 0/0
additionnées de 1 à 2 0/0 d'acide salicylique, et en
lotions avec une solution de sublimé au 2000ᵉ;
très rapidement, la guérison est obtenue par ce
procédé. Mais si l'on n'a pas soin de faire sup-

primer les gilets de flanelle et de tricot, ou au moins de les faire séparer de la peau par un linge de toile, l'affection ne tarde pas à se reproduire. Il est d'ailleurs nécessaire, pour consolider la guérison, de faire suivre au malade, pendant un certain temps après la disparition des lésions eczémateuses, le traitement de la séborrhée et en particulier les lavages à l'eau chaude et au savon de naphthol ou de goudron et les applications de poudres légèrement salicylées.

Eczémas du mamelon et du sein.

L'eczéma du mamelon et de l'aréole du sein, rare chez l'homme, s'observe assez fréquemment chez la femme, sous l'influence presque exclusive d'une des trois causes suivantes : grossesse, allaitement et gale.

Il revêt le plus souvent la forme suintante et croûteuse, rarement la forme sèche, et offre une grande tendance à persister longtemps.

Son **traitement** consiste, au début, dans les applications émollientes et, plus tard, dans l'emploi des pommades à l'huile de cade, à l'ichthyol ou à l'acide pyrogallique, avec les précautions d'usage.

Eczémas de l'ombilic.

Cette localisation de l'eczéma, plus particulière aux sujets obèses, rentre dans la catégorie des intertrigos (voir tome I, p. 263).

Eczémas des organes génitaux de l'homme.

L'eczéma peut se développer sur le gland, plus fréquemment sur la verge et le scrotum et peut y affecter ses différentes formes cliniques. Il s'accompagne d'un prurit souvent intense, qui peut même le précéder, de sorte que souvent il se confond avec le prurit de ces régions et doit être considéré comme un prurit avec eczématisation secondaire; dans ces cas il s'accompagne fréquemment d'épaississement des téguments et est particulièrement rebelle.

Il s'observe spécialement chez les arthritiques nerveux. Le diabète en est souvent la cause.

Le **traitement** de l'eczéma génital des diabétiques a été exposé précédemment (voir tome I, p. 285).

Lorsque l'eczéma des parties génitales est indépendant du diabète, sa guérison est souvent plus difficile encore à obtenir. Outre les préparations destinées à combattre le prurit (voir T. I, p. 345) on recourra aux pommades à l'oxyde de zinc salicylées et, en cas d'échec, aux pommades à l'ichthyol, et surtout à l'emploi du suspensoir en toile fine de caoutchouc, qui donne dans ces cas des résultats très remarquables.

Eczémas des organes génitaux de la femme.

L'eczéma de la vulve et du vagin est caractérisé par la rougeur de ces parties avec suintement séreux ou séro-purulent, et souvent infiltration plus ou moins considérable des téguments.

Il est souvent en relation avec le prurit de ces régions, et se développe le plus ordinairement sous l'influence du diabète ou de lésions utérines avec leucorrhée.

Son **traitement** se confond pour la plus grande partie avec celui du prurit vulvaire (voir tome I, p. 348) et nécessite l'emploi des traitements des affections causales; lorsque les lésions inflammatoires sont très accusées, les cataplasmes de fécule de pommes de terre rendent les plus grands services; dans les formes chroniques et persistantes, la structure des parties ne permet pas l'emp'oi des topiques irritants usités dans les autres localisations de l'eczéma, ce qui contribue à en prolonger la durée.

Eczémas du périnée et de l'anus.

Ces localisations de l'eczéma présentent les plus grandes analogies avec les eczémas des organes génitaux et, comme ceux-ci, sont fréquemment en relation avec le prurit de la région. Ils s'observent le plus ordinairement chez les arthritiques nerveux et peuvent être consécutifs à des lésions de la partie inférieure de l'intestin.

Leur **traitement** se confond avec celui du prurit de ces régions (voir tome I, p. 348) et ne présente pas de moyens spéciaux d'action. Dans l'eczéma de l'anus, on devra surtout particulièrement interdire l'usage d'aliments excitants, d'épices et des fruits renfermant des pépins susceptibles d'irriter l'anus au moment de leur expulsion, comme les figues, les raisins, les groseilles, etc.

ECZÉMAS DES MEMBRES

Eczémas des mains et des pieds.

Les eczémas de la face dorsale des mains et des pieds peuvent offrir les types les plus divers des eczémas des autres régions.

A la paume des mains et à la plante des pieds, l'eczéma revêt souvent des caractères spéciaux et se caractérise par un développement plus ou moins prononcé de la couche épidermique, qui est épaisse, résistante, de coloration jaunâtre ou grisâtre (eczémas kératodermiques et eczémas cornés) avec des fissures profondes.

Cette forme d'eczéma, qui est le plus souvent symétrique et parfois occupe simultanément les mains et les pieds, est souvent confondue avec les syphilides des mêmes sièges. Elle s'observe chez les arthritiques et est particulièrement rebelle.

Son **traitement** local demande une grande persévérance. Les préparations salicylées, les applications de savon noir dans les formes peu ou point irritables, les pommades à l'oxyde de zinc au moment des poussées inflammatoires et surtout les applications longtemps répétées d'emplâtre rouge de Vidal, d'emplâtre adhésif boriqué, d'emplâtre à l'oxyde de zinc ou au dermatol, sont les moyens les plus recommandables. Les enveloppements de caoutchouc sont très rarement utiles dans ces formes.

Eczémas des ongles.

Les ongles peuvent être le siège de lésions eczémateuses, développées à la suite d'eczémas chroniques des doigts ou des orteils, ou survenues isolément.

Ces lésions consistent soit en une inflammation du tégument au pourtour de l'ongle, avec rougeur et tuméfaction ou avec desquamation, soit en altérations de l'ongle lui-même qui est épaissi, rugueux, irrégulier et déformé, présentant l'aspect de la moelle de sureau à son extrémité libre, ou exfolié et strié, parfois simplement piqueté de petites dépressions; ces dernières altérations constituent plutôt des dystrophies unguéales (Besnier) que des lésions eczémateuses proprement dites.

Le **traitement** des eczémas péri-unguéaux consiste surtout, après l'emploi des émollients, dans les applications d'huile de cade (glycérolé cadique) ou mieux d'huile de bouleau (pommade à 1 ou a 4 0/0), parfois dans l'occlusion avec un doigtier de caoutchouc.

Lorsque l'ongle est seul atteint, les applications d'emplâtre rouge de Vidal sont incontestablement le meilleur moyen de modifier son état et de lui rendre son aspect normal.

Eczémas des jambes.

Les eczémas des jambes peuvent présenter les mêmes aspects et se développer sous l'influence des mêmes causes que les eczémas des autres régions ; fréquemment ils sont en rapport avec les varices et revêtent alors des formes diverses : tantôt caractérisés par une rougeur vive avec ou sans suintement séreux et formation de croûtes, tantôt par une desquamation à lambeaux plus ou moins larges, ils peuvent s'accompagner d'ulcères variqueux et être l'origine d'un éléphantiasis du membre.

Ces eczémas s'observent surtout chez les sujets arthritiques, fréquemment chez les sujets ayant une tendance à l'obésité, qui sont les plus fréquemment atteints de varices. Des pansements mal faits, des applications irritantes diverses peuvent en être la cause déterminante.

Le **traitement** topique de ces eczémas ne diffère pas de celui des formes correspondantes des eczémas du tronc ou des autres régions. Si le caoutchouc y a été spécialement préconisé, il ne présente le plus souvent aucun avantage réel sur les enveloppements humides, auxquels nous engageons à recourir tout d'abord dans la majorité des eczémas.

Nous croyons même, avec M. Besnier, qu'il y a avantage à réserver la bande de caoutchouc comme moyen de compression et de contention du membre après la guérison des lésions eczémateuses.

Toutes les fois qu'un eczéma de la jambe offre une certaine étendue, qu'il affecte la forme suintante, le sujet devra être condamné au repos absolu, la jambe étendue ou même relevée.

Lorsque l'eczéma est peu étendu, la marche modérée peut être permise, à la condition que le membre soit maintenu par un bandage approprié (bas élastique bien fait, bande de flanelle, bande de caoutchouc) qui exerce une compression régulière et combatte la stase veineuse; mais on aura soin d'interposer entre le bandage et le pansement un linge de toile fine pour empêcher que le bandage ne soit souillé par les topiques appliqués sur la peau.

On devra en outre combattre l'état variqueux et ses conséquences par une médication interne appropriée : iodures, hamamelis, etc.

FIN DU TOME PREMIER

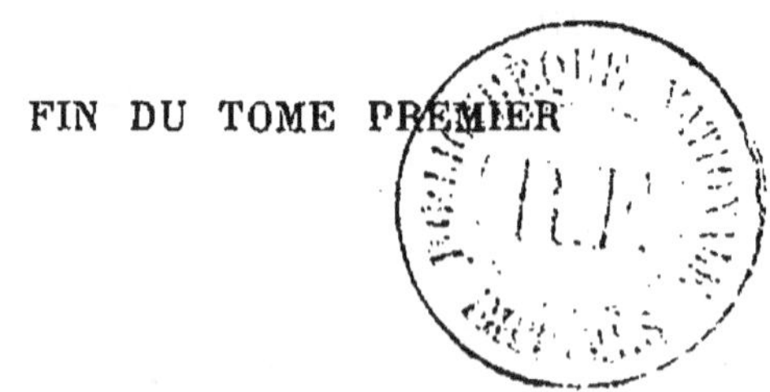

TABLE DES MATIÈRES

DU TOME PREMIER

PREMIÈRE PARTIE

TRAITEMENT DES DERMATOSES EN PARTICULIER

CHAPITRE PREMIER

CHAPITRE II

CHAPITRE III

CHAPITRE IV

CHAPITRE V

CHAPITRE VI

Paris. — Imprimerie F. Levé, rue Cassette, 17.